MOBIWELL
VERLAG

Jeff T. Bowles

HOCHDOSIERT PLUS

Das gejagte Gen

Sex, Hormone und das Geheimnis des Alterns

Hochdosiert

Die wundersamen Auswirkungen extrem hoher Dosen von Vitamin D_3

Jeff T. Bowles

Hochdosiert PLUS

Das gejagte Gen
Sex, Hormone und das Geheimnis des Alterns

Das gejagte Gen
Die wundersamen Auswirkungen extrem hoher Dosen von Vitamin D_3

Erste Auflage, 2019

Deutsche Übersetzung: Peter Hiess
Korrektur: Alexander Böhm
Layout: Inna Kralovyetts

www.mobiwell.com

ISBN: 978-3-944887-54-8

HAFTUNGSAUSSCHLUSS DES VERLAGS

Die in diesem Buch wiedergegebenen Ratschläge des Autors stellen keinen medizinischen Rat dar und können einen solchen auch nicht ersetzen. Bitte sprechen Sie mit Ihrem Arzt, bevor Sie die folgenden Empfehlungen umsetzen. Unser Verlag kann keine Haftung für etwaige Risiken bei der Einnahme ungewöhnlich hoher Dosen von Vitamin D übernehmen.

Jeff T. Bowles

Das gejagte Gen

Sex, Hormone und das Geheimnis des Alterns

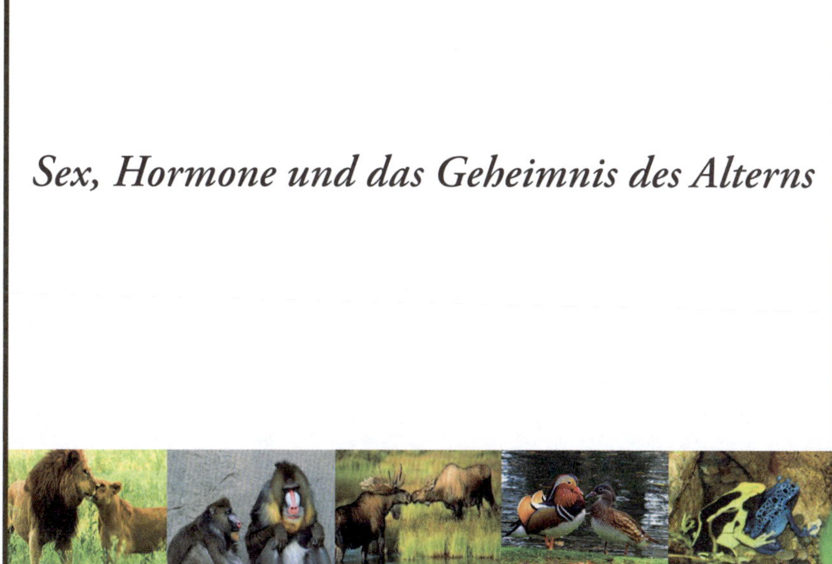

Inhalt

Einleitung zur Einleitung

> „Eine neue wissenschaftliche Wahrheit pflegt sich nicht in der Weise durchzusetzen, dass ihre Gegner überzeugt werden und sich als belehrt erklären, sondern vielmehr dadurch, dass ihre Gegner allmählich aussterben und dass die heranwachsende Generation von vornherein mit der Wahrheit vertraut gemacht ist."
>
> Max Planck, 1949

Die erste Ausgabe des vorliegenden Buchs trug einen anderen Titel und hätte eigentlich ein Bestseller werden sollen – aber aus irgendeinem Grund vegetierte sie auf dem Markt vor sich hin. Dabei hatte sie hervorragende Rezensionen, deren nützlichste unter der Überschrift „Das beste Buch über Evolution, das je geschrieben wurde" erschien und von jemandem stammte, der praktisch alle wichtigen Bücher über Evolution gelesen hatte.

Der Titel der besagten ersten Ausgabe lautete „Das selbstlose Genom" und bezog sich eindeutig auf das berühmt-berüchtigte Werk „Das egoistische Gen" von Richard Dawkins. Wie Sie auf den kommenden Seiten sehen werden, habe ich Dawkins' Buch sozusagen als Vorlage benutzt, um jedes einzelne seiner Argumente zu widerlegen.

Aber nun erscheint das Buch unter einem anderen Titel und erstmals auch in deutscher Sprache, damit es mehr Leser findet. Ansonsten hat sich nichts daran geändert – abgesehen von der Hinzufügung eines neuen Kapitels gegen Ende, das ein letztes verwirrendes Rätsel aufklärt.

Einleitung

Die meisten Leser, die wenigstens ein bisschen mit der Evolutionstheorie vertraut sind, haben eine allgemeine Vorstellung davon, wie Evolution funktioniert. Der vorherrschenden Meinung zufolge schreitet sie durch einen Kampf zwischen Individuen voran – es geht um das Überleben der Stärkeren beziehungsweise der am besten Angepassten. In diesem Kampf strebt jedes Individuum danach, möglichst viele seiner Gene zu verbreiten, indem es überlebt und sich fortpflanzt. Arten entwickeln sich weiter, indem gute Gene schlechte verdrängen. Dieses Konzept wurde auf eine einfache und heute sehr bekannte Phrase verkürzt: „das egoistische Gen".

Es war Richard Dawkins, der in seinem gleichnamigen Buch dieses Bild der Evolution am populärsten machte. In „Das egoistische Gen" beschreibt der Autor, wie es in der Evolution einfach nur darum geht, dass Gene mehr und mehr Kopien von sich selbst anfertigen wollen, indem sie Menschen und andere Organismen als Werkzeug für ihre Replikation benutzen. Diese Ansicht erklärt zwar vieles von dem, was wir in der Realität wahrnehmen, liefert jedoch keinerlei Erklärung für ein paar eklatante Ausnahmen.

Sex – also geschlechtliche Fortpflanzung – und Altern sind die offensichtlichsten Ausnahmen vom Paradigma des egoistischen Gens. Warum? Nun ja, wenn sich zur Vermehrung zwei Individuen im Geschlechtsverkehr vereinigen müssen, bedeutet das, dass jeder Elternteil nur die Hälfte seiner Gene an die Nachkommenschaft vererben kann. Ginge es bei der Evolution wirklich ausschließlich darum, möglichst viele Kopien von Genen herzustellen, dann dürfte es keinen Sex geben, sondern jeder Elternteil müsste sich klonen können, um dem Nachwuchs 100 Prozent seiner Gene weiterzugeben.

Klonale (also asexuelle) Vermehrung ist nicht unmöglich und kommt im Tierreich ziemlich häufig vor. Interessanterweise ignorieren die Vertreter der These vom egoistischen Gen aber meist jene Tierarten, die sich ausschließlich oder gelegentlich durch Klonen fortpflanzen – wahrscheinlich, weil es ihnen dadurch noch schwerer als ohnehin schon fällt, die geschlechtliche Fortpflanzung zu erklären. Stattdessen versuchen sie krampfhaft und mit allerlei theoretischen Tricks, Sex in ihr Denksystem einzubauen. Wie wir später noch sehen werden, ist dies aber nicht möglich.

Ein Beispiel für Tiere, die sich ohne zweigeschlechtliche Befruchtung fortpflanzen können, sind etwa die in Arizona und New Mexico vorkommenden Schienenechsen, von denen bei einigen Arten nur Weibchen existieren, die sich ausschließlich durch Selbstklonung fortpflanzen. Sie legen lebensfähige, aber unbefruchtete Eier, aus denen nur identische Klone ihrer Mutter schlüpfen. Damit vererben sie 100 Prozent ihrer Gene statt nur 50 (siehe Foto).

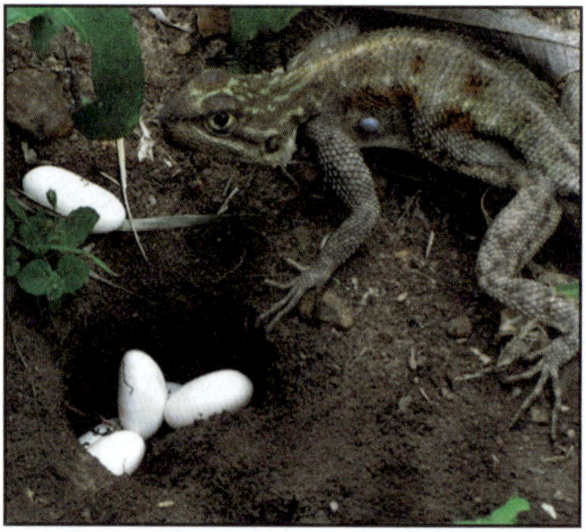

Es gibt noch einige andere Beispiele aus dem Tierreich, auf die ich später genauer eingehen werde – zum Beispiel die Stab- und Gespenstschrecken, die sich seit mehr als 100 Millionen Jahren ohne Sex fortpflanzen.

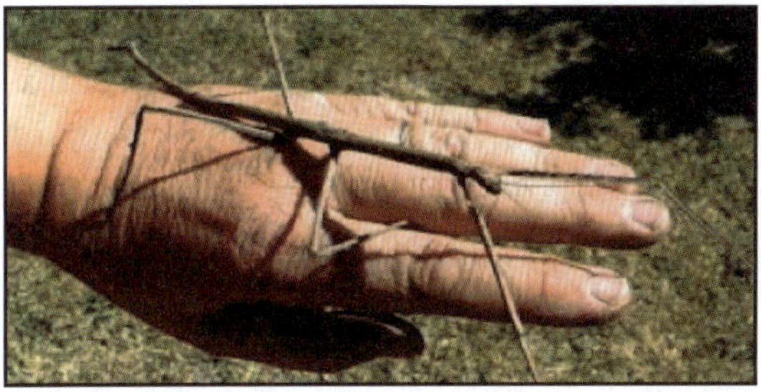

Anscheinend ist das Paradigma vom egoistischen Gen zumindest in diesem Punkt falsch, sonst würden sich ja alle Organismen auf unserem Planeten durch Klonen fortpflanzen. Stattdessen vermehrt sich der überwiegende Großteil der Arten geschlechtlich.

Doch es gibt noch einen anderen schweren Mangel in der Theorie von Dawkins und Konsorten: die Tatsache des Alterns. Wenn ein Organismus verfällt, bis er schließlich an Altersschwäche stirbt, kann er sehr viel weniger egoistische Gene weitergeben als ein nicht alternder Organismus, der sich unendlich lang fortpflanzt.

Wie die Egoistisches-Gen-Theoretiker dieses Problem umgehen konnten? Ganz einfach: Indem sie erklärten, dass „Tiere in freier Wildbahn nicht alt werden". Das impliziert, dass alle Organismen in wahnsinnig gefährlichen natürlichen Umgebungen existieren, wo sie nicht lange genug am Leben bleiben, um zu altern. Die offensichtlichste Tatsache zur Widerlegung dieser Idee ist die weibliche Menopause. Sie sorgt dafür, dass Frauen in relativ jungem Alter und einer im Allgemeinen sicheren Umgebung die Fähigkeit zur Fortpflanzung verlieren. Man könnte aber durchaus sagen, dass Frauen „in freier Wildbahn alt werden".

Ergänzt man das Paradigma vom egoistischen Gen jedoch durch das neue Konzept der „Jäger-Selektion", dann lassen sich die erwähnten Ausnahmen problemlos erklären. Das gilt auch für andere nur schwer zu beantwortende Fragen in der Mainstream-Evolutionslehre – zum Beispiel, warum Homosexualität im Tierreich so häufig vorkommt.

Ich habe den Begriff „Jäger-Selektion" geprägt, um damit die evolutionäre Kraft zu erklären, die der Ausbreitung des egoistischen Gens entgegenwirkt, indem sie die Vermehrungstätigkeit des einzelnen Individuums einschränkt. Die Verbreitung der Gene eines Individuums wird durch die Jäger-Selektion begrenzt, sodass die Art, der dieses Individuum angehört, nicht aus einem Mangel an genetischer Vielfalt ausstirbt. Wie im Folgenden gezeigt wird, schränkt die Jäger-Selektion den Beitrag des einzelnen Individuums zum Genpool ein, indem sie zugunsten geschlechtlicher Fortpflanzung und Alterung sowie anderer, nur schwer erklärbarer Merkmale wie Homosexualität selektiert.

Sind es nämlich nur wenige Individuen, die für die meisten Gene im Genpool einer Spezies verantwortlich sind, dann wird die Population zunehmend identisch. Dadurch erhöht sich die Gefahr ihres Aussterbens, wenn sie auf einen massiv wirksamen Tötungsfaktor trifft. Das kann ein Virus, eine Bakterie, ein Pilz, aber vor allem ein sich evolutionär entwickelnder Jäger (= Prädator) sein.

Spätestens an dieser Stelle werden die meisten Anhänger der Theorie vom egoistischen Gen wahrscheinlich empört ausrufen: „Halt! Es gibt keine logische Erklärung dafür, wie etwas, das für ein Individuum negativ ist, sich trotzdem entwickeln kann, weil es gut für die Gruppe ist." Aber keine Angst – ich werde solche Einwände auf den folgenden Seiten auf logische und ganz einfache Art ausräumen.

Eigentlich könnte man ja die Jäger-Selektion genauso gut auch als „Artenselektion" bezeichnen. Das hätte ich auch getan, wäre dieser Begriff nicht durch andere Evolutionstheoretiker entwertet worden, die mit der Idee herumgespielt, sie aber in keine produktive Richtung weiterentwickelt haben.

So stellte beispielsweise der berühmte und mittlerweile verstorbene Biologe Stephen Jay Gould die These auf, dass es eine Artenselektion auf absolut hohem, makroevolutionärem Niveau geben könnte, die sich in Massenaussterben durch Meteoriteneinschläge und Ähnlichem manifestiert. Er vermutete, dass manche Artengruppen mit bestimmten gemeinsamen Merkmalen ein derartiges Massenaussterben überleben könnten, während größere Artengruppen ohne diese Merkmale untergehen würden. Allerdings fand er keine Beispiele für diese These und war nicht einmal imstande, sich ein plausibles hypothetisches Fallbeispiel auszudenken.

Ich konnte feststellen, dass die Artenselektion nicht auf einem Makro-Niveau, sondern vielmehr in sehr kleinem Maßstab auf der Ökosystem-Ebene stattfindet. Meiner Definition nach agiert sie auch nicht in riesigen Abständen von mehreren Jahrmillionen gleichzeitig auf dem gesamten Planeten; vielmehr arbeitet sie kontinuierlich und fast überall gleichzeitig, aber eben auf einer niedrigen Ökosystem-Ebene.

Da sich diese Definition so sehr von der allgemein bekannten unterscheidet, beschloss ich also, den ohnehin geeigneteren Begriff „Jäger-Selektion" ins Spiel zu bringen.

Wenn Sie das vorliegende Buch ausgelesen haben, werden Sie nicht nur wesentlich mehr über die Evolutionstheorie wissen, sondern auch darüber informiert sein, dass Darwin und Dawkins weite Bereiche dieser Theorie einfach übersehen haben. Die beiden hatten nur zur Hälfte recht. Dennoch wird Darwin auch nach Veröffentlichung meines Werks ein wahrer Held der Wissenschaft bleiben, weil es ihm zu seiner Zeit einfach an den nötigen Informationen fehlte, um die andere Hälfte der Evolutionstheorie zu formulieren.

Die Lektüre der folgenden Seiten wird Ihnen sicher etliche Aha-Momente bescheren. Zudem werden Sie erkennen, dass eine korrekte Vervollständigung der Evolutionstheorie keineswegs eine rein akademische Übung ist. Dieses Buch verrät Ihnen nämlich auch, wie Sie Ihre Hormone dazu bringen können, den Alterungsprozess zu verlangsamen, eine Zeitlang aufzuhalten und gelegentlich sogar umzukehren. Es ist sozusagen die erste Evolutionstheorie mit praktischen Anwendungen …

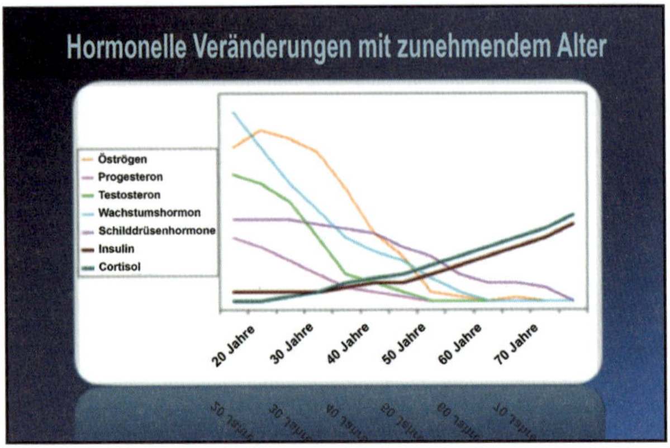

Das hier behandelte Thema scheint auf den ersten Blick eines zu sein, das man auf streng wissenschaftliche Art für Evolutionsbiologen aufarbeiten sollte. Andererseits hat es eine Botschaft, die für jeden denkenden Menschen interessant ist. Ich werde daher nicht langweilig vor mich hin schwadronieren, sondern Ihnen meine Informationen ebenso lesbar wie unterhaltsam (und mit vielen Bildern) präsentieren. Teile des vorliegenden Buchs werden Ihnen politisch nicht ganz korrekt erscheinen – wahrscheinlich zu Recht. Aber die Evolution ist eben manchmal politisch unkorrekt.

Ich habe die Argumente, die Dawkins in seinem Buch „Das egoistische Gen“ anführte, als Grundlage für meine Ideen und Gegenargumente benutzt. Damit wollte ich aber keineswegs Dawkins alleine herausgreifen. Im Zusammenhang mit dem vorliegenden Werk repräsentiert er einfach nur sämtliche Theoretiker, die nach Darwin in Erscheinung traten und die klassische Evolutionstheorie um ihre Thesen ergänzten, in denen das egoistische Gen eine Vorrangstellung einnimmt. Wenn auf den folgenden Seiten Dawkins in Frage gestellt wird, dann gilt das auch für alle anderen Vertreter der Theorie vom egoistischen Gen – von Medawar und Williams über Fisher, Wright, Smith, Haldane und Hamilton bis hin zu

Charlesworth. Doch es war Dawkins, der die Arbeiten dieser Forscher den Massen zugänglich machte.

Wie sich herausstellt, haben Dawkins und Konsorten heute zur Hälfte recht und werden vielleicht irgendwann in ferner Zukunft, wenn die Evolution ausgedient und ihre Aufgabe erledigt haben wird, zu 100 Prozent recht haben. Bis dahin steht die Evolutionstheorie vom egoistischen Gen allerdings noch vor einigen Stolpersteinen, die überwunden sein wollen. Und genau das passiert in diesem Buch.

Nachdem das geklärt ist, können wir uns ja endlich mitten in die Diskussion stürzen. Und die möchte ich auf ähnliche Weise beginnen wie Dawkins in seinem berühmten Buch: mit kindlichen Überlegungen.

Vorwort

Als ich ein Kind war, hatte ich einen Hund namens Otto. Er war ein Deutsch Kurzhaar, also kein allzu großer Hund. Wir bekamen ihn, als ich sieben war. So sah Otto aus:

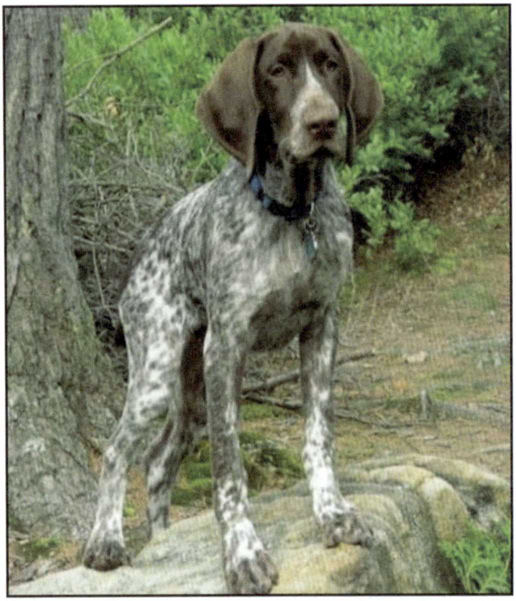

Mit 16 Jahren steckte ich immer noch in der Pubertät, aber Otto wurde bereits alt. Das Fell um sein Kinn ergraute und er begann an Arthritis zu leiden, war langsamer und weniger energiegeladen als in jungen Jahren. Als ich 19 war, mussten wir ihn einschläfern lassen, weil er schon so altersschwach war, dass er sein Leben nicht mehr genießen konnte, sondern nur mehr litt. Er war nur etwa 12 Menschenjahre alt, aber eben 84

Hundejahre und damit ein Greis. Und ich hatte noch nicht einmal das Mindestalter erreicht, um mir ein Bier kaufen zu dürfen.

Dadurch kam ich schon in jungen Jahren auf den Gedanken, dass der Alterungsprozess einfach programmiert sein musste. Wie sonst wäre es möglich, dass zwei Tiere – ich, der Mensch, und Otto, der Hund –, die aus fast demselben Fleisch und Blut bestanden, in so drastisch unterschiedlichem Tempo altern? Der gesunde Menschenverstand brachte mich zu dieser Erkenntnis und ich war fest überzeugt, dass die Wissenschaft ebenfalls über diese Altersprogrammierung Bescheid wissen musste.

Mit ungefähr 28 Jahren orientierte ich mein Leben neu und brachte von da an den Großteil meiner Zeit damit zu, ein Mittel gegen das Altern zu finden. Ich war fast 30, als ich mich wieder an der Universität einschrieb, wo ich alles lernen wollte, was mit den Fakten über das Altern zu tun hatte. Ich nahm an, dass das Altwerden theoretisch bereits zweifelsfrei abgeklärt sei. Für mich war es ganz eindeutig ein programmierter Vorgang, also interessierte ich mich auch nicht für die Theorie, sondern nur für Erkenntnisse, die ich aus den Fakten ableiten konnte.

Anfangs verbrachte ich meine Studienzeit damit, jene Fakten über das Altern zu erlernen, die keine Beherrschung schwieriger Kenntnisse aus den Biowissenschaften erforderten. Ich schloss sozusagen mit der Evolution von oben nach unten Bekanntschaft, befasste mich zuerst mit dem Gesamtbild und lernte als Letztes über die kleinen Einzelheiten – Biochemie, Gene und DNS. Die Ausbildung der meisten Mainstream-Evolutionsbiologen verläuft in genau umgekehrter Richtung.

Während ich darauf wartete, dass ich endlich die vorbereitenden Kurse und Seminare für die eher fachspezifischen Lehrveranstaltungen (die mit den kleinen Einzelheiten) hinter mich bringen konnte, hing ich fest und war praktisch dazu gezwungen, mich mit dem Gesamtbild zu beschäftigen. Und das tat ich mit geradezu besessenem Eifer.

Somit erfuhr ich die übergeordneten Fakten über das Altern als Erstes. Dazu gehörte:

- die unterschiedliche Lebensdauer verschiedener Arten;
- welche Organismen mit erstaunlicher Langlebigkeit es gibt;
- welche Organismen gegen Ende ihres Lebens einem rapiden Alterungsprozess unterworfen sind und schnell sterben;
- welche Tiere/Organismen physisch scheinbar nicht älter werden, ganz gleich, wie lange sie leben;
- dass es Tiere (nur Weibchen) mit immerhin so komplexem Aufbau wie Truthühner gibt, die sich ohne geschlechtliche Fortpflanzung klonen können;
- wie die Hormone sich mit zunehmendem Alter verändern;
- welche Kuren und Diäten sich dazu eignen, den Alterungsprozess zu verlangsamen – beispielsweise starkes Hungern (auch als Kalorienrestriktion bekannt); und
- welche Substanzen, Nahrungsergänzungen, Hormone und chirurgischen Eingriffe bei manchen Arten die Lebensdauer verlängern konnten.

1998 veröffentlichte ich – ausgehend von meiner naiven Annahme, dass das Altern programmiert sei – meinen ersten Artikel in einer wissenschaftlichen Fachzeitschrift. Darin traf ich einige Vorhersagen, die zum Zeitpunkt ihrer Veröffentlichung lachhaft erschienen, sich seit damals aber als zutreffend erwiesen haben.

Eine dieser Vorhersagen betraf das luteinisierende Hormon (LH), das die Fortpflanzung regelt und von dem ich annahm, dass es mit den Ursachen für die Alterung und speziell mit denen für die Alzheimer-Krankheit zu tun hat. Damals galt es in der Mainstream-Wissenschaft als gesichert, dass Rezeptoren für das luteinisierende Hormon nur in geschlechtsspezifischen Geweben zu finden seien. Die Skeptiker waren ziemlich schockiert, als sich ein paar Jahre später herausstellte, dass besagte Rezeptoren im ganzen Körper und im Gehirn vertreten sind.

Vor einigen Jahren sprang dann auch die US-Gesundheitsbehörde National Institutes of Health (NIH) auf den LH/Alzheimer-Zug auf und räumte in einer Studie ein, dass eine Verbindung zwischen dem Hormon und der Alzheimer-Krankheit existiert.[1]

In einer weiteren meiner verrückten Vorhersagen aus dem Jahr 1998 hieß es, dass man bald entdecken würde, dass eine Kleinigkeit namens Epigenetik (eine vornehme Bezeichnung für Proteine, Moleküle und andere Dinge, die Ihre Gene zudecken und sie nicht leicht lesbar machen; ähnlich wie die Isolierung auf einem Kabel) ein wesentlicher Steuerungsfaktor für das Alterungsprogramm ist. Diesmal dauerte es nur zwölf Jahre, bis die ersten Aufsätze von Altersforschern erschienen, die dasselbe behaupteten und auch Beweise dafür lieferten.[2]

Kurz nach Veröffentlichung meines ersten wissenschaftlichen Aufsatzes war jedem klar, dass ich einen völlig falschen Ansatz gewählt hatte. Die renommiertesten Altersforscher der Welt ließen mich wissen, dass ich keine Ahnung vom Altern hätte und schon vor langer Zeit geklärt worden sei, dass der Alterungsprozess nicht programmiert, sondern nur ein zufälliges Artefakt der Evolution sei. Ich war jedoch überzeugt, dass ich recht hatte, und nahm mir noch einmal die Thesenpapiere dieser eminenten Gelehrten vor, um ihnen nachzuweisen, wo sie sich geirrt hatten.

---

1 Wang, L.; Chadwick, W.; Park S. S.; Zhou, Y.; Silver, N.; Martin B. und Maudsley, S.: „Gonadotropin-releasing hormone receptor system: modulatory role in aging and neurodegeneration“ in *CNS & Neurological Disorders – Drug Targets*, Nov. 2010, 9(5):651–60

2 Rando, Thomas A.: „Epigenetics and Aging“ in *Experimental Gerontology*, April 2010, 45(4):253–254

Meine Mission, alle Fakten über das Altern zu sammeln und das Rätsel zu lösen, wie und warum wir altern, dauert nun schon 30 Jahre an. Ich brachte viel Zeit in Biologie-, Chemie- und Genetikkursen am College zu, aber noch viel mehr in der Bibliothek der medizinischen Hochschule, wo ich jeden verfügbaren wissenschaftlichen Aufsatz und jede Studie zum Thema Altern und altersbedingte Erkrankungen las.

Wenn ich erfuhr, dass die Krebshäufigkeit im Alter erheblich ansteigt, verbrachte ich ein bis zwei Jahre damit, medizinische Fachzeitschriften daraufhin zu studieren, was Krebs mit der Alterung zu tun hat. Las ich von extrem langlebigen Tieren, dann versuchte ich mit großem Lerneifer deren Gemeinsamkeiten zu entdecken. Ebenso verhielt es sich mit Tieren, die sofort nach der Fortpflanzung schnell altern und versterben – oder auch mit Krankheiten, bei denen der Patient schnell altert.

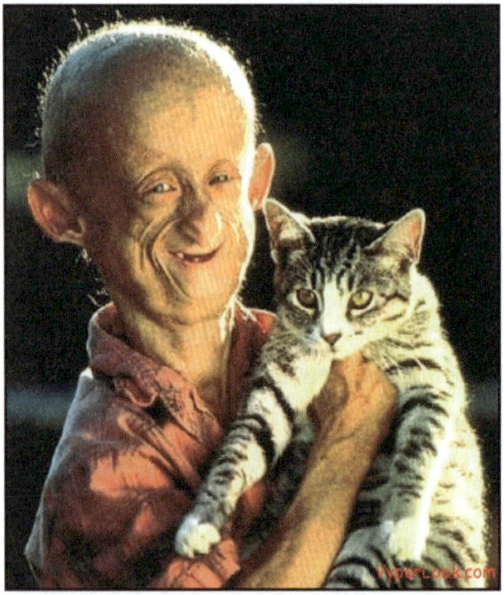

Kind mit Progerie

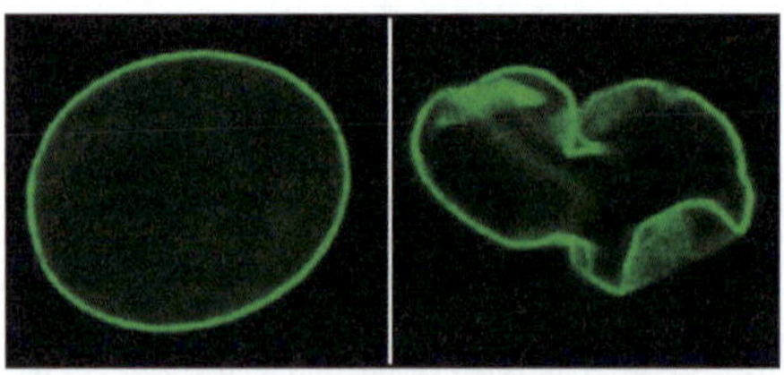

Normaler Zellkern (rechts) und Progerie-Zellkern

Es war ein riesengroßes Puzzle, an dem ich acht Jahre lang in der Bibliothek arbeitete, bis ich endlich ein Heureka-Erlebnis hatte und mir die Scheuklappen von den Augen fielen. Zwei Auslöser brachten mich zu diesem Durchbruch: Zuerst fiel mir ein Artikel in die Hände, in dem es um die mikroskopische Analyse der Zellen von Kindern ging, die an Progerie litten – einer Krankheit, die mit überschnellem Altern einhergeht und im Durchschnitt mit zwölf Jahren zum Tod führt.

In dem Artikel ging es darum, dass die DNS in Progeriezellen höchst ungeordnet ist und fast so aussieht, als wäre sie willkürlich in den Zellkern gestopft worden, statt wie sonst straff zu ordentlichen kleinen Knäueln gewickelt und mit äußerster Präzision in der Zelle angeordnet zu sein. Zudem war der Zellkern von Patienten mit Progerie deformiert.

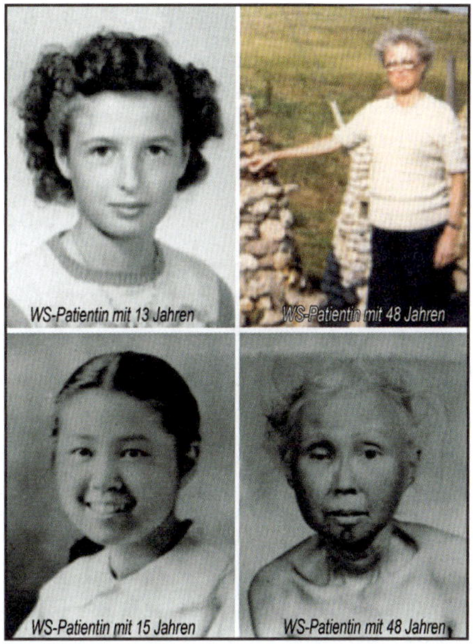

Der zweite Auslöser für mein genetisches Verständnis vom Altern war eine weitere mit massivem Altern verbundene Krankheit, die erst mit der Pubertät einsetzt: das Werner-Syndrom (WS). In dieser Erkrankung finden sich alle mit rapidem Altern einhergehenden Symptome, die auch bei Progerie vorkommen, sowie eine Menge anderer Alterserscheinungen, wie sie auch bei gesunden Menschen auftreten, aber eben nicht so früh und so schnell. Diese zusätzlichen Symptome kommen nur beim Werner-Syndrom vor (mehr dazu später).

Diese zwei Beobachtungen machten mir klar, dass ein Großteil des Alterungsprozesses durch den Verlust von Substanzen bewirkt wird, die sich normalerweise an die DNS heften (Proteine, Moleküle und andere), um die Aktivierung von Alterungsgenen – und damit den Tod – zu verhindern. Diese Erkenntnis hat sich später als wahr herausgestellt.

Wie sich zeigt, ist das Altern nicht auf ein einziges System, sondern auf mehrere unabhängig voneinander agierende Alterungssysteme zurückzuführen. Die Krankheiten Progerie und Werner-Syndrom regten mich also zur Entwicklung einer einheitlichen Theorie des Alterns auf genetischer und molekularer Ebene an. Zuvor hatte ich jedoch einige wichtige Erkenntnisse auf der Ebene des Gesamtbilds, die mir Aufschluss darüber gaben, wie das kleinere Rätsel der Genetik sich ins große Rätsel über den evolutionären Zweck des Alterns einfügt.

Eine bedeutende Erkenntnis erhielt ich durch die Erforschung der Alterungsraten bestimmter Tierarten, die eine außergewöhnlich lange Lebensdauer für ihre Körpergröße haben. Dabei handelt es sich um Tiere, die flugfähig (Fledermäuse, Vögel), intelligent (Menschen, Schimpansen, andere Menschenaffen), mit einem Körperpanzer ausgestattet (Schildkröten, Hummer, Muscheln) oder von anderen isoliert (Tiefseefische, Höhlentiere, unterirdisch lebende Tiere) sind. Zu den Pflanzen mit besonders langer Lebensdauer gehören solche, die auf Berggipfeln oder in der Wüste leben oder aber in ihrer gesamten Biomasse Abwehrgifte enthalten. Was alle diese Organismen gemeinsam haben, ist eine sehr wirkungsvolle Verteidigung gegen Prädatoren.

Mir wurde außerdem klar, dass jene Tiere, die nach jahrelangem unbeeinträchtigtem Leben binnen weniger Tage altern und sterben, eines verbindet: Ihr Alterungsprozess und Tod fanden im Zuge ihrer einmaligen Fortpflanzung statt. Meine neue Betrachtungsweise des Alterns und der Evolution bezieht ein derart rapides Altern in die normale Bandbreite des Alterungsvorgangs ein. Doch die Mainstream-Theoretiker sind angesichts dieser Fälle so ratlos, dass sie eine eigene Kategorie dafür erfinden mussten – die Semelparität, die nichts mit anderen Arten des Alterns zu tun hat. Geht man aber von der neuen Sicht auf die Evolution aus, dann sind schnell alternde Organismen keine Ausnahmen von Alters- oder Evolutionstheorien, sondern hervorragende Ansatzpunkte für ein Verständnis aller anderen Altersvarianten.

Mit diesen neuen Erkenntnissen im Hinterkopf verfasste ich bereits 1996 meinen ersten wissenschaftlichen Aufsatz. Es ging darin um den

Versuch einer einheitlichen Theorie des Alterns, in der all die unterschiedlichen Ansätze zu einer großen Theorie zusammengefasst wurden. Ich schickte den Aufsatz an die diversen wissenschaftlichen Journals, doch er wurde sowohl von angesehenen Zeitschriften wie *Lancet*, *Science* und *Nature* als auch von bescheideneren Publikationen wie *Experimental Gerontology* abgelehnt.

Nach diesem teils persönlichen Auftakt möchte ich nun aber zum Wesentlichen voranschreiten – der zweiten, bislang unbekannten Hälfte der Evolutionstheorie. Fangen wir damit an, dass wir uns das berühmte Dawkins-Buch „Das egoistische Gen“ vornehmen und darin gleich einmal nach den Fakten suchen, die Richard Dawkins mit seiner Grundthese nicht erklären können sollte: Altern, Sex und Menopause.

Zum ersten Thema schreibt er: „Die Antwort auf die Frage, warum wir sterben, wenn wir alt geworden sind, ist kompliziert, und die Einzelheiten gehen über den Rahmen dieses Buches hinaus.“ Im Anschluss daran behandelt er schnell ein paar konkurrierende Theorien und macht dann eine geradezu prophetische Beobachtung: „Nehmen wir zum Beispiel an, es ergäbe sich zufällig so, daß eine Substanz S in den Körpern alter Individuen häufiger vorhanden ist als in denen junger Individuen.“ Und: „Es könnte ebenfalls eine Substanz Y geben, ein ‚Kennzeichen‘ für Jugend in dem Sinne, daß sie in jungen Körpern stärker konzentriert ist als in alten.“

Doch am Ende dieser kurzen Analyse winkt er einfach ab und schreibt: „Für die Zwecke unserer Erörterung kommt es jedoch lediglich darauf an, daß die Genselektionstheorie der Evolution ohne Schwierigkeiten die Tatsache erklären kann, daß Individuen gewöhnlich sterben, wenn sie alt werden.“ Und das war’s dann auch schon … damit hat er das Altern in seinem Buch abgehandelt und unter den Tisch gekehrt, von wo es nie wieder hervorkommt. Aus den Augen, aus dem Sinn!

Später geht er genauso schnell über die Existenz der geschlechtlichen Fortpflanzung und des „Crossing-over“ hinweg. Er muss zwar zugeben, dass es beides gibt, merkt dazu aber an, dass es „schwerer zu rechtfertigen“ sei. Crossing-over ist übrigens die Vermischung der Gene aus den zwei elterlichen Chromosomen, bevor neue Geschlechtszellen wie Eizellen und Sperma produziert werden. Jedes Spermium und jede Eizelle enthalten demnach eine zufällige Kombination der Gene von Mutter und Vater statt nur mütterliche oder väterliche Gene. Die Evolution steckt die Gene – einen Satz von der Mutter, einen vom Vater – sozusagen in einen Mixer, bevor sie Geschlechtszellen entstehen lässt.

Dawkins schreibt weiter: „Warum ist die geschlechtliche Fortpflanzung, diese bizarre Entstellung der unkomplizierten Replikation [der Gene], überhaupt jemals entstanden? Wozu ist Sex gut? Diese Frage ist für den Evolutionstheoretiker außerordentlich schwer zu beantworten. Die meisten ernsthaften Versuche enthalten komplizierte mathematische Gedankengänge. Ich werde der Frage, offen gesagt, ausweichen …“

Ein paar Zeilen darunter versucht er Sex mit einem Gen für sexuelle Fortpflanzung zu erklären, das so selbstsüchtig ist, dass es alle übrigen Gene manipuliert, sodass sie nur eine 50-prozentige Chance haben, durch Geschlechtsverkehr weitergegeben zu werden und somit zu überleben. Was für eine wirre Verdrehung seiner eigenen Logik! Da wäre es wohl besser gewesen, wenn er seine diesbezügliche Argumentation mit dem Satz „Ich werde der Frage, offen gesagt, ausweichen“ beendet hätte.

Sehen wir uns aber nun an, was Richard Dawkins über die Menopause zu sagen hat, die der Verbreitung des egoistischen Gens ja ebenfalls stark im Wege steht. In seinem Kapitel „Der Krieg der Generationen“ heißt es, dass „an der Menopause genetisch gesehen etwas ‚beabsichtigt‘ ist – dass sie eine ‚Anpassung‘ darstellt. Dies ist ziemlich schwer zu erklären.“ Er führt im Anschluss daran die „Großmutter-Hypothese“ als mögliche Erklärung an. Diese Hypothese besagt, dass die Evolution zugunsten der Menopause selektiert habe, um die Gesamtverbreitung der Gene einer Frau zu erhöhen – indem die Frau dabei behilflich ist, ihre Enkelkinder aufzuziehen und damit deren Überlebenschancen zu erhöhen. Nun nennen diese Enkel nur ein Viertel der Gene besagter Frau ihr eigen, während es bei den eigenen Kindern immerhin noch die Hälfte ist. Diese lächerliche Idee wirkt gleichermaßen konstruiert und weit hergeholt und wurde zudem von einer weiteren Studie bereits widerlegt.[3]

„Das egoistische Gen" ist trotz allem ein hervorragendes Werk, das in weiten Teilen korrekt erklärt, wie die Evolution auf genetischer Ebene funktioniert. Es ist halt leider nur zur Hälfte vollständig. Der Bottom-up- oder induktive Ansatz von Dawkins, Darwin und anderen Autoren, die das egoistische Gen als einzigen Ausgangspunkt für die Erklärung der Evolution hernehmen, führt sie alle in eine Sackgasse. Die fehlende Hälfte der Evolutionstheorie lässt sich nur finden, indem man vom Gesamtbild ausgeht und sich mittels Deduktion „nach unten" arbeitet, statt vom Gen ausgehend das Gesamtbild erschließen zu wollen.

Hätten Dawkins und die anderen Darwinisten völlig recht, dann wäre die ganze Welt von „darwinschen Dämonen" bevölkert. Damit bezeichnet man einen gottlob nur als Gedankenexperiment vorkommenden Organismus, der unmittelbar nach der Geburt mit seiner Reproduktion beginnt, indem er sich einfach klont, ohne jemals alt zu werden oder zu sterben. Ein solches Lebewesen wäre die perfekte Maschine zur Anfertigung von immer mehr Kopien des egoistischen Gens, das irgendwann die ganze Welt übernimmt. Man stelle sich eine rebellische Krebszelle vor, die außerhalb ihres Opfers existieren kann und die Fähigkeiten zur Fotosynthese sowie zum Verzehr jedes beliebigen biologischen Materials entwickelt, um Kopien von sich selbst anzufertigen. Wenn Evolution sich auf das beschränkte, was Darwin und Dawkins behauptet haben, wenn es in ihr nur um den langen Marsch des egoistischen Gens ginge, dann wären solche darwinschen Dämonen nicht nur möglich, sondern die Regel. Für Menschen und andere Lebensformen gäbe es auf einer solchen Welt keinen Platz.

---

3 Hill, K. und Hurtado, A. M.: „Ache Life History: The Ecology and Demography of a Foraging People" (New York: Hawthorne, 1996)

Aber genug von Dawkins. Es war ja ohnehin von vorneherein klar, wo seine Theorie Lücken haben würde. Ein paar Minuten Lektüre haben schon ausgereicht, um festzustellen, dass er und die Schulwissenschaft Altern, Sex und die Menopause innerhalb ihrer Theorie nicht zufriedenstellend interpretieren können. Wenden wir uns nun lieber angenehmeren Dingen zu. Ich werde Sie auf die intellektuelle Reise mitnehmen, die der Veröffentlichung meines Aufsatzes aus dem Jahr 1998 vorausging. Dabei werden wir sämtliche Puzzleteile einpassen, für die es bisher keine plausible Erklärung gibt, und am Schluss ein komplettes Puzzle sowie ein paar befriedigende Schlussfolgerungen zur Hand haben.

Ich lade Sie dazu ein, auf den folgenden Seiten mit mir gemeinsam das Gesamtbild zu erkennen.

Kapitel 1

Erste Einblicke: besonders langlebige Tiere

Die ersten Einblicke in das Gesamtbild erhielt ich, als ich mich mit der unterschiedlichen Lebensdauer diverser Arten befasste. Dabei entdeckte ich Diagramme, auf denen die Beziehung zwischen der Körpergröße von Tieren und ihrer Lebensdauer dargestellt war – wie dieses:

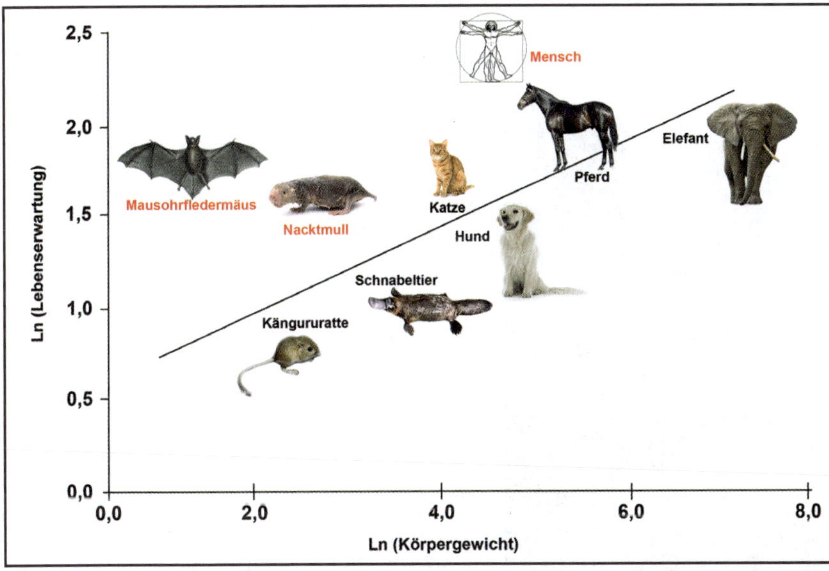

Bei Betrachtung dieser Diagramme fiel mir auf, dass die meisten Tiere in der Nähe einer ansteigenden Linie zu finden sind, die Körpergröße auf Lebensdauer bezieht: Je größer ein Tier, desto länger lebt es. Diese Linie erklärt, warum etwa eine Ratte oder Maus nur 2 bis 3 Jahre alt wird, ein Hund schon 15, ein Pferd 40 und ein Elefant 65 Jahre. Interessanter als

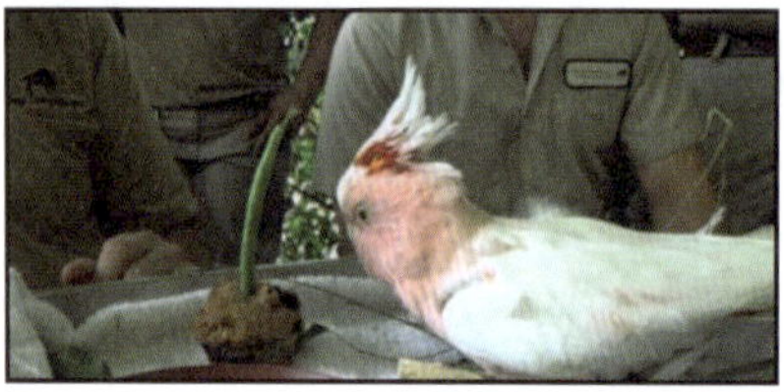

Cookie, der älteste lebende Papagei, feiert ihren 82. Geburtstag.

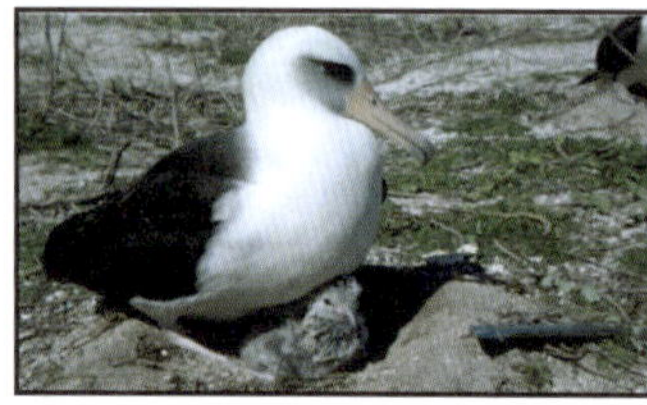

Der älteste Wildvogel der Welt zieht mit 63 Jahren ein Küken auf.

dieser Zusammenhang waren aber die statistischen „Ausreißer" – also Tiere, die wesentlich älter werden, als ihre Körpergröße das vermuten ließe. Meist waren nur Menschen (120 Jahre), Fledermäuse (40 Jahre) und einige Vogelarten (90 Jahre) als abweichende Beispiele angegeben, doch schon eine kurze Recherche zeigt, dass es viel mehr solcher Sonderfälle gibt.

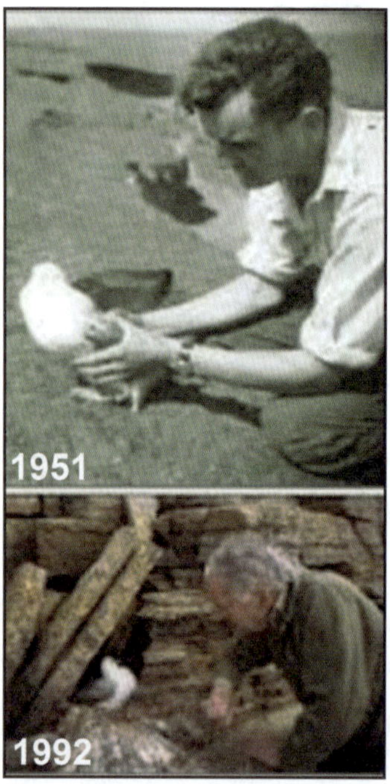

Auf den zwei Bildern links sehen Sie den schottischen Ornithologen George Dunnet und einen Eissturmvogel. Das Bild aus dem Jahr 1951 zeigt den jungen Dunnet, der ein junges, ausgewachsenes Exemplar dieser Vogelart beringt. Auf dem Bild von 1992 sieht Dunnet sehr viel älter aus, während der Vogel sich praktisch nicht verändert hat. Das Geheimnis des Eissturmvogels ist sein Schutz vor Raub und Jagd durch die Fähigkeit zum Fliegen und seine extreme Isolation. Das Tier lebt zum Großteil auf dem offenen Meer und unterbricht seinen Flug nur selten, um eine Weile auf dem Wasser dahinzutreiben. Sein Nest baut der Eissturmvogel auf steilen, unzugänglichen

Felsklippen. Er altert nicht, sondern fällt nach Ansicht der Biologen kurz nach seinem 60. Lebensjahr einfach tot um, wenn sein Leben abgelaufen ist. Wie die meisten langlebigen Spezies haben auch Eissturmvögel eine lange Entwicklungsphase und brauchen acht Jahre, bis sie das fruchtbare Alter erreicht haben; zudem legen sie nur ein Ei pro Jahr. Junge Küken haben im Lauf der Evolution gelernt, sich gegen Räuber zu verteidigen, indem sie Angreifern zielgenau ihr ätzendes Magenöl entgegenspeien.

Isoliert lebende Beutelratten auf raubtierfreien Inseln können bis zu 50 Prozent länger leben als Artgenossen auf dem Festland und sind bei Begegnungen mit Menschen erstaunlich zahm – da sie die Angst vor Jägern verloren haben.

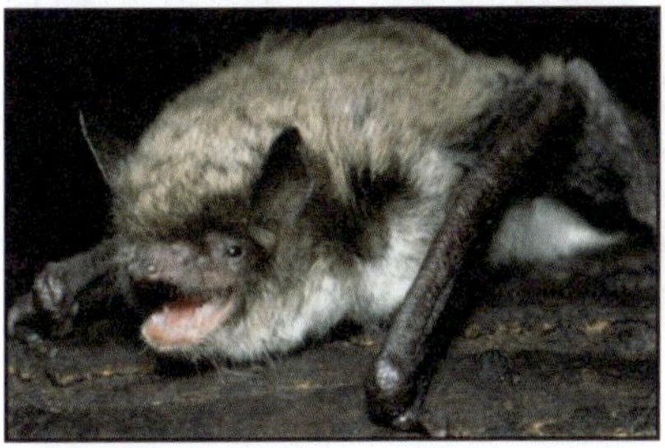

Die älteste heute lebende Fledermaus ist ein männliches Exemplar der Großen Bartfledermaus mit mindestens 41 Jahren, die nur 7 Gramm wiegt.

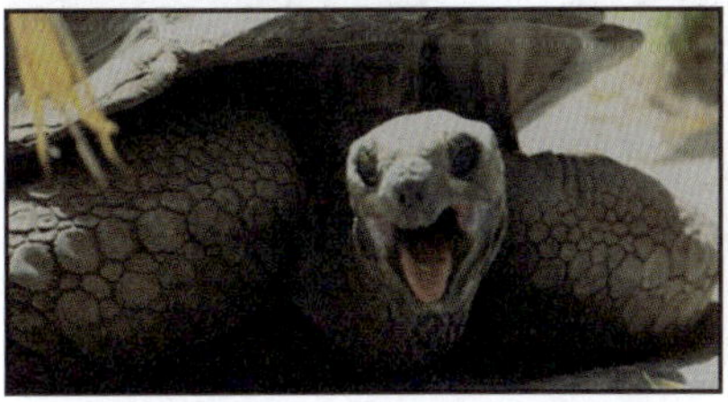

Eine Aldabra-Riesenschildkröte erreichte sogar das hohe Alter von 225 Jahren.

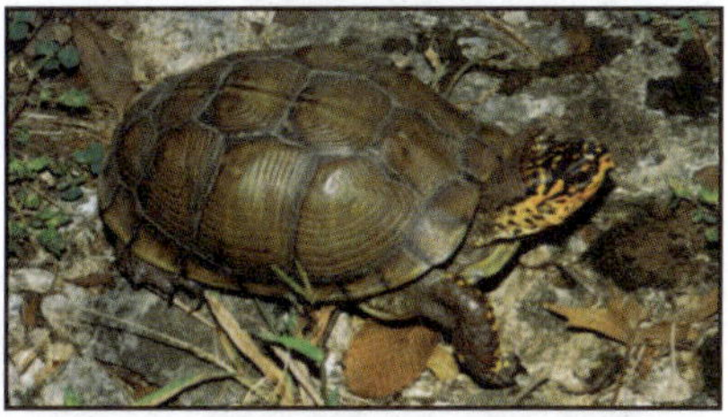

Kleine Dosenschildkröten können etwa 120 Jahre alt werden, wiegen aber weniger als die meisten ausgewachsenen Kaninchen.

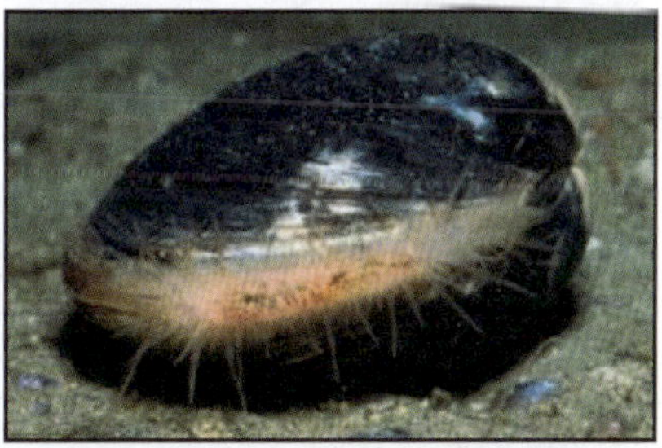

Die Islandmuschel kann bis zu 500 Jahre alt werden – und wird nur bis zu 5 Zentimeter dick.

Die Insektenköniginnen leben in einem geschützten Stock oder Hügel und werden zudem von ihren Untertanen beschützt. Dadurch ähneln ihre Lebensumstände denen von Höhlentieren. Die haben nämlich auch eine drastisch längere Lebensdauer als oberirdisch lebende Tiere. So wird der nur 14 Gramm schwere Texanische Brunnenmolch beispielsweise bis zu 100 Jahre alt.

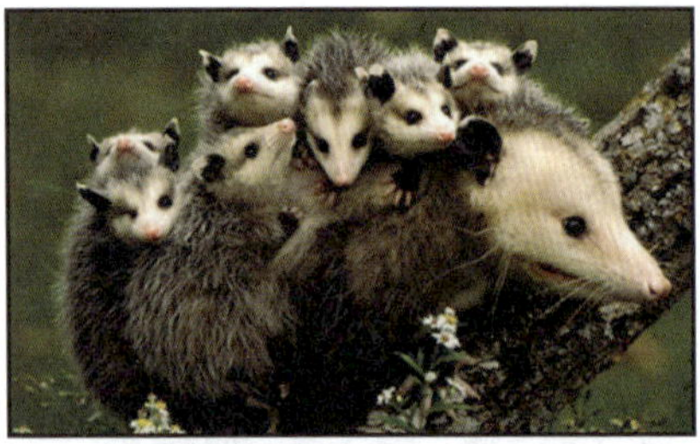

Die Beutelratten

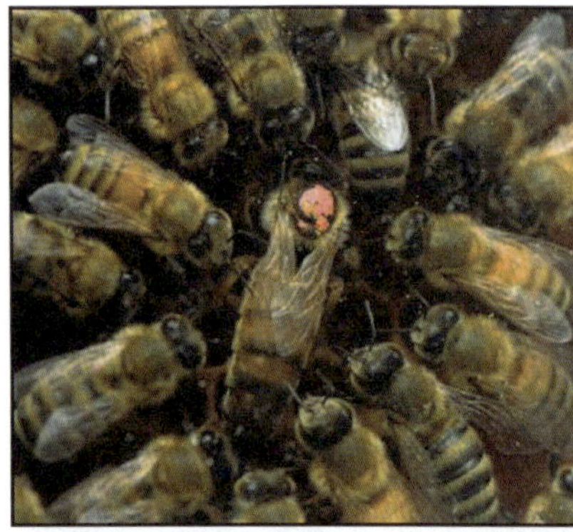

Bienenköniginnen bleiben im Stock und werden 3 bis 4 Jahre alt – ca. 40-mal älter als die durchschnittliche Arbeitsbiene.

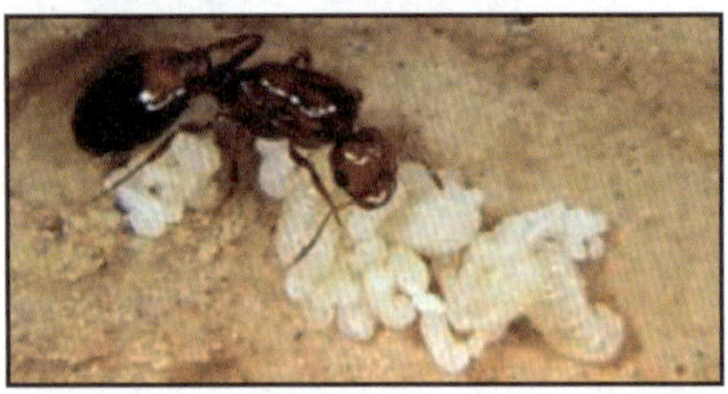

Ameisenköniginnen können bis zu 30 Jahre alt werden.

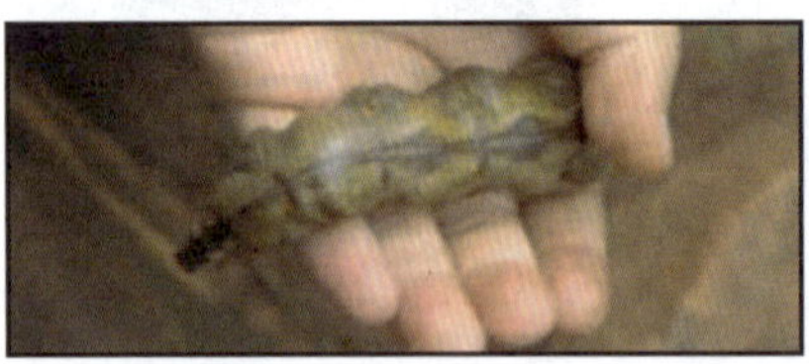

Termitenköniginnen werden bis zu 50 Jahre alt.

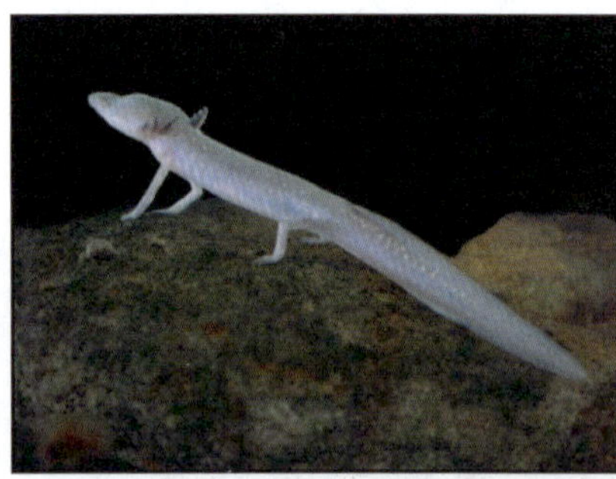

Texanischer Brunnenmolch

Sieht man sich die langlebigsten Pflanzen – meist Bäume – genauer an, dann gelangt man ebenfalls zur Erkenntnis, dass die meisten von ihnen eine Verteidigungsstrategie gegen Räuber entwickelt haben und nicht so leicht von Pilzen, Insekten, Tieren oder anderen Pflanzen gefressen werden können. Meist handelt es sich bei diesem Abwehrmechanismus um einen Giftstoff in Rinde, Holz, Blättern oder Samen.

Zur Herstellung von Kommoden, die Kleidungsstücke vor Motten und anderen Schädlingen schützen sollen, wird beispielsweise Zedernholz verwendet. Zufälligerweise kann die Sicheltanne (Japanische Zeder) bis zu 2.300 Jahre alt werden, während der in Kanada und Europa vorkommende Abendländische Lebensbaum aus derselben Familie der Zypressengewächse ein Alter von 1.700 Jahren erreichen kann. Der viertälteste Baum der Welt ist eine Patagonische Zypresse mit 3.644 Jahren, die in einem chilenischen Nationalpark steht.

Wenn man nach termitensicherem Holz sucht, ist man mit Mammutbäumen, Kiefern und Eukalypten bestens beraten. In Australien gibt es einen angeblich 13.000 Jahre alten Eukalyptusbaum. Einige zur Gattung der Sequoia gehörende Mammutbäume sind bis zu 2.200 Jahre alt; manche amerikanische Kiefern sollen 1.700 Jahre alt sein; und die Langlebige Kiefer zählt mit Exemplaren, deren Alter mit bis zu 5.100 Jahren nachgewiesen werden konnte, zu den ältesten Bäumen der Welt.

Zur Abwehr von Zecken wird Wacholderöl empfohlen – und auch der Wacholder gehört der Familie der Zypressengewächse an. Manche Wacholderbäume in Kalifornien sollen ein Alter von mindestens 2.200 Jahren erreicht haben. Bei Eiben sind fast alle Teile giftig. Aus den Blättern der Pazifischen Eibe wird ein Arzneistoff namens Paclitaxel zur Behandlung verschiedener Krebsarten gewonnen. Auch Eiben können bis zu 5.000 Jahre alt werden.

Aus diesen Beispielen geht deutlich hervor, dass eine gute Verteidigung gegen Räuber und Jäger die Entwicklung einer langen Lebensdauer begünstigt. Gift scheint eine der wirksamsten Verteidigungsmethoden zu sein.

Kombiniert man Gifte mit Isolation und einer rauen Umgebung zu einer mehrfachen Verteidigungsmaßnahme, dann kann man schon sehr

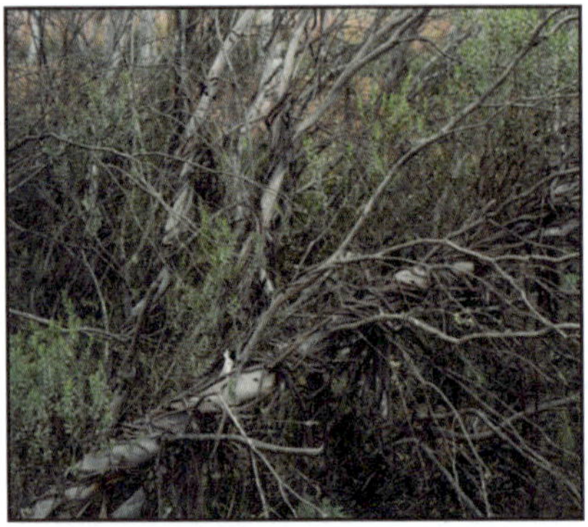

13.000-jähriger Eukalyptusbaum, Australien

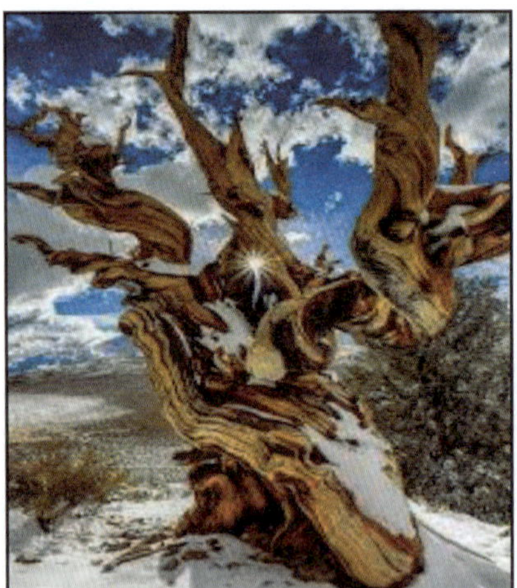

Langlebige Kiefer, 5.100 Jahre alt

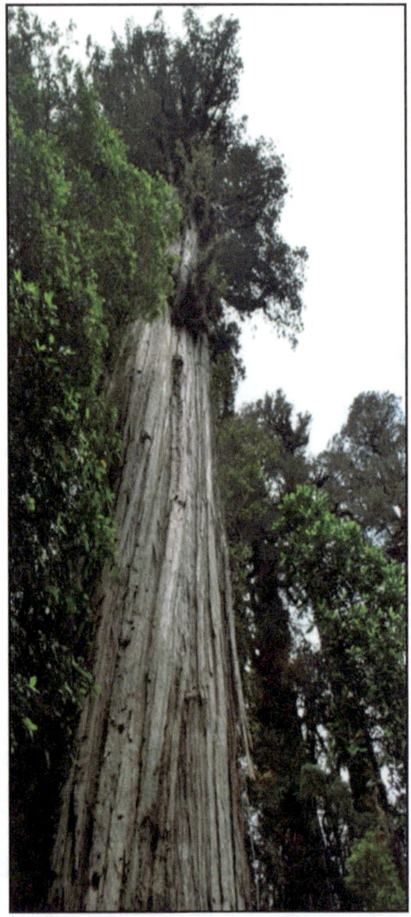

Patagonische Zypresse, 3.644 Jahre alt

alte Organismen erhalten – wie zum Beispiel King Clone, einen 11.700 Jahre alten Kreosotbusch in der Mojave-Wüste. Kreosotöl ist giftig für Insekten, Pilze und Bohrmuscheln; es wird gern zur Behandlung von Holz für Telefonmasten, Bahnschwellen und Grubenholz im Bergbau verwendet. Da es bei Menschen Brechreiz erregt, wird es in der Medizin auch als schleimlösendes Mittel eingesetzt.

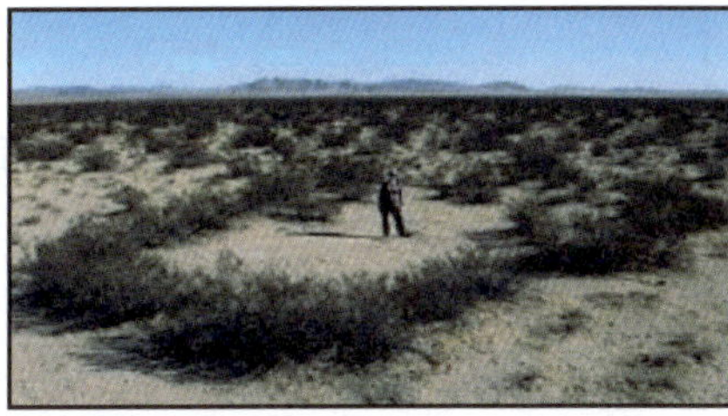

Kreosotbusch „King Clone", 11.700 Jahre alt

So interessant die erwähnten Tiere und Pflanzen auch sind – ein Lebewesen verdient besondere Aufmerksamkeit: der in unterirdischen Bauten in Wüsten lebende Nacktmull.

Eine normale Ratte altert schnell und stirbt mit 2 bis 3 Jahren; der ähnlich große Nacktmull wird hingegen gewöhnlich 28 bis 30 Jahre alt.

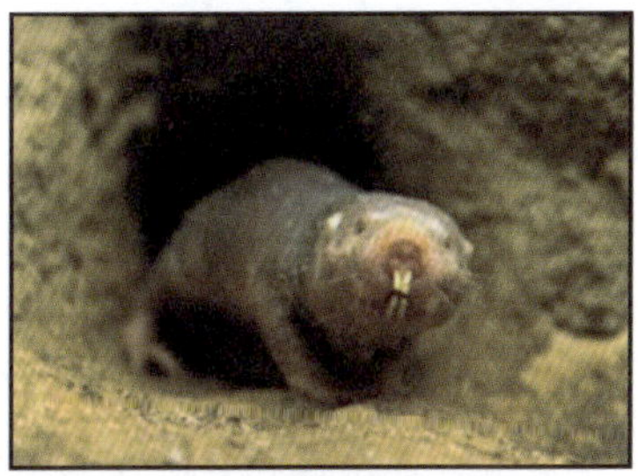

Nacktmull

Nach genauerer Betrachtung dieser langlebigen Tiere wird klar, was sie gemeinsam haben. Sie können sich sehr wirksam gegen Jäger und Räuber verteidigen. Zu ihren Verteidigungsmechanismen gehören:

- Körperpanzerung: Muscheln, Hummer, Schildkröten
- Flugfähigkeit: Vögel, Fledermäuse
- Isolation: Tiefseefische, auf Berggipfeln oder in Wüsten lebende Pflanzen und Tiere, Insel-Beutelratten, Nacktmulle, Höhlenbewohner
- Intelligenz: Mensch (auch Schimpansen und Gorillas werden älter, als ihre Körpergröße vermuten lassen würde)

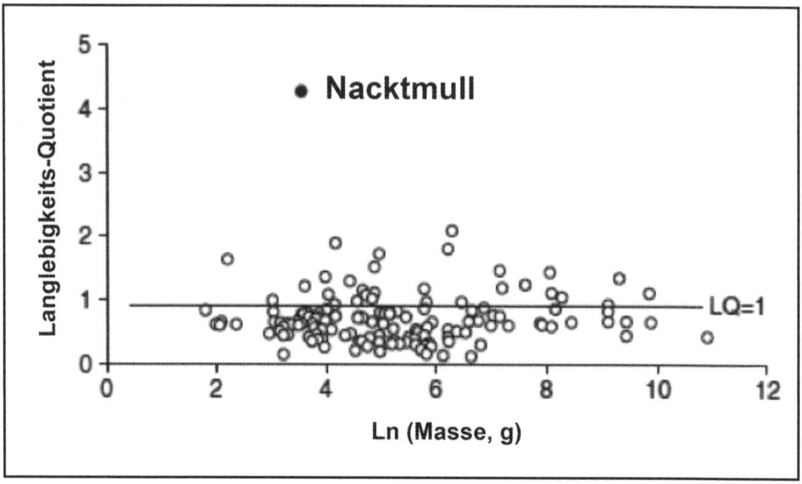

Relative Lebensdauer des Nacktmulls im Vergleich zu anderen Nagetieren

- Geschützte Umgebung: unterirdisch lebende Tiere, Insektenköniginnen, Nacktmulle, Fledermäuse

Als erstes Puzzleteil können wir also festhalten, dass Spezies mit gut ausgebildeten Verteidigungsmechanismen gegen Prädatoren über Generationen hinweg eine lange Lebensdauer entwickeln. Der Schutz vor Räubern ermöglicht es der jeweiligen Art, sich so lange wie physisch möglich fortzupflanzen; die natürliche Selektion bevorzugt dann Individuen, die immer älter werden und sich immer länger vermehren können. Die längere Lebensdauer wird dann an künftige Generationen vererbt.

Aus dieser Regel können wir den Rückschluss ziehen, dass die Evolution das Merkmal Altern als Verteidigung gegen sich ebenfalls weiterentwickelnde Räuber selektiert und weitergibt. Wie das genau funktioniert, darauf werden wir später noch eingehen.

Kapitel 2

Zweites Puzzleteil: schnell alternde Tiere

Nach der Betrachtung langlebiger und langsam alternder Tiere war der logische nächste Schritt, mich Tieren zuzuwenden, die eine für ihre Körpergröße extrem kurze Lebensdauer haben. Dieses Thema ist relativ wenig erforscht, aber ich fand zumindest eine Aufstellung von vier solchen Tieren.

- Emu: flugunfähiger großer Laufvogel – wird in freier Wildbahn 10 Jahre alt
- Wallaby: kleine Känguruart – 12 bis 15 Jahre
- Papuanische Wald-Moschusspitzmaus – maximal 2 Jahre
- Graufischer: afrikanischer Eisvogel, der über dem Wasser jagt (als einzige Eisvogelart übrigens auch über dem Meer) und sein Nest nahe am Boden anlegt – maximal 4 Jahre

Diese Beispiele schienen für mich darauf hinzuweisen, dass besondere kurzlebige Arten vielleicht für einen frühen Tod durch Raubtiere anfälliger sein könnten – aber als Beweis reichte das nicht aus.

Erst als ich weiterforschte, stieß ich auf einige bemerkenswerte Tiere und Pflanzen, die sehr schnell altern und im Zuge ihrer einmaligen Fortpflanzung sterben. Es handelt sich dabei um semelpare Organismen, die sich nur einmal in ihrem Leben sexuell fortpflanzen und kurz danach (eventuell auch erst nach der Brutpflege) ihr Leben beenden.

In Bezug auf die modernen Theorien zu Evolution und Altern ist dies besonders interessant, da die Altersforscher das semelpare Altern als völlig losgelöst von allen anderen Theorien zur Alterung betrachten. Das liegt mit Sicherheit daran, dass sogar Mainstream-Theoretiker zugeben müs-

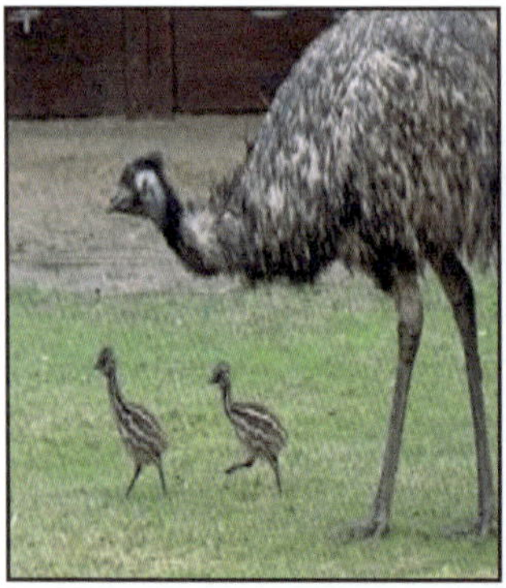

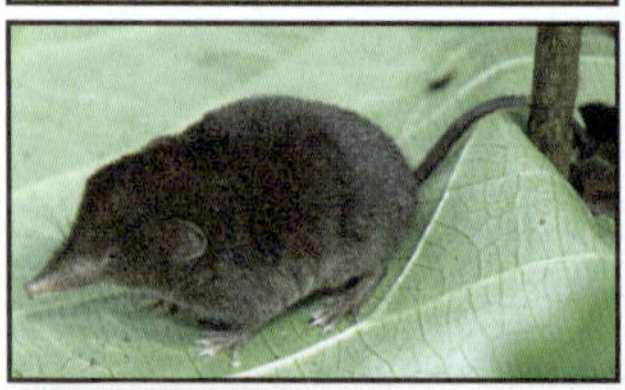

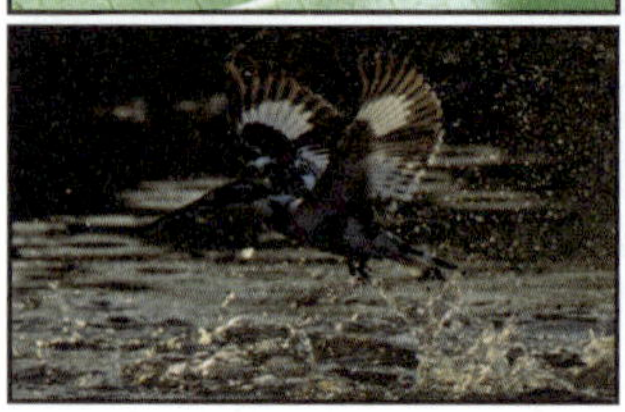

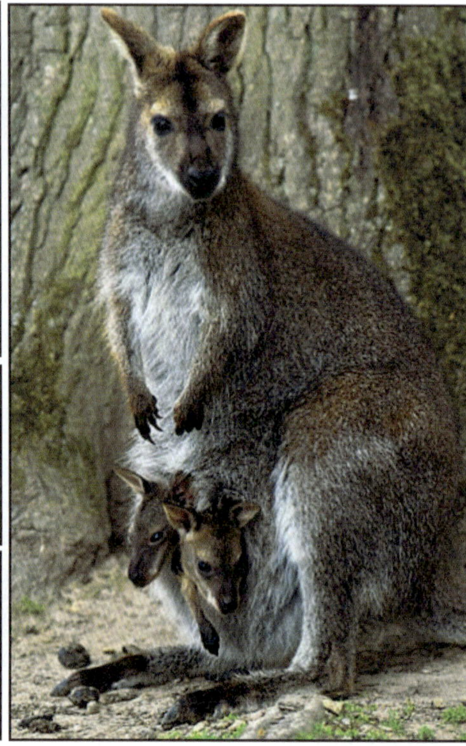

sen, dass diese Form des Alterns programmiert und nicht durch allmähliche und zufällige Schäden verursacht ist. Für mich waren diese Arten jedoch keine Ausnahme, sondern ein guter Ausgangspunkt für ein neues Verständnis des Alterns.

Es gibt fünf sehr brauchbare Beispiele für semelpare Organismen: den Pazifischen Lachs, den Raubbeutler, die Weibchen mancher Krakenarten, einjährige Pflanzen und mehrjährige Pflanzen wie manche Bambusarten.

Je nach Bambusart findet die Blüte in einem bestimmten Alter statt – das kann von 40 bis 120 Jahren gehen. Sofort nach der Blüte und dem

Fallenlassen der Samen stirbt die Bambuspflanze. Das Interessante daran ist, dass sämtliche Vertreter einer bestimmten Bambusart gleichzeitig blühen und sterben, unabhängig von ihrem Wuchsort auf der Erde.

In einer Studie wurden Hormonveränderungen in der Bambuspflanze gemessen, die dem Blüte-Altern-Sterben-Zyklus unmittelbar vorangingen.[4] Dabei stellte sich heraus, dass einige Hormone stärker und andere weniger ausgeschüttet werden. Diese Tatsache wird sich später auf diesen Seiten noch als sehr wichtig erweisen.

Weibliche Kraken verhungern nach dem Schlüpfen der Jungtiere. Das zeugt von einem komplexen Selbstmordprogramm, an dem das Nervensystem (verhaltenssteuernd) beteiligt ist. Ein durch die

4 Liu, X. H. und Wu, Y.: „Responding relationship between endogenous hormones and hyperspectra reflectance for the different flowering stages of Bamboo in Qinling" in *Guang Pu Xue Yu Guang Pu Fen Xi*, Sept. 2010, 33(9):2512–8; Abstract: *https://www.ncbi.nlm.nih.gov/pubmed/24369663*

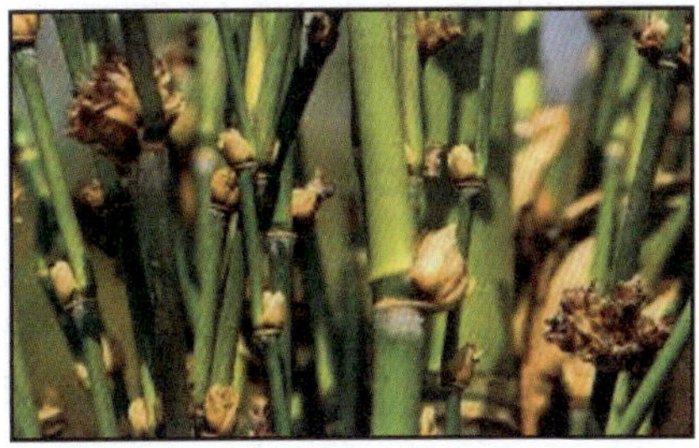

Bambus – erste Blüte, kurz vor dem Absterben. Alter: 48 Jahre

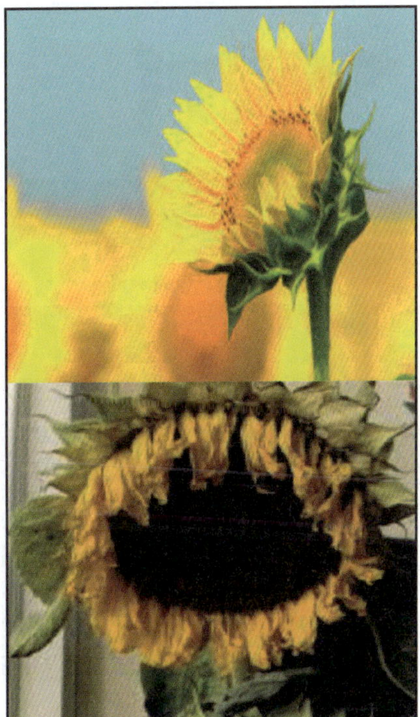

Einjährige Pflanzen sterben nach der Produktion von Samen sehr schnell ab.

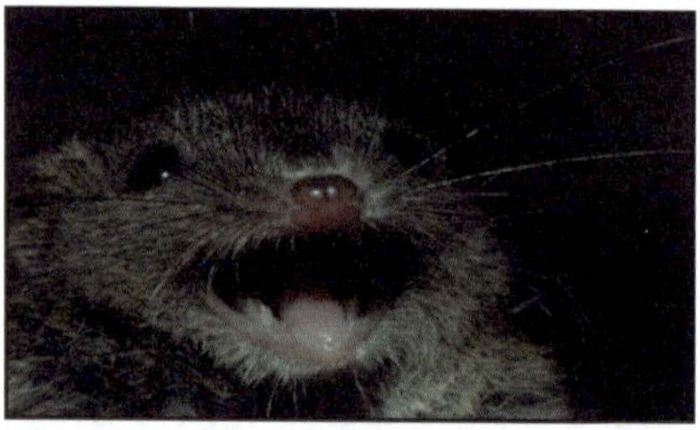

Der männliche Raubbeutler paart sich so lange, bis er blind wird und stirbt.

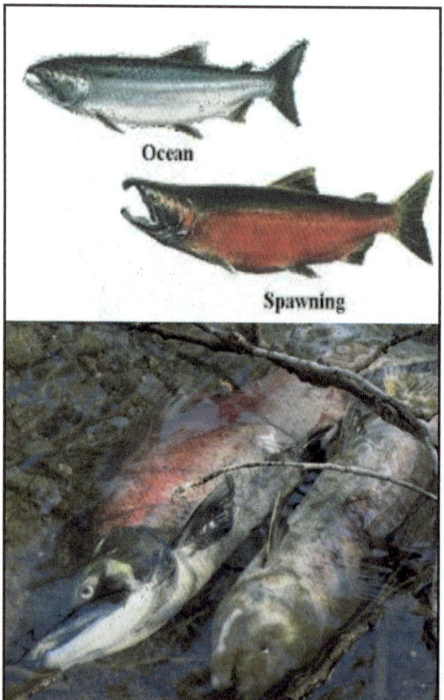

Pazifischer Lachs im Meer, beim Laichen im Süßwasser und drei Tage nach dem Laichen

Fortpflanzung ausgelöster Mechanismus signalisiert dem Nervensystem, dass das Krakenweibchen kein Hungergefühl mehr verspürt und deshalb auch keine Nahrung zu sich nehmen muss.

Versuche haben gezeigt, dass die Entfernung optischer Drüsen dieses Verhalten stört, sodass die Krakenweibchen die Fortpflanzung überleben können. Das wiederum deutet darauf hin, dass die Sinneswahrnehmung bestimmter externer Bedingungen für das Verhalten des Krakenweibchens eine Rolle spielen könnte – und es verdeutlicht, dass die Tiere nicht an einer durch die Vermehrungsaktivität ausgelösten Erschöpfung sterben, sondern eben wegen eines Selbstmordmechanismus.

Man kann auch auf etwas extremere Art nachweisen, wie negativ die Fortpflanzung sich auf die Lebensdauer auswirkt: durch Kastration. Entfernt man etwa bei einjährigen Pflanzen wie der Sojabohne die Blüten, kann das die Lebensdauer der Pflanze um Monate erhöhen. Tiere, die sich nur einmal im Leben fortpflanzen, können durch Kastration vor der Vermehrung sogar Jahre länger leben. So war es bei Pazifischen Lachsen beispielsweise möglich, die Lebensdauer eines kastrierten Fisches von normalerweise drei Jahren auf mehr als ein Jahrzehnt zu verlängern. Bei Breitfuß-Beutelmäusen aus der Familie der Raubbeutler leben kastrierte Männchen einige Monate länger als unkastrierte. Und es gibt auch Hinweise darauf, dass in Anstalten lebende Männer durch Kastration länger leben. Koreanische Eunuchen, die im Harem des Königs beschäftigt waren und daher kastriert wurden, wurden im Durchschnitt 10 bis 15 Jahre älter als andere Männer. Aus Statistiken über den britischen Adel geht zudem hervor, dass Frauen mit weniger Kindern länger leben – obwohl ein Großteil dieser Daten aus der Zeit vor der modernen Medizin stammt.

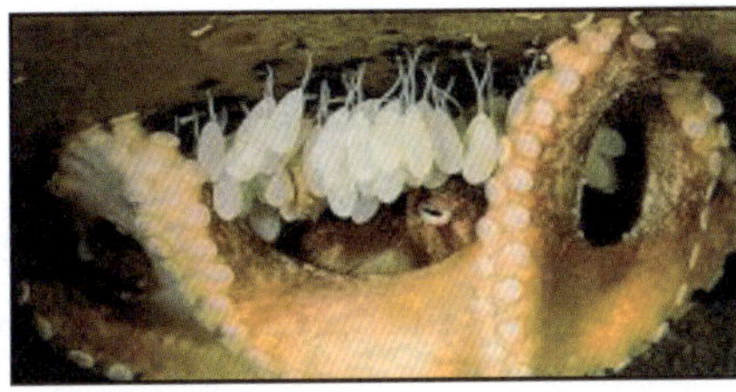

Krakenweibchen mit Gelege

Jedenfalls deuten diese Beispiele darauf hin, dass die Fortpflanzung das Leben eines einzelnen Organismus verkürzt; wie zuverlässig die entsprechenden Angaben sind, ließ sich allerdings bisher nicht ermitteln.

Auch die Frage, welche Gemeinsamkeit all diese schnell alternden Pflanzen und Tiere verbindet, kann man nur schwer beantworten. Gibt es irgendein Gift in den Samen, Spermien und Eiern, das zu schnellem Altern und Tod führen könnte? Nach Studien in den 1990er Jahren behaupteten die Altersforscher, dass die rapide Alterung beim Pazifischen Lachs auf einen erheblichen Anstieg des Stresshormons Cortisol zurückzuführen sei. Da der höchste Cortisolwert bei diesen Fischen aber bereits beim Erreichen der Geschlechtsreife und vor dem Laichen auftritt, ist diese Theorie eher unwahrscheinlich.

Das führte mich zur zweiten möglichen Regel des Alterns: Die Alterung wird durch die Wirkung von Sexualhormonen beschleunigt, die einem doppelten Zweck dienen:

1. Geschlechtsentwicklung und Fortpflanzung auszulösen
2. Den Organismus altern und sterben zu lassen

Auch diese ausgefallene Idee müssen Sie an diesem Punkt natürlich noch nicht als Regel akzeptieren. Vielleicht wird Sie erst das dritte Puzzleteil des Gesamtbilds überzeugen: wie Fortpflanzungshormone sich beim Menschen je nach Lebensalter verändern.

Kapitel 3

Drittes Puzzleteil: Veränderungen in den menschlichen Fortpflanzungshormonen im Lauf des Lebens

Fangen wir mit Melatonin an – das üblicherweise nicht als der Fortpflanzung zugehöriges Hormon betrachtet wird. Die meisten werden es als Mittel gegen Schlafprobleme und Jetlag kennen. Bei vielen Tierarten hingegen steuern Veränderungen im Melatoninspiegel sämtliche Aspekte des Paarungsverhaltens, ebenso wie jahreszeitlich bedingte Verhaltensweisen, das Auftauchen von Tarnfarben und so weiter. Melatonin wirkt in erster Linie, indem es den Spiegel anderer Hormone im endokrinen System regelt. Bei Frauen hat sich die allabendliche Einnahme von 75 mg Melatonin als wirksames Verhütungsmittel erwiesen und kann auch die beginnende Menopause wieder rückgängig machen.

Sehen wir uns nun an, wie sich der Melatoninspiegel im Lauf eines menschlichen Lebens ändert:

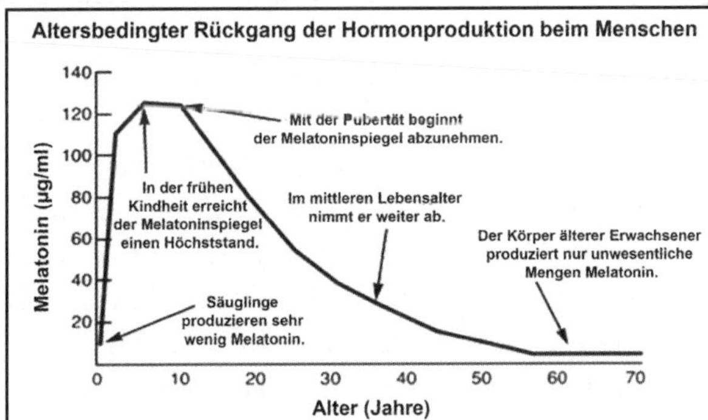

In der Jugend ist der Melatoninspiegel hoch, danach sinkt er mit zunehmendem Alter drastisch ab.

Sehen wir uns nun zwei weniger bekannte Hormone an, die beim

Menschen die Fortpflanzung regeln: das luteinisierende Hormon (LH) und das follikelstimulierende Hormon (FSH). Beide fangen mit Beginn der Pubertät zu wirken an. Sobald ihr Spiegel im Kindesalter zunimmt, regen sie die Bildung der bekannteren Fortpflanzungshormone Östrogen und Testosteron an.

Veränderungen des LH- und FSH-Spiegels in zunehmendem Alter bei Frauen

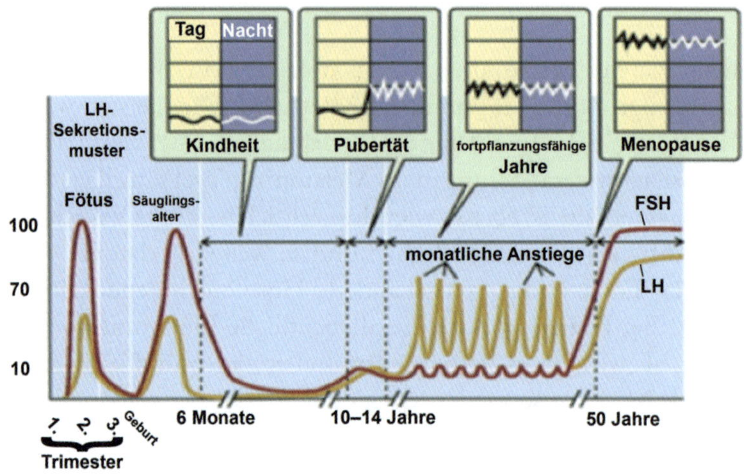

Wie man oben sieht, ändern sich der FSH- und der LH-Spiegel im Lauf eines Menschenlebens ebenfalls sehr stark. Im fötalen und Säuglingsstadium werden sehr hohe Mengen dieser Hormone gebildet, um die Entwicklung vom Kleinkind zum Kind in mehrfacher Hinsicht voranzutreiben. Im Alter von etwa zehn Jahren erfolgt ein neuerlicher FSH- und LH-Anstieg, der die Entwicklung vom Kind zum Erwachsenen befördert, indem er die Pubertät auslöst. Später führen die monatlichen FSH- und LH-Anstiege bei erwachsenen Frauen zur Reifung der Eizellen und deren Transport in die Eileiter, wo sie auf die Befruchtung warten.

Doch erst jetzt kommt der wesentliche Anhaltspunkt dafür, dass an der Fortpflanzung beteiligte Hormone am Alterungsprozess beteiligt sind: Nach dem 50. Lebensjahr steigen FSH- und LH-Spiegel so rasant an wie vordem nur bei sich schnell entwickelnden Säuglingen. Für die Mainstream-Altersforscher handelt sich dabei nur um ein Versehen der Evolution, das keinen bestimmten Zweck verfolgt. Nimmt man jedoch an, dass das Altern programmiert ist, dann weist der drastische LH- und FSH-Anstieg im Alter von 40 bis 50 Jahren deutlich darauf hin, dass das Menopause-Programm gestartet werden soll. Die Wechseljahre zerstören die Fähigkeit einer Frau, weitere Kinder zu bekommen, und tragen nach dem 50. Lebensjahr zum Verfall des weiblichen Körpers bei – wenn auch in langsamerem Tempo als bei schnell alternden Tieren.

Ein ähnliches hormonelles Muster finden wir auch bei Männern um die 50: Der LH- und FSH-Spiegel steigen auf Werte an, wie man sie sonst nur im fötalen und Kleinkindstadium findet, wenn Entwicklung und Wachstum rapide voranschreiten. Für einen 50-jährigen Mann bedeutet diese Entwicklung jedoch Verfall und Vernichtung.

Von diesem Standpunkt aus scheint das menschliche Entwicklungsprogramm perfekt zu funktionieren – und zwar von der Wiege bis zur Bahre.

Auf der vorletzten Abbildung haben wir gesehen, dass der Melatoninspiegel mit dem Alter erheblich abnimmt. Interessanterweise unterdrückt Melatonin die Produktion von LH und FSH; wie wir später noch sehen werden, ist es ein hervorragendes Anti-Aging-Hormon, das die Lebensdauer von Mäusen um 20 Prozent erhöht und wahrscheinlich auch die menschliche Lebensspanne ausdehnen kann.

Interessant ist auch die Folge eines zu schnellen Anstiegs des LH- und FSH-Spiegels bei kleinen Kindern: die sogenannte Pubertas praecox, also das verfrühte Einsetzen der Pubertät. Diese Störung wird mit Leuoprorelin-Spritzen behandelt, die bei den Kindern die Bildung von LH und FSH fast auf null herabsetzen und die verfrühten Hormonsignale unterbrechen.

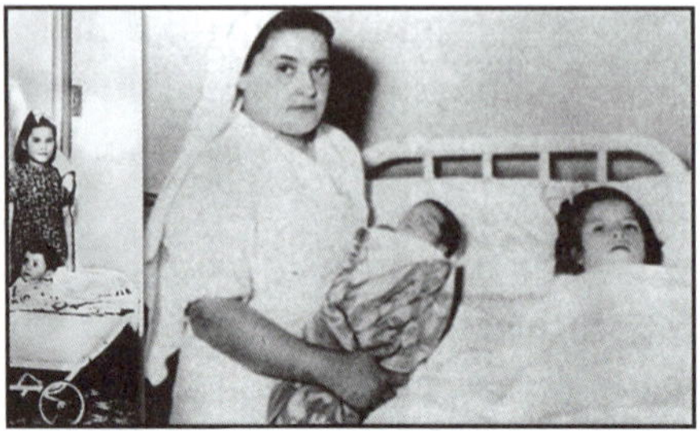

Die fünfjährige Peruanerin Lina Medina war die jüngste bekannte Mutter der Medizingeschichte.

Doch LH, FSH und Melatonin sind nicht die einzigen Hormone, deren Spiegel im Laufe eines Menschenlebens stark variiert. Es gibt auch eine ganze Reihe von Steroidhormonen, die dieselbe Eigenschaft aufweisen. Diese Hormone entstehen aus Cholesterin und werden in unseren Körpern zu einer Vielzahl von Botenstoffen verarbeitet.

Bei vielen dieser Hormone geht die Produktion im Alter stark zurück – abgesehen vom Stresshormon Cortisol, das auch während des Alterungsvorgangs auf einem hohen Niveau bleibt.

Im Folgenden wollen wir uns einige Hormonveränderungen näher ansehen, die sich mit zunehmendem Alter einstellen.

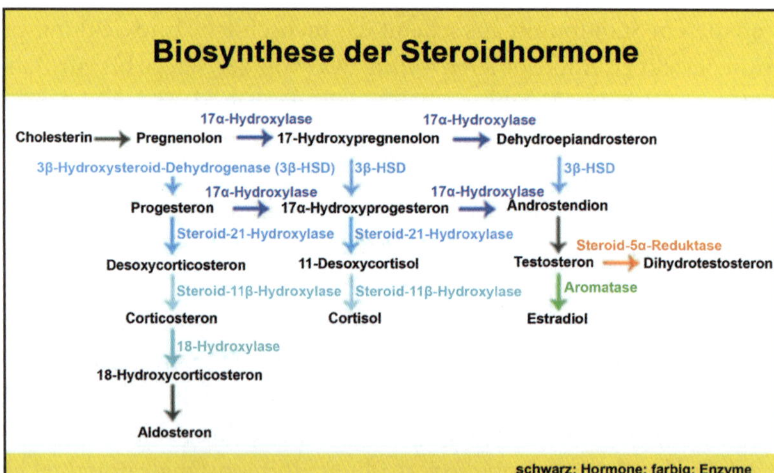

Pregnenolon

Pregnenolon ist das Hormon, das der menschliche Körper direkt aus Cholesterin herstellt – und damit sozusagen der Urvater aller Steroidhormone. Pregnenolon gilt auch als „Gedächtnishormon“, weil sich im Tierversuch erwiesen hat, dass ältere Ratten und Mäuse nach einer Behandlung damit bei Gedächtnisleistungen ebenso gut abschnitten wie jüngere Tiere. Man verabreicht Menschen auch Pregnenolon, um Schüchternheit zu bekämpfen. In höheren Dosierungen wurde es früher zur Behandlung der rheumatoiden Arthritis verschrieben; dabei stellte sich heraus, dass Patienten, die eine hohe Dosis Pregnenolon (400 mg täglich) bekamen, sich wohler fühlten und mehr Ausdauer hatten. Auch dieses wunderbare Hormon wird mit zunehmendem Alter bei Männern wie Frauen weniger gebildet.

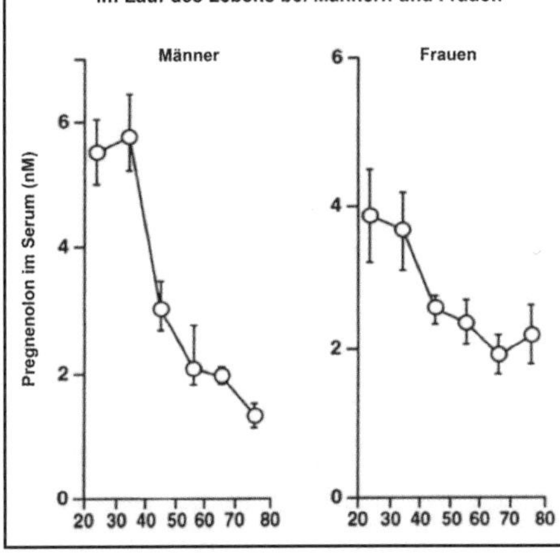

Veränderungen bei der Bildung des Hormons Pregnenolon im Lauf des Lebens bei Männern und Frauen

Progesteron

Dies ist in der Reihenfolge der Biosynthese das zweite Hormon, das im menschlichen Körper aus Cholesterin produziert wird. Cholesterin wird zu Pregnenolon umgewandelt und Pregnenolon dann zu Progesteron, das als die bisher bekannte neuroprotektivste Substanz gilt. Ein hoher Pro-

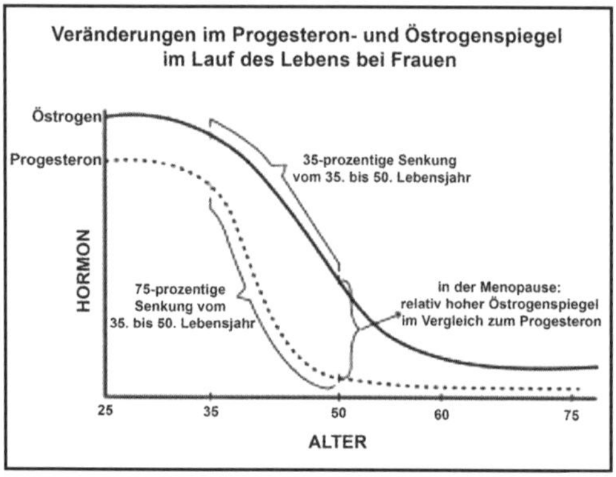

gesteronspiegel schützt Gehirn und Nerven vor Verletzungen. Da Frauen ihr ganzes Leben lang einen höheren Progesteronspiegel haben als Männer, erholen sie sich auch leichter von Hirnverletzungen als Männer. In einigen meiner früheren Bücher habe ich die Ansicht vertreten, dass die Verabreichung von Progesteron sich als gute Therapie gegen die Alzheimer-Krankheit und ALS herausstellen wird. Das Diagramm oben zeigt, wie sich der Progesteronspiegel bei Frauen mit zunehmendem Alter ändert. Nach der Menopause sinkt der Spiegel sehr stark, beinahe auf null. Bei Männern ist diese Veränderung etwas anders gelagert – ich konnte aber beim besten Willen keine Kurve dazu finden, was wieder einmal zeigt, wie wenig die moderne Wissenschaft noch über diesen Bereich weiß. Aus Tabellen geht aber hervor, dass der Progesteronspiegel bei Männern im Durchschnitt nach und nach ansteigt, bis er um das 70. Lebensjahr herum abstürzt. Ich bin überzeugt, dass dieser Absturz von der Evolution absichtlich herbeigeführt wird, um Männer umzubringen. Genau in diesem Alter explodieren übrigens die FSH- und LH-Hormonspiegel bei Männern …

Testosteron

Das in letzter Zeit so oft verteufelte Testosteron – das man Steroid nennt, wenn es von Sportlern missbräuchlich verwendet wird – ist ein

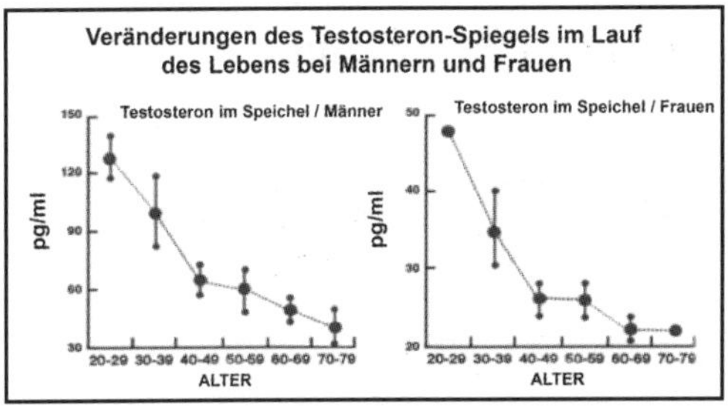

Normaler Testosteronspiegel bei Männern und Frauen

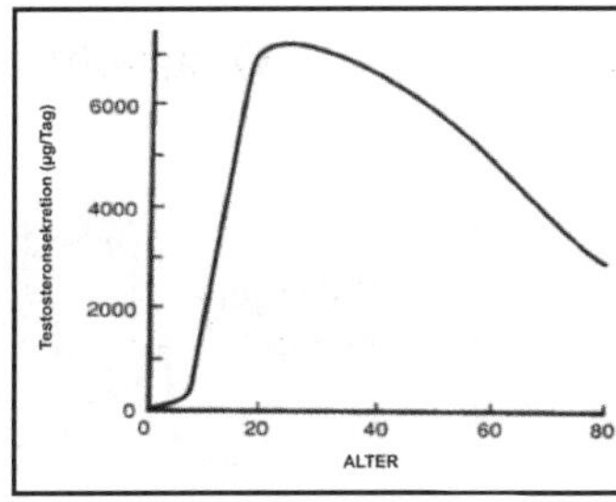

Der Testosteronspiegel erreicht bei Menschen im Alter von 20 Jahren einen Höchststand und sinkt von da an stetig ab.

weiteres Hormon, dessen körpereigene Produktion mit zunehmendem Alter bei Männern und Frauen dramatisch abnimmt.

DHEA

Ein weiteres „Wunderhormon", dessen Spiegel mit zunehmendem Alter drastisch sinkt, ist Dehydroepiandrosteron (DHEA), ein bekanntes Antioxidans, das Muskeln aufbaut und Fett verbrennt sowie antitumoral und antidepressiv wirkt. In der fötalen Phase, während der sich der Mensch sehr schnell entwickelt, ist es sehr stark vertreten – der Spiegel ist zu dieser Zeit etwa doppelt so hoch wie am höchsten Punkt im

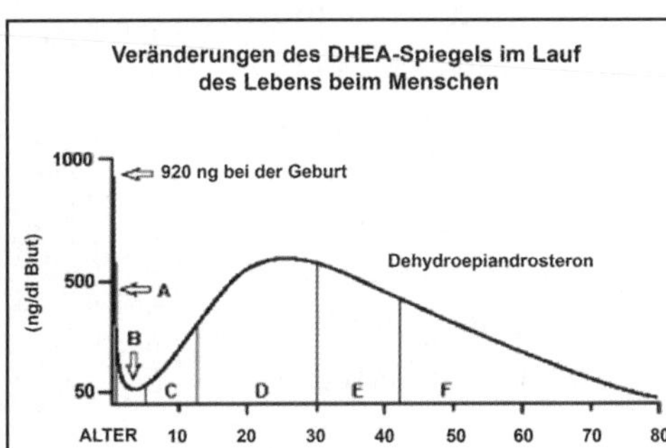

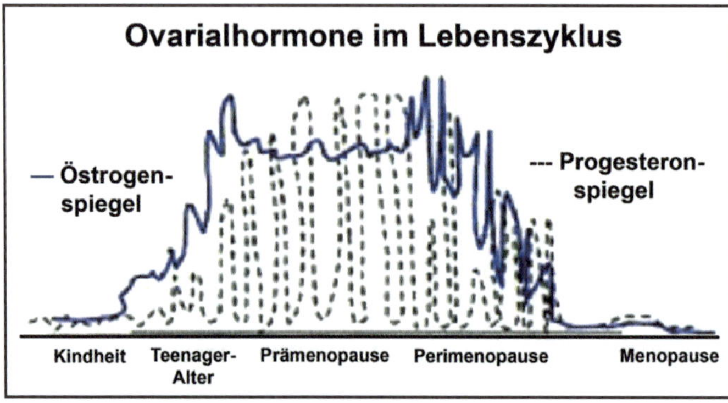

Erwachsenenalter, also um das 25. Lebensjahr. Danach geht es bergab, bis man mit etwa 80 Jahren bei null angelangt ist. In den USA werden DHEA-Präparate rezeptfrei als Nahrungsergänzungsmittel verkauft, in Deutschland sind sie rezeptpflichtig und werden unter anderem gegen Depressionen verschrieben.

Östrogen

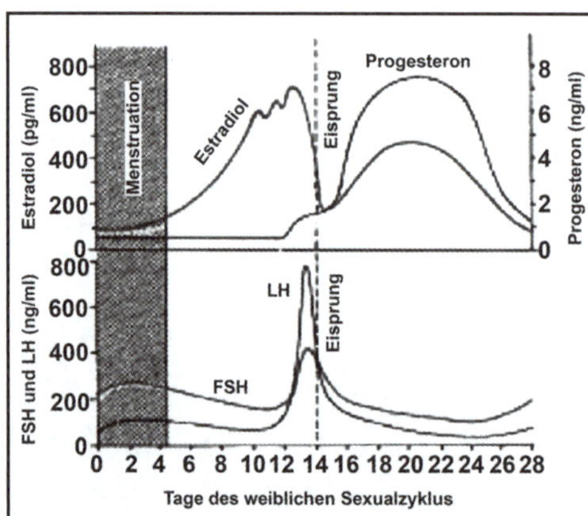

Auch der Östrogenspiegel sinkt bei Frauen mit zunehmendem Alter, bleibt aber im Vergleich zu Progesteron relativ noch. Bei Männern sind die Werte weniger eindeutig – bei manchen tendiert der Östrogenspiegel in späteren Lebensjahren nach oben. Für mich ist das ein Hinweis darauf, dass Östrogen ein heimtückisches altersförderndes Hormon ist.

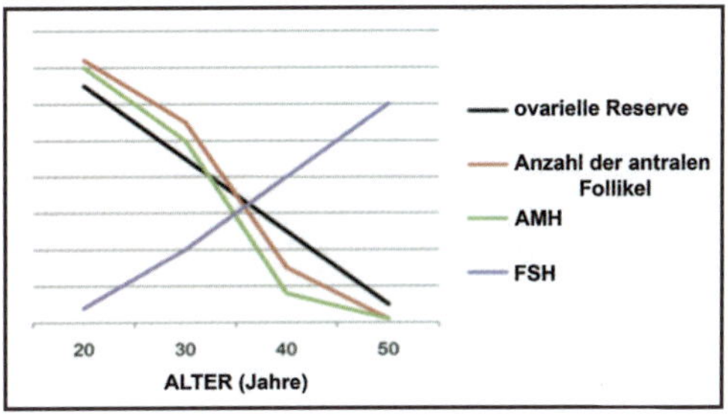

Bisher haben wir uns angesehen, wie sich hormonelle Veränderungen im Laufe eines Lebens auswirken. Interessant ist aber auch, dass diese Hormone bei Frauen monatlichen Veränderungen unterworfen sind und ihre Fruchtbarkeit steuern.

Fest steht, dass die diversen Hormonspiegel im Menschen sich mit zunehmendem Alter stark verändern. Daraus geht recht eindeutig hervor, dass sie für den Alterungsprozess verantwortlich sind. Die folgenden Diagramme über die sich mit zunehmendem Alter verändernden Hormonspiegel bei Männern und Frauen veranschaulichen dies noch weiter.

Zudem zeigt sich, dass der LH-Wert bei Frauen stärker steigt als bei Männern und im Gegensatz dazu der FSH-Wert bei Männern stärker als bei Frauen; daher nenne ich LH das weibliche und FSH das männliche

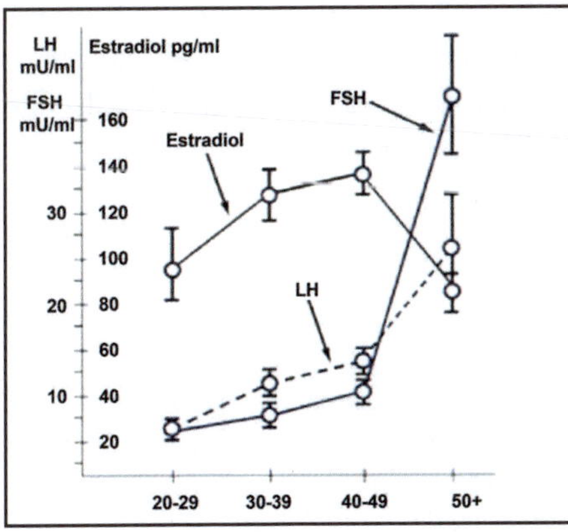

Veränderungen der FSH-, LH- und Östrogenspiegel mit zunehmendem Alter. Beachtenswert ist neben der veränderten Größenordnung auch das umgekehrte Verhältnis von FSH und LH. Das Verhältnis FSH/LH in der Jugend liegt unter „eins". In den Jahren der Postmenopause verschiebt es sich auf über „eins" (Dilman und Dean, 1992)

Alterungshormon. Man kann durchaus vorhersagen (und erste Studienergebnisse sprechen auch bereits dafür), dass eher bei Frauen vorkommende Erkrankungen und andere Alterserscheinungen in Zusammenhang mit LH stehen, während diese Symptome bei Männern mit FSH zusammenhängen.

Humanes Choriongonadotropin (hCG)

Das humane Choriongonadotropin ist das wahrscheinlich am wenigsten bekannte Fortpflanzungshormon. In Struktur und Größe ähnelt es LH sehr; hCG und LH können sogar an dieselben Hormonrezeptoren binden. Im weiblichen Reproduktionssystem hat hCG jedoch die besondere Funktion, die Gebärmutter zur Annahme und zum Nähren des befruchteten Eis zu veranlassen, statt dass sie es als Fremdkörper abstößt. In Wirklichkeit ist es der Fötus selbst, der während der Schwangerschaft große Mengen hCG absondert. Doch auch Männer und nicht schwangere Frauen produzieren ihr ganzes Leben hindurch hCG, wenn auch weniger als ein Fötus während der Schwangerschaft. Ich konnte nur eine Studie finden, in der die Veränderung des hCG-Spiegels bei Männern und Frauen ausführlicher behandelt wurde. Die Daten des finnischen Forschers Dr. Stenman deuten darauf hin, dass auch hCG ein den Alterungsprozess förderndes Hormon sein dürfte.[5]

---

5 Stenman, U. H.; Alfthan, H.; Ranta, T.; Vartiainen, E.; Jalkanen, J. und Seppälä, M.: „Serum levels of human chorionic gonadotropin in nonpregnant women and men are modulated by gonadotropin-releasing hormone and sex steroids" in *The Journal of Clinical Endocrinology and Metabolism*, April 1987, 64(4):730–6

Wachstumshormon

Auch dieses Hormon ist mit zunehmendem Alter weniger stark vertreten, dürfte aber kein Anti-Aging-Hormon sein, sondern den Alterungsprozess eher beschleunigen, obwohl es die Muskelmasse und das Aussehen verbessert. Wenn man es im höheren Alter in großen Mengen einnimmt, darf man bestenfalls mit einer schönen Leiche rechnen. (Ames-Zwergmäuse haben einen Wachstumshormonmangel, leben aber sehr lang.)

Aus all dem können wir für das dritte Puzzleteil den Schluss ziehen, dass für Menschen Ähnliches gilt wie für den Pazifischen Lachs, den Bambus und den Raubbeutler.

Der Alterungsprozess beim Menschen wird durch Sexualhormone vorangetrieben, die anscheinend mehrere Rollen spielen:

1. steuern sie die Entwicklung vom Kleinkind- zum Erwachsenenalter;
2. steuern sie den Fortpflanzungsprozess in den fertilen Jahren und
3. treiben sie die Alterung in den postmenopausalen Jahren voran.

Gibt es auch Beweise für diese verstiegene Theorie? Ja, die gibt es. Mein erster wissenschaftlicher Aufsatz erschien 1998 in der schottischen Fachzeitschrift *Medical Hypotheses*, zu deren Herausgebern im Lauf ihres Bestehens fünf Nobelpreisträger gehörten, von denen die englische Königin drei zum Ritter geschlagen hat. Unter diesen prominenten Persönlichkeiten finden sich Linus Pauling (zwei Nobelpreise) sowie der berühmte Wissenschaftstheoretiker Sir Karl Popper.

In besagtem Aufsatz sagte ich vorher, dass man einen Anstieg des luteinisierenden Hormons mit den Ursachen der Alzheimer-Krankheit in Verbindung bringen würde. Dieser Vorhersage traf ich aufgrund der Beobachtung, dass Raucher sowie Menschen, die Ibuprofen einnehmen, seltener an Alzheimer erkranken als der Durchschnitt der Bevölkerung. Wie sich herausstellte, hemmen sowohl Ibuprofen als auch das Zigarettenrau-

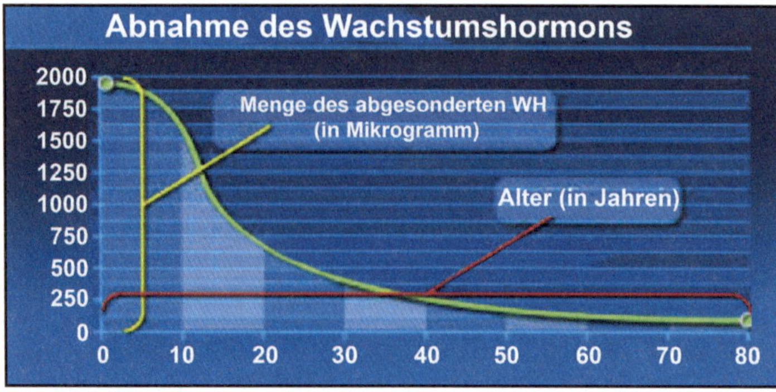

chen die Produktion des luteinisierenden Hormons. Und wie schon erwähnt: Rezeptoren für das luteinisierende Hormon finden sich nicht nur in geschlechtsspezifischen Geweben, sondern im ganzen Körper, inklusive Gehirn – was sich schon daran zeigt, dass ein höherer LH-Spiegel zu den ersten Hormonveränderungen gehört, die den gesamten kindlichen Körper in den eines Teenagers umwandeln.

Meine Vorhersage, dass LH zu den Alzheimer-Ursachern gehört, wurde mittlerweile durch mehrere Studien bestätigt und sogar von den amerikanischen NIH anerkannt. Konfrontiert man Mainstream-Altersforscher mit dieser Tatsache, dann schweigen sie und beschließen, alle Theorien über programmiertes Altern weiterhin zu ignorieren.

In jüngerer Vergangenheit hat sich auch herausgestellt, dass FSH als zweites wichtiges Fortpflanzungshormon mit den Ursachen für Osteoporose und der Fettbildung bei Menschen über 50 in Verbindung steht. Wahrscheinlich wird es auch bald Belege dafür geben, dass LH sehr viel mit der Entstehung von Krebserkrankungen und anderen altersbedingten Krankheiten zu tun hat.

Kapitel 4

Viertes Puzzleteil: ungeschlechtliche kontra geschlechtliche Fortpflanzung

Dass es Sex gibt, ist das größte Problem für die darwinschen Anhänger der These vom egoistischen Gen. Zufälligerweise erschien genau in dem Monat, als mein erster Artikel in einer Fachzeitschrift – über die Evolution des Alterns[6] – veröffentlicht wurde, eine Sonderausgabe der angesehenen wissenschaftlichen Zeitschrift *Science* über die Evolution der Sexualität[7].

Nachdem ich sämtliche Artikel dieser Zeitschrift gelesen hatte, wurde mir erstmals klar, dass die Biologen in Wahrheit nicht viel Ahnung hatten, warum es Sex überhaupt gab. Nur eine Forscherin stellte die These auf, dass das bunte Federkleid bei den Männchen mancher Vogelarten ein Signal für die Weibchen sei, dass der potenzielle Partner ein gesundes Immunsystem besitze.

Die geschlechtliche Fortpflanzung war nach wie vor ein großes Rätsel für sie – vor allem, weil es auch eine Reihe von Organismen gab, die sich durch Klonen fortpflanzen und so 100 Prozent ihrer egoistischen Gene weitergeben können. Bei der geschlechtlichen Fortpflanzung sind es ja bekanntlich nur 50 Prozent.

Aus dem Tierreich gibt es zwar nur wenige Beispiele für ungeschlechtliche Fortpflanzung, aber es gibt sie. Wäre die Theorie vom egoistischen Gen als einzigem Antrieb der Evolution wahr, dann hätte sich diese Variante der Fortpflanzung bei allen Tierarten entwickeln können … Wir

6 Bowles, J. T.: „The evolution of aging: a new approach to an old problem of biology“ in *Medical Hypotheses*, Sept. 1998, 51(3):179–221

7 *Science* vom 25. September 1998, Band 281, Nr. 5385, S. 1913–2092

finden sie jedoch nur in einigen Arten wie dem Hammerhai und Schwarzspitzen-Riffhai, der Boa constrictor (Abgottschlange), den Schienenechsen, einigen Truthahnarten und dem Komodowaran.

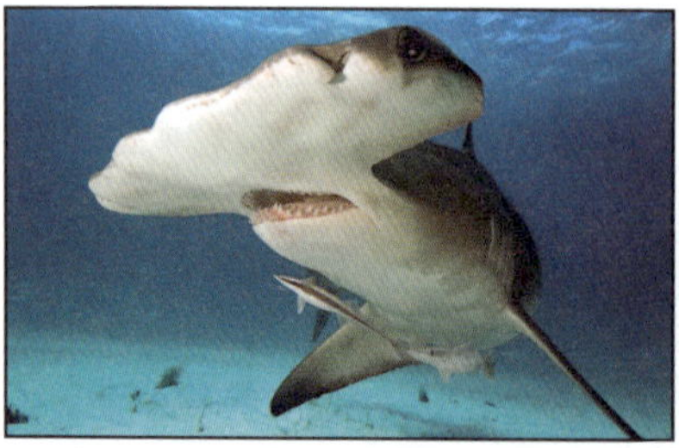

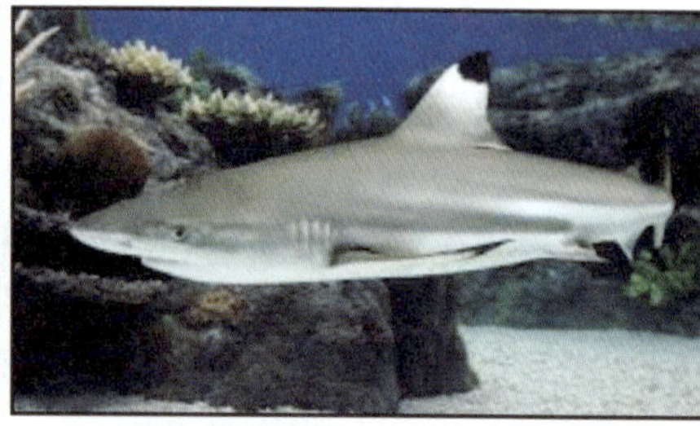

Haie, die sich ungeschlechtlich fortpflanzen

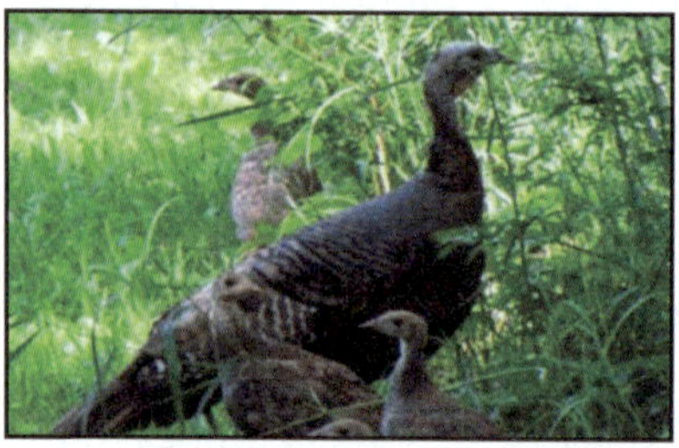

Truthühner, die sich ungeschlechtlich fortpflanzen

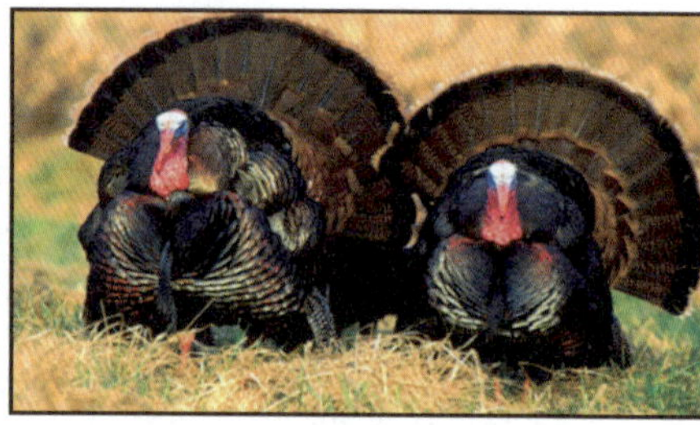

Truthähne

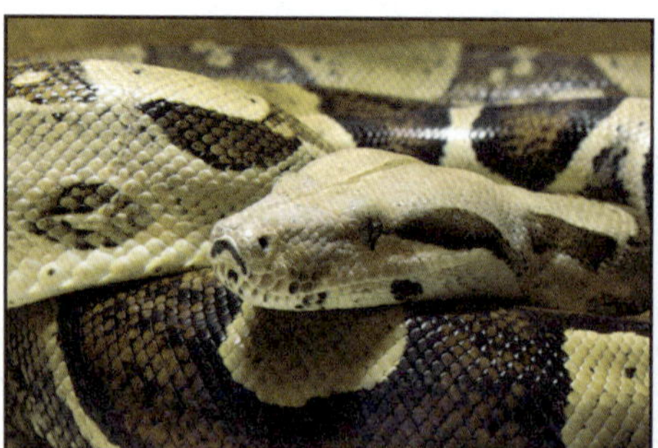

Boa constrictor (Abgottschlange)

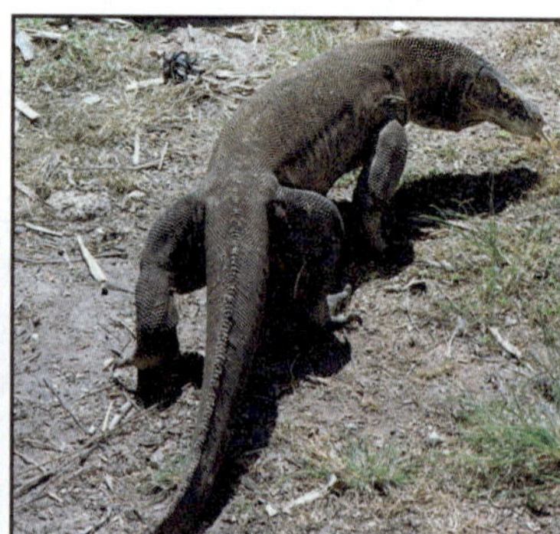

Komodowarane

So selten die ungeschlechtliche Fortpflanzung auch ist, so sehr lohnt es sich, ein Beispiel von enormer Tragweite näher zu betrachten. Die meisten Mainstream-Biologen ignorieren diese Art der Fortpflanzung nämlich völlig, wenn sie ihre Theorien formulieren. Doch auch manche sehr komplex aufgebaute Arten pflanzen sich ungeschlechtlich fort – und das bedeutet, dass alle Tiere dazu fähig sein sollten, wenn diverse Mutationen dem nicht hinderlich wären. Die Theorie vom egoistischen Gen sollte die wenigen Beispiele für ungeschlechtliche Fortpflanzung eigentlich besonders hervorheben, um damit ihre Richtigkeit zu beweisen; stattdessen ignoriert sie fast alle. Im Index des Dawkins-Buchs „Das egoistische Gen" findet sich nur ein einziger und recht belangloser Eintrag zur ungeschlechtlichen Fortpflanzung.

Hier und jetzt möchte ich Ihnen lieber das erwähnte Beispiel – den schlagenden Beweis – vorstellen. Es handelt sich um das bisher fehlende Puzzleteil, das darauf hinweist, dass alle meine „Von oben nach unten"-Ideen zur Evolution korrekt sein könnten: die Blumentopfschlange oder Brahmanen-Wurmschlange.

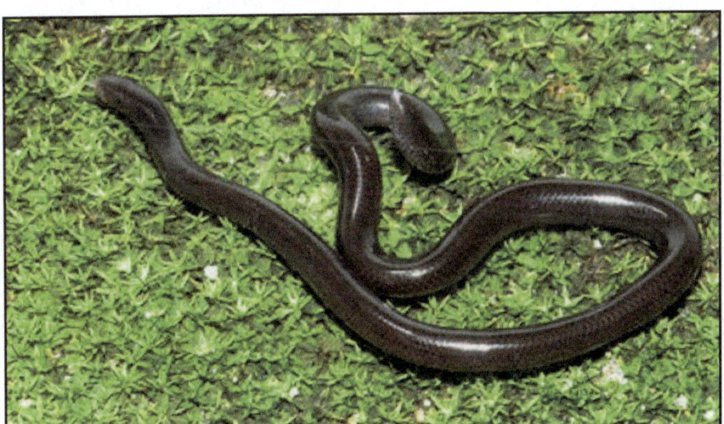

Die Blumentopfschlange sieht aus wie ein Wurm und verhält sich auch so.

Die Blumentopfschlange dürfte das weltweit wohl erfolgreichste Beispiel für ungeschlechtliche Fortpflanzung sein, da sie es geschafft hat, sich auf sechs Kontinenten zu verbreiten. Es gibt keine männlichen Exemplare, sondern nur Weibchen. Dass diese Schlange so überlebensfähig ist, liegt an ihrer geringen Größe (6 bis 16 Zentimeter), aber auch an ihrer fast durchgehend unterirdischen Lebensweise, wegen der sie keine Augen braucht. Wie Regenwürmern begegnet man auch der Blumentopfschlange nur, wenn es stark regnet und sie an der Oberfläche Luft holen muss oder wenn man gräbt. Wie wir schon am Nacktmull gesehen haben, ist eine derart isolierte Lebensweise eine sehr geeignete Verteidigungsstrategie gegen Jäger und Räuber. Bei der Blumentopfschlange – deren Lebensdauer von der Forschung leider noch nicht ermittelt wurde – hat die Isolation anscheinend dazu geführt, dass sie keine geschlechtliche Vermehrung mehr als Schutz gegen Prädation benötigt, sondern sich rein durch Klonen fortpflanzt.

Ich habe die Blumentopfschlange erst bei den Recherchen zum vorliegenden Buch „entdeckt“. Für mich ist sie so entscheidend wie für Darwin die Darwinfinken. Bei der Formulierung meiner Theorie fragte ich mich immer schon, warum weitgehend gegen Räuber geschützte Arten im Lauf ihrer Evolution die geschlechtliche Fortpflanzung nicht ebenso aufgeben wie das programmierte Altern. Die oben erwähnten Tiere, die sich ungeschlechtlich vermehren – also Komodowaran, Boa constrictor und große Haie –, sind in ihren jeweiligen Ökosystemen anscheinend selbst die gefährlichsten Prädatoren und können mit zunehmendem Alter unbegrenzt weiterwachsen. Gerade bei ihnen würde man damit rechnen, dass auch die Fruchtbarkeit mit dem Alter zunimmt.

Die Ausnahme von dieser Regel ist die Truthenne. Wie kann ein derart unscheinbarer Vogel, der mit keinem besonderen Schutz gegen Räuber ausgestattet ist, eine ungeschlechtliche Fortpflanzung entwickelt haben? Vielleicht liegt es daran, dass die Evolution einen zweiten Pfad zur jungfräulichen Geburt anbietet – weil Arten, deren Männchen eine hohe Sterblichkeitsrate aufweisen (man denke nur an das auffällige Erscheinungsbild des Truthahns), als letztes Mittel zur ungeschlechtlichen Fortpflanzung greifen, wenn sie nicht aussterben wollen. Man müsste die evolutionäre Dynamik, die dem zugrunde liegt, allerdings noch genauer erforschen.

Mit Sicherheit lässt sich aufgrund der unterirdisch und asexuell lebenden Blumentopfschlange allerdings vorhersagen, dass man auch bei vielen anderen Höhlentieren entdecken wird, dass sie sich ungeschlechtlich fortpflanzen. Es gibt zum Beispiel eine Höhlenschreckenart, die sich ausschließlich auf diese Art vermehrt.

Auch die Gespenstschrecke der Gattung Timema pflanzt sich seit Jahrmillionen ungeschlechtlich fort.

Eine funktionierende Evolutionstheorie, die vom egoistischen Gen ausgeht, dürfte die ungeschlechtliche Fortpflanzung nicht außer Acht lassen. Diese Vermehrungsart lässt sich auch im Labor relativ einfach nachvollziehen. Einen Klon kann man herstellen, indem man einen vollständigen Satz DNS in die Eizelle eines Säugetiers einbringt. Alle möglichen Tierarten konnten vom Menschen bereits geklont werden.

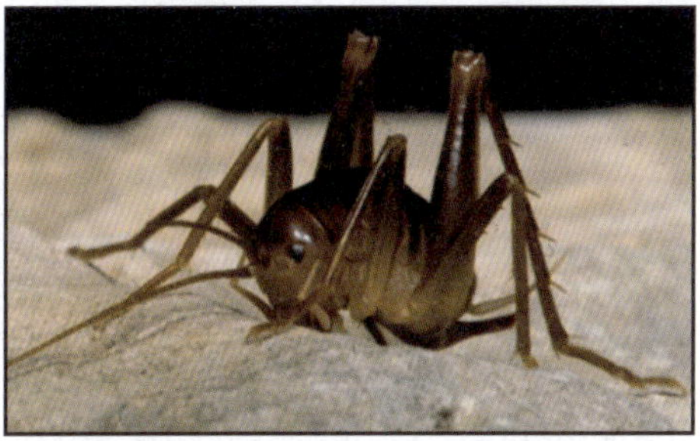

Höhlenschrecke mit ungeschlechtlicher Fortpflanzung

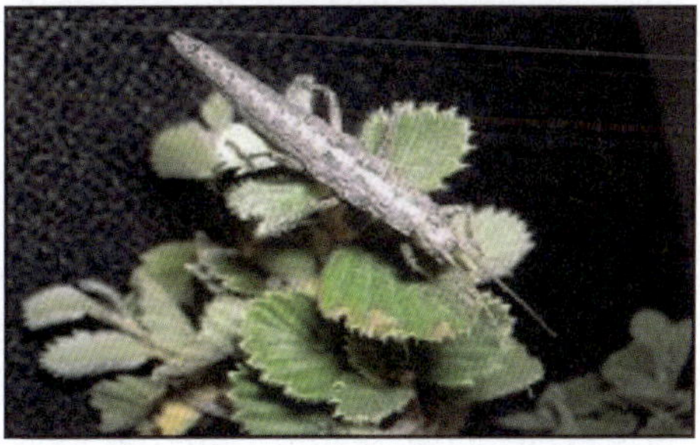

Die absolut asexuelle Gespenstschrecke

Wenn das Klonen für uns so leicht ist, dann muss es doch für die Evolution noch einfacher sein, eine sich durch geschlechtliche Fortpflanzung

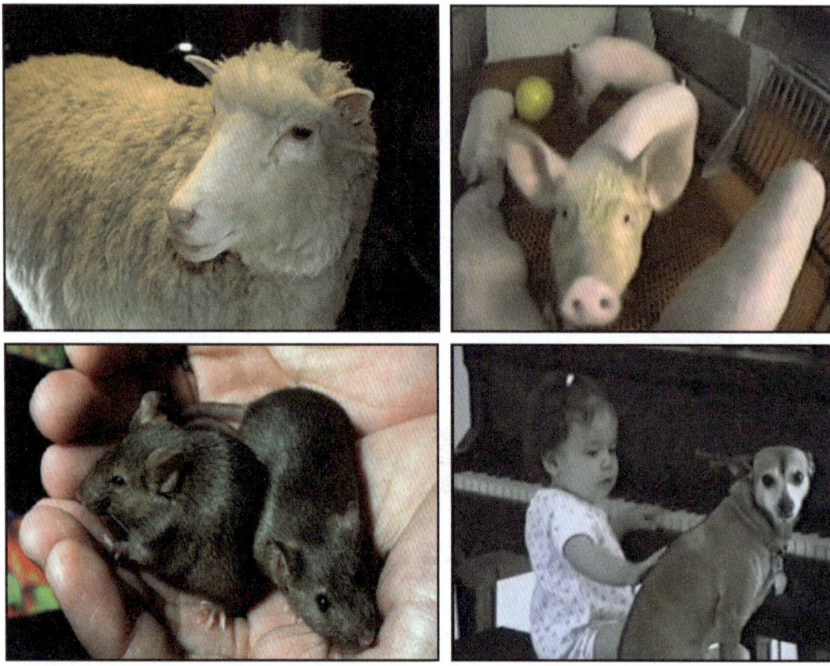

vermehrende Art binnen relativ kurzer Zeit in eine umzuwandeln, die sich ungeschlechtlich fortpflanzt, also selbst klont. Der Mainstream der Wissenschaft ignoriert die ungeschlechtliche Fortpflanzung jedoch weiterhin, obwohl sie für die Theorie vom egoistischen Gen eine so bedeutende Rolle spielen sollte – im Gegensatz zur geschlechtlichen Fortpflanzung, die gerade für diese Theorie so entscheidende Fragen aufwirft und durch sie nicht erklärbar ist.

Geht man von der theoretischen Grundlage aus, dass Sex und männliches/weibliches Geschlecht (darauf kommen wir noch zurück) sich in der Evolution als Verteidigung gegen immer gefährlichere Jäger und Räuber entwickelt haben, dann wäre die logische Folgerung daraus, dass jedes Weibchen einer Art sich klonen können sollte, wenn zu wenige Männchen vorhanden sind. Ich bin sogar der Ansicht, dass auch die Weibchen mehrerer anderer Arten, würde man sie von den Männchen trennen, ihren Nachwuchs durch Parthenogenese (also die Jungferngeburt) zur Welt bringen würden. Geht man wie ich vom Gesamtbild aus, dann – und das werde ich später noch genauer erläutern – haben sich die Männchen so entwickelt, dass sie Prädatoren anziehen und in großer Anzahl sterben, damit die Weibchen, deren Gene durch die Jäger-Selektion gegangen sind, diese Gene an möglichst viele gut getarnte weibliche Jungtiere weitergeben können. Diese Strategie birgt natürlich das Risiko, dass eventuell alle Männchen zu Tode kommen – dann wäre es aus Sicht der Evolution sinnvoll, dass sich die Weibchen durch Klonung fortpflanzen können, damit ihre Gruppe nicht ausstirbt.

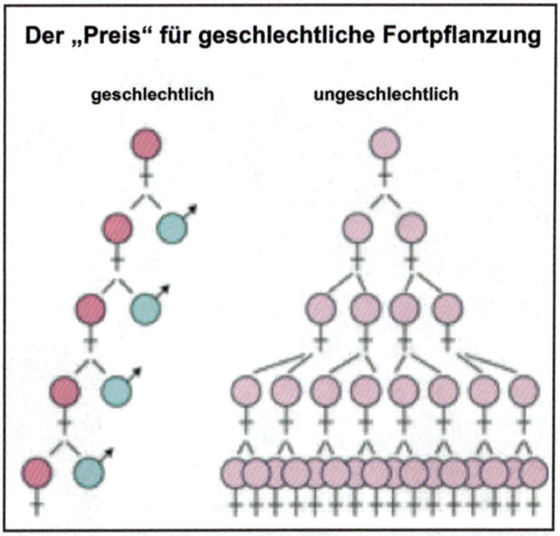

Milinski, M. in Annual Review of Ecology, Evolution, and Systematics, 2006, 37:159–86

Das deutet aber auch darauf hin, dass Weibchen, die zur ungeschlechtlichen Fortpflanzung fähig sind, in Abwesenheit männlicher Tiere selbst zu Männchen werden können. Tatsächlich gibt es einige Arten, die diese Fähigkeit zur Geschlechtsumwandlung (Proterogynie oder Proterandrie) besitzen. Hierzu gehören zum Beispiel der Frosch, die Seesterne *Asterina pancerii* und *Asterina gibbosa*, das Krebstier *Heterotanais oerstedii* sowie viele Fische wie der Papageifisch, Zackenbarsche, Meerbrassen, Kaiserfische, Grundeln, der Imperator-Kaiserfisch, Lippfische und Kiemenschlitzaale.

Arten, die sich von Weibchen zu Männchen verwandeln:

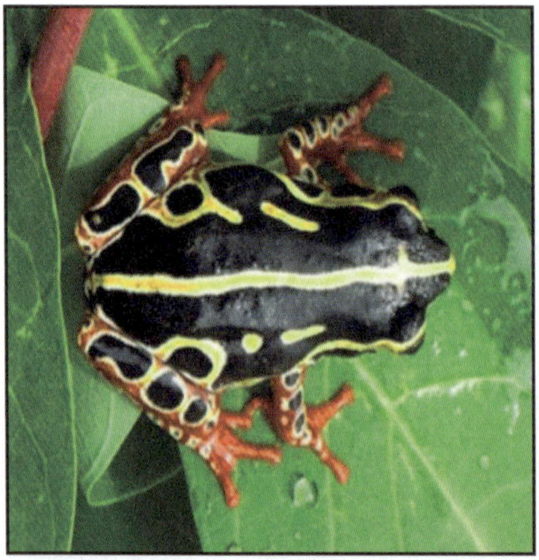

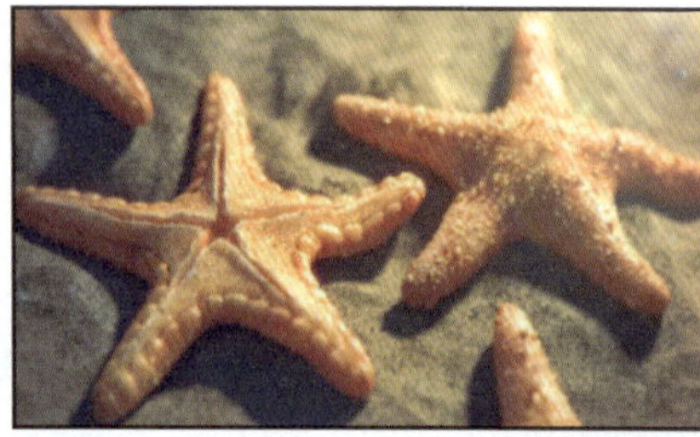

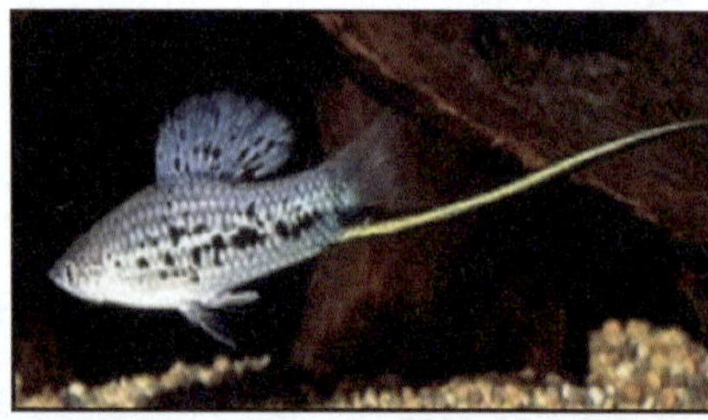

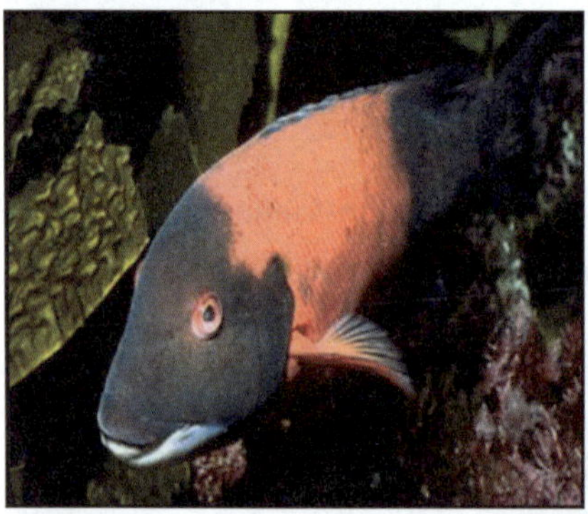

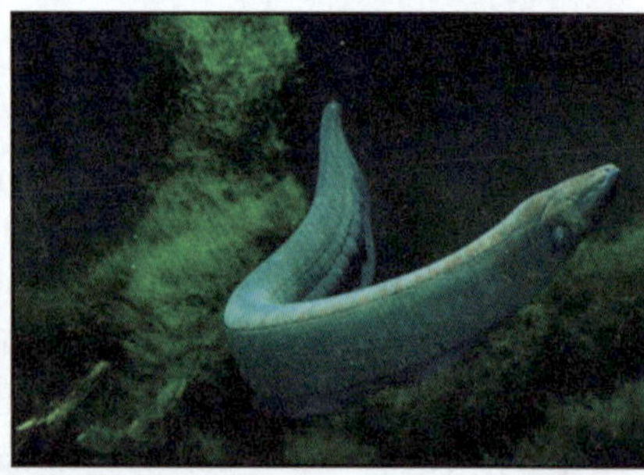

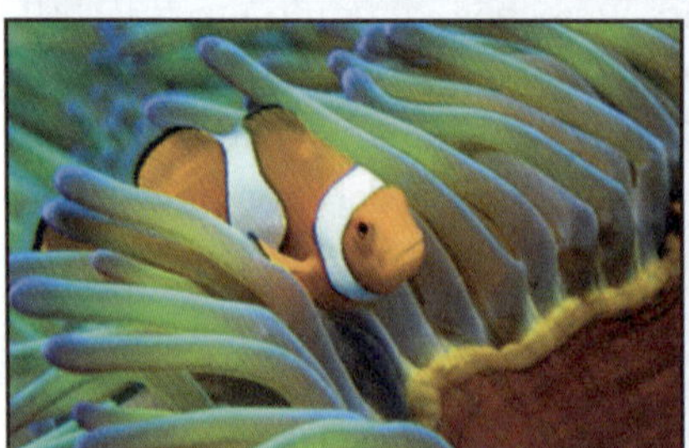

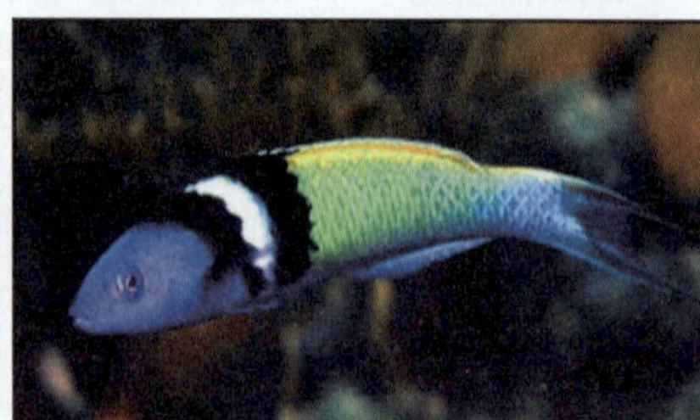

Was bei vielen der Arten auffällt, in denen die Weibchen irgendwann zu Männchen werden, ist ihre knallbunte Farbgebung. Vielleicht ist die Wahrscheinlichkeit, dass die bunten Männchen von Jägern gefressen werden, bei diesen Arten so hoch, dass die Evolution bei den überlebenden Weibchen zugunsten der Eigenschaft selektiert hat, ihr Geschlecht umwandeln zu können, um zu überleben. Hier gibt es für künftige Biologen noch einiges zu erforschen.

Bei diversen australischen Echsen sind es auch Temperaturänderungen, die zur Geschlechtsumwandlung führen – beispielsweise bei der Östlichen Bartagame, die von der genetischen Anlage her männlich ist, aber trotzdem einen weiblichen Geschlechtsphänotyp ausprägen und dann sogar mehr Jungtiere zur Welt bringen kann, als wenn sie/er genetisch weiblich wäre.

Die nächsten paar Zeilen werden Sie wahrscheinlich überraschen und schockieren. Manchmal kommt die Parthenogenese auch beim Menschen vor. Es gibt bei Frauen biologische Versuche der Jungferngeburt einer ungeschlechtlich gezeugten Tochter, von denen bisher leider keiner erfolgreich war. (Die einzige dokumentierte Jungferngeburt ist unlogisch, da ein Sohn aus ihr hervorging.) Dabei beginnt sich ein unbefruchtetes Ei zu teilen und zu einem Fötus heranzuwachsen.

Die Schulwissenschaft ist davon überzeugt, dass es bei Säugetieren bisher noch nie eine vollständige Jungferngeburt gegeben hat. Aber wer weiß – vielleicht werden wir einmal die angeblich dazu notwendigen 100 Mutationen erreichen, damit auch der Mensch sich selbst klonen kann. Bis dahin entfernen Ärzte die bei menschlichen Jungferngeburten entstehenden kleinen Monster aus den Schwangeren und zeigen sie den Müttern angeblich nie, weil diese Wesen so schrecklich aussehen. Im Folgenden sehen Sie ein paar Bilder von gescheiterten Versuchen der menschlichen Parthenogenese.

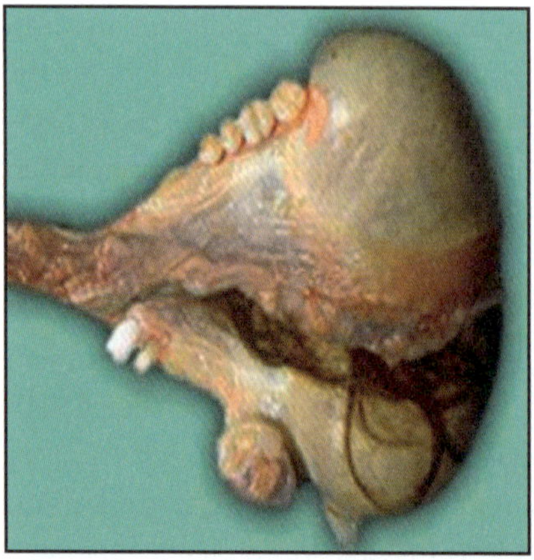
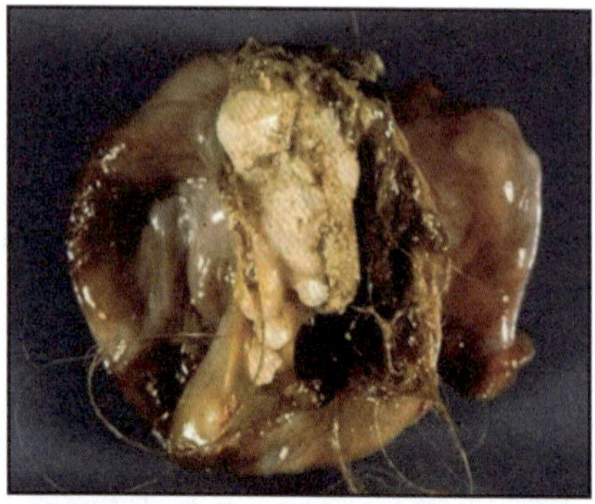
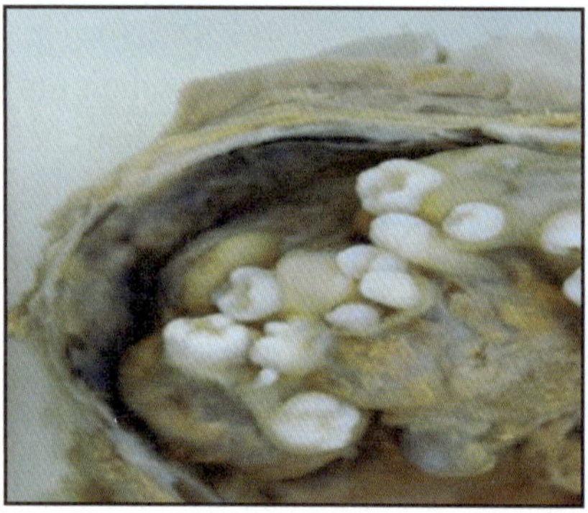
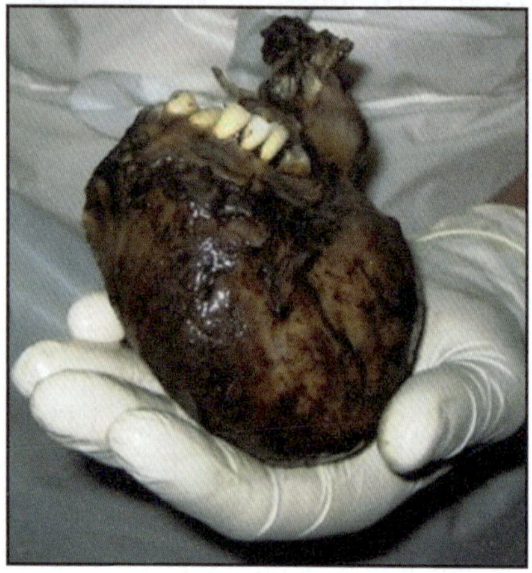

Wir sind nun an dem Punkt angelangt, an dem wir Sex – also die geschlechtliche Fortpflanzung – innerhalb des bisher erarbeiteten Rahmens zu erklären versuchen wollen.

Wir vermuten, dass …

… das Altern eine Verteidigung gegen sich weiterentwickelnde Räuber sein könnte;

… Sexualhormone mit dem Alterungsprozess zu tun haben und ihn auch beschleunigen; und

… dass ein großer Fortpflanzungsschub immer auch mit einem großen Alterungsschub einhergeht.

Dies führt uns zu folgender These:

Geschlechtliche Fortpflanzung ist – wie das Altern – eine Verteidigung gegen sich stets weiterentwickelnde Räuber. Sex und Altern sind zwei Seiten ein und derselben Medaille.

Verfolgen wir den Gedanken weiter, wie die geschlechtliche Fortpflanzung der Verteidigung gegen sich weiterentwickelnde Prädation dienen könnte. Stellen wir uns eine Gruppe völlig identischer Tiere vor, die sich auf ungeschlechtliche Weise fortpflanzen. Nehmen wir nun an, diese Tiere sind im Lauf der Zeit verschiedenen Räubern und Jägern ausgesetzt, die sich sehr schnell weiterentwickeln, weil sie sich geschlechtlich fortpflanzen und daher mit immer besseren Genkombinationen zum Jagen und Töten ihrer miteinander identischen Beutetiere ausgestattet sind. Hat einer der sich derart entwickelnden Jäger eine Methode gefunden, einen der Klone zu töten, dann kann er fortan alle töten – und damit wird die betreffende Beutetierart in den Teilen der Welt, wo der Prädator lebt, schlicht und einfach ausgerottet.

Man könnte die Verteidigungsmethode einer bestimmten Art gegen Prädation mit der Kombination zu einem Safe vergleichen. Ändert man diese Kombination nie, dann ist das ziemlich riskant, weil der sich weiterentwickelnde Jäger wie ein Safeknacker stets nach neuen Wegen sucht, die Kombination herauszufinden. Noch dazu hat er den Vorteil, dass er dabei Feedback erhält: Wenn er der richtigen Methode nahekommt, wird er bei der Jagd erfolgreicher sein, was wiederum zu einer Vergrößerung seiner Gruppe führt. Ist eine Art dazu imstande, die Safe-Kombination schnell zu ändern, wird sie besser gegen den Safeknacker/Jäger bestehen können als eine Art, die sich immer auf dieselbe Kombination verlässt.

Und Sex lässt Beutearten die Kombination gerade schnell genug ändern, damit sie überleben können.

Es gibt auch noch andere tödliche Mächte, die eine Beuteart ums Leben bringen können: Hunger, Dürren, Feuersbrünste oder Überschwemmungen zum Beispiel. Doch diese Mächte sind immer gleich, sie erfinden nichts Neues. Nach einer langen Periode der Anpassung, in der die Beuteart die beste Methode findet, mit der jeweiligen Bedrohung umzugehen, wäre jede weitere Veränderung nachteilig. Gäbe es also nur solche unveränderlichen Gründe für die Sterblichkeit, dann wäre Vielfalt aus evolutionärer Sicht nachteilig – und damit auch geschlechtliche Fortpflanzung und Altern.

Das Altern scheint es nur zu dem Zweck zu geben, die Anzahl der Gene zu beschränken, die ein einzelnes Individuum zum Genpool beitragen kann. Dadurch wird die genetische Vielfalt sichergestellt. Könnte ein erfolgreiches Beutetier ewig leben, dann wäre das eine Katastrophe für die Diversität des Genpools, und die gesamte Gruppe wäre angesichts sich weiterentwickelnder Prädatoren anfällig für ihre Ausrottung. Später werden wir noch sehen, dass die Evolution bei Arten mit zwei Geschlechtern die weibliche Fortpflanzungsfähigkeit viel stärker beschränkt als die männliche. Das liegt daran, dass Weibchen im Lauf ihres Lebens meist nur begrenzt viele Nachkommen hervorbringen können und daher der Flaschenhals sind, durch den jedes Bevölkerungswachstum durch muss. Die Größe einer Population wird durch das eingeschränkte Fortpflanzungspotenzial ihrer weiblichen Mitglieder begrenzt.

Aus diesem Grund und weil viele Männchen durch Prädation getötet werden, was die Gene älterer Individuen wertvoll macht, sind der männlichen Fortpflanzungsfähigkeit – vor allem bei besonders langlebigen Arten – viel weniger präzise Grenzen gesetzt. Ein besonders gutes Beispiel dafür ist die sinkende Fruchtbarkeit beim Menschen. Bei Frauen ist ihr Beginn mit der Menopause um das 45. Lebensjahr relativ genau eingegrenzt, während das Ende der fruchtbaren Phase sich bei Männern stark unterscheidet, weil sie bis zum Tod des jeweiligen Individuums geht.

Für Darwin ist das Überleben des Stärkeren beziehungsweise Bestangepassten der Motor der Evolution. Auf kurze Sicht scheint er damit recht zu haben. Doch um der Bestangepasste werden zu können, muss man einer Gruppe angehören, die selbst auch überlebt. Im Gesamtbild und angesichts sich stetig weiterentwickelnder Jäger ist der Motor der Evolution also das Überleben des Unterschiedlichen – in Bezugnahme auf die Unterschiedlichkeit und Diversität der Gruppe, der das Individuum angehört. Innerhalb dieser Gruppe wiederum findet eine andere Art von Selektion auf individueller Ebene statt: Darwins Überleben des Stärkeren oder am besten Angepassten.

Nun gut, das war jetzt ein ziemlich großer Sprung, der manchem vielleicht zu gewagt erscheinen wird. Aber wir verschieben ja auch erst die Puzzleteile auf dem Spieltisch und wollen verstehen, wie sie zusammenpassen. Bevor wir also voreilige Schlüsse ziehen, sehen wir uns lieber einen anderen Aspekt der geschlechtlichen Fortpflanzung an: männliches und weibliches Geschlecht. Vielleicht ist auch diese Unterscheidung in irgendeiner Hinsicht eine Verteidigungsmaßnahme gegen Räuber und Jäger.

Kapitel 5

Fünftes Puzzleteil: männliches und weibliches Geschlecht

Wie bereits erwähnt, gab es in der Sondernummer von *Science* über die Evolution der Sexualität nur eine einzige mutige Stimme, die das Bestehen männlicher Geschlechtsmerkmale zu erklären versuchte: Die betreffende Autorin hatte die Theorie aufgestellt, dass die bunten Farben in den Männchen verschiedener Arten den Weibchen signalisieren sollen, dass der potenzielle Partner ein gesundes Immunsystem besitzt. Alle anderen Mitarbeiter dieser *Science*-Ausgabe zuckten die Achseln und mussten zugeben, dass Sex in der Welt des egoistischen Gens ein Rätsel bleibt.

Sehen wir uns ein paar andere Dinge an, die Weibchen unterschiedlicher Arten attraktiv finden – wie man sie übrigens in jeder besseren Naturdoku im Fernsehen erfährt.

Viele Weibchen weisen kleinere Männchen ab und paaren sich nur mit größeren Exemplaren; das gilt für Elche und Haie, Vipern und Echsen, Meeressäuger und andere Tiere. In vielen anderen Arten wählen Weibchen die Männchen mit der auffälligsten Färbung; bei manchen Arten ist auch der laute Gesang des Männchens ausschlaggebend. Weitere Auswahlkriterien sind der längste Schwanz, der größte Kopf, das ausladendste Geweih und so weiter. In manchen Arten hängt die Partnerwahl sogar davon ab, welches Männchen am besten tanzen kann. Und dann gibt es natürlich noch jene Arten, in denen das Weibchen (normalerweise) gar keine Wahl hat, sondern sich mit dem Männchen paaren muss, das alle anderen potenziellen Verehrer besiegen kann – das ist beispielsweise bei Elefanten und Löwen der Fall. (Löwinnen fühlen sich, wenn sie selbst wählen dürfen, übrigens auch von dem Männchen mit der größten und dunkelsten Mähne angezogen, weil dieses Attribut in der Savanne sehr auffällt.)

Was haben all diese männlichen Merkmale gemeinsam? Fassen wir zusammen:

- imposante Körpergröße
- langer Schwanz
- auffälligste Färbung
- lautester/schönster Gesang
- kunstvollster Tanz
- bester Kämpfer
- größter Kopf
- dunkelste Mähne

Wenn man diese Eigenschaften im Hinblick auf die von mir erarbeiteten Regeln zu Sex und Altern als Verteidigungsmechanismen gegen sich weiterentwickelnde Prädation sieht, wird ihre Bedeutung schnell klar: Alle Merkmale deuten darauf hin, dass das betreffende männliche Wesen Begegnungen mit Jägern überlebt hat. Viele davon – wie Färbung, Gesang et cetera – erregen nämlich nicht nur die Aufmerksamkeit der potenziellen Partnerin, sondern auch die eines Jägers. Wenn ein Männchen diese Existenz als lebende Zielscheibe bewältigen kann, dann findet das Weibchen in ihm einen Sexualpartner, dessen Gene gegen Prädatoren erprobt sind.

Körpergröße, Schwanzlänge, Geweih- und Kopfgröße sind wiederum Merkmale, die das Alter des männlichen Wesens verraten. Und je älter ein Männchen ist, desto mehr Begegnungen mit Jägern hat es überlebt.

Sehen wir uns nun einige Bilder verschiedener Tierarten an – dreimal dürfen Sie raten, wer das Männchen und wer das Weibchen ist …

Die männliche Verzierung beim Menschen sind der Schnurrbart und die Länge des Vollbarts. Vielen männlichen Teenagern wächst nur ein bisschen Flaum im Gesicht; das ändert sich erst, wenn sie den 20. Geburtstag ein paar Jahre hinter sich haben. Die Bartlänge (wenn nicht gestutzt)

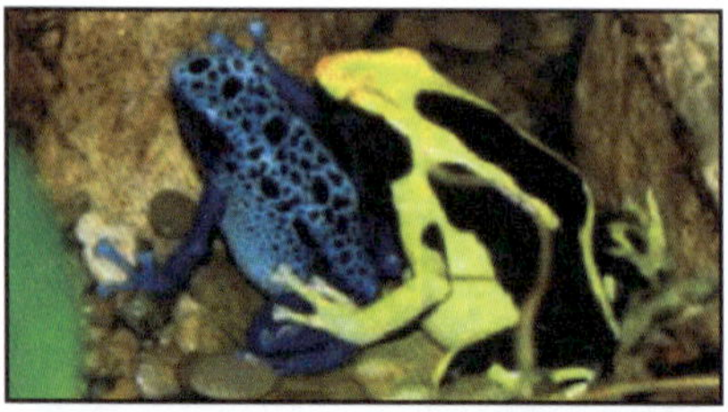

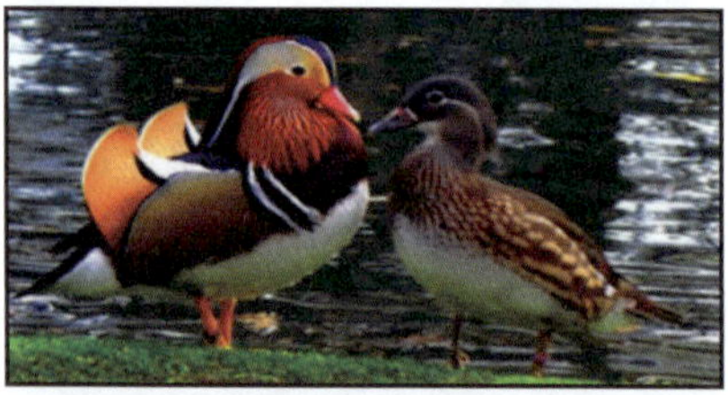

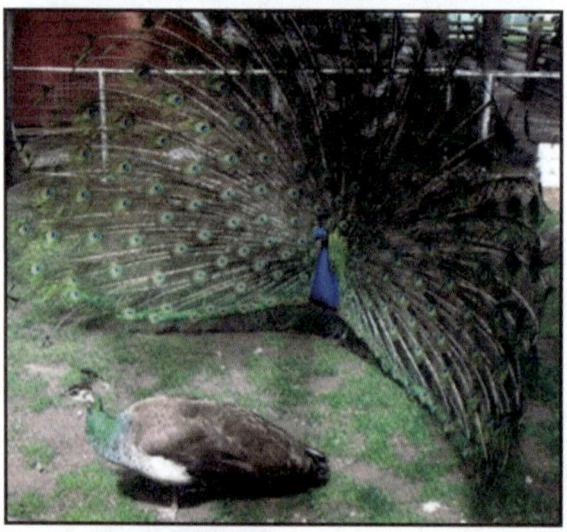

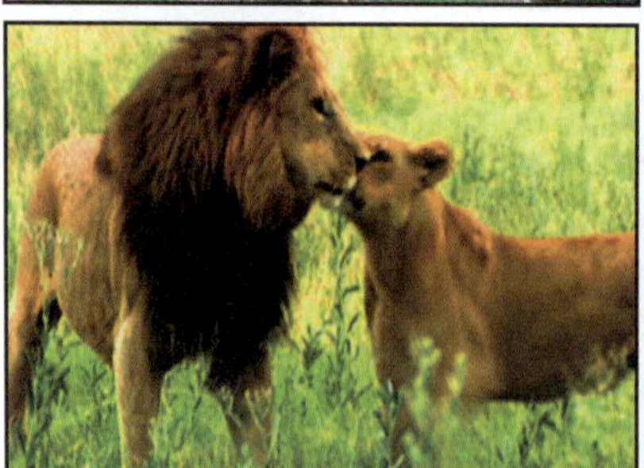

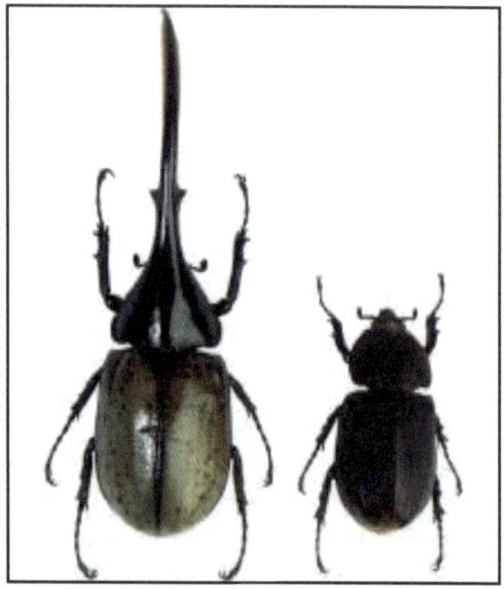

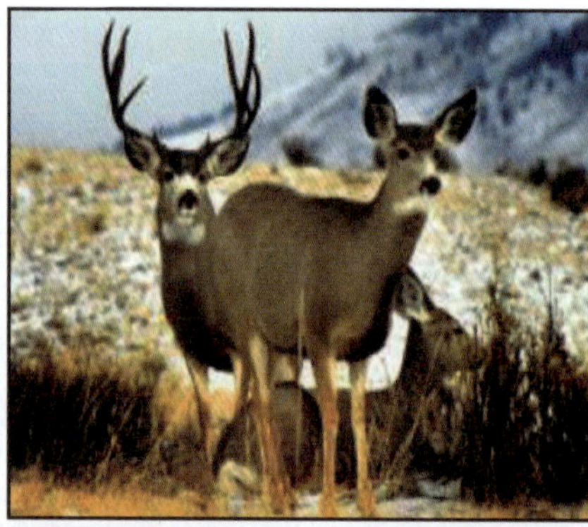

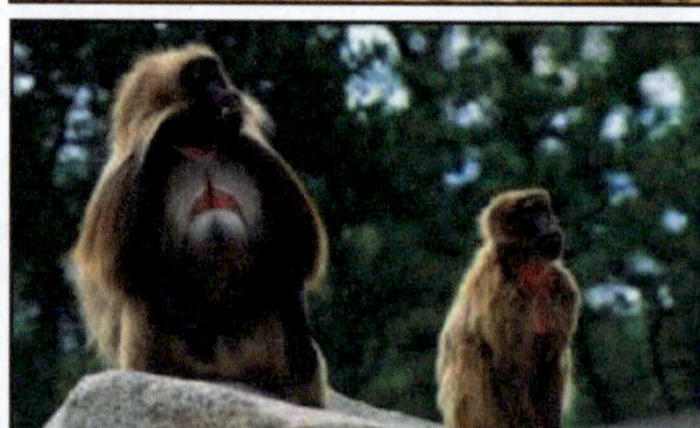

steigert sich bis fast zum 40. Lebensjahr immer mehr. Bartlänge und Schnurrbart sind also offensichtlich selektierte Merkmale bei Männern.

Ich glaube aber, dass es da noch andere gibt. Abgesehen von der Körpergröße achten Frauen wahrscheinlich auf Merkmale, die auf das Alter und damit auf die Bewährung gegen Räuber und Jäger hinweisen – zum Beispiel: größerer Kopf, prominente Nase, große Ohren, buschige Augenbrauen, graue Haare, Stirnglatze.

Wie passen männliches und weibliches Geschlecht in die Theorie, dass sowohl Sex als auch Altern Verteidigungsmechanismen gegen sich weiterentwickelnde Prädation sind?

Das Einzige, was bei Tierarten mit geschlechtlicher Fortpflanzung die beiden Geschlechter wirklich voneinander unterscheidet, ist die Tatsache, dass in den männlichen Exemplaren Millionen von Geschlechtszellen entstehen, die recht klein sind und nur genetische Informationen übertragen. In den Weibchen hingegen gibt es nur eine begrenzte Anzahl von Geschlechtszellen (Eier), die genetische Informationen übertragen und zudem dafür sorgen, dass ein befruchtetes Ei überleben kann. Das Reproduktionsvermögen ist somit bei Weibchen begrenzt und bei Männchen praktisch unbegrenzt.

Die obige Definition trifft allerdings nur auf männliches und weibliches Geschlecht von komplexeren Lebensformen wie Tieren zu. Ich möchte vorerst nicht näher auf wesentlich einfachere Lebensformen ohne Geschlechter wie zum Beispiel Einzeller eingehen, die sich trotzdem geschlechtlich fortpflanzen, indem sie genetisches Material austauschen. Kehren wir lieber wieder zu unserem bewährten Gesamtbild zurück und befassen wir uns mit den Organismen, die größer und komplexer sind als einzellige Lebewesen.

Männchen haben sich im Wesentlichen dazu entwickelt, Prädatoren auf die Probe zu stellen. Sie tragen bunte Farben, singen laut oder tanzen auffällig, um Weibchen anzulocken. Damit locken sie aber auch Jäger an, die ein weniger leistungsfähiges Männchen nach dem anderen beseitigen, wodurch nur die wahren Überlebenskünstler übrig bleiben. Und die können dann mit ihren gegen Prädatoren getesteten Genen die vorsichtigeren, getarnten Weibchen befruchten. Das Geniale an diesem System ist, dass selbst dann, wenn Jäger 99 Prozent aller Männchen in einem bestimmten Gebiet getötet haben, das eine überlebende Tier seine bestens angepassten Gene an so viele Weibchen wie möglich weitergeben kann. Eine bessere Methode, einen ganzen Genpool so zu verändern, dass eine Art besser gegen Jäger geschützt ist, kann man sich gar nicht vorstellen. Wie heißt es so schön? „König müsste man sein …"

Bisher haben wir uns in diesem Kapitel mit zwei Fakten befasst, die der Theorie vom egoistischen Gen widersprechen.

Zum einen verwirrt das Vorhandensein der geschlechtlichen Fortpflanzung die modernen darwinschen Evolutionstheoretiker wie Dawkins sowie fast alle schulwissenschaftlich orientierten Biologen. Daran wird sich auch nie etwas ändern. Wenn ein Organismus nur 50 Prozent seiner egoistischen Gene weitergibt statt 100, dann widerspricht das allem, was die darwinsche Evolution proklamiert. Das fällt vor allem dann auf, weil die ungeschlechtliche Fortpflanzung im Tierreich häufig genug vorkommt, dass ein rein egoistisches Gen – würde es denn die Evolution tatsächlich die meiste Zeit über steuern – längst für eine asexuelle Fortpflanzung bei allen Tieren und auch beim Menschen gesorgt hätte, wodurch es nur Frauen/weibliche Tiere auf der Welt gäbe.

Damit kommen wir zum zweiten großen Widerspruch zur modernen darwinschen Evolutionstheorie: dass die meisten männlichen Geschlechtsmerkmale die Gemeinsamkeit aufweisen, dem Überleben im Weg zu stehen. Das verwundert im Allgemeinen auch die moderne Biologie; daher konzentrieren sich die meisten Forscher auch darauf, warum besagte männliche Geschlechtsmerkmale auf die Weibchen anziehend wirken, und ignorieren die Tatsache, dass auffällige Farben, lauter Gesang und komplizierte Tänze die Chancen erhöhen, auch Jäger anzuziehen.

Es liegt auf der Hand, dass diese attraktiven männlichen Eigenschaften nicht nur mit einem hohen Aufwand verbunden sind – weil das Männchen zusätzliche Ressourcen benötigt oder mehr Energie verbrauchen muss, um sie zu entwickeln –, sondern auch die Überlebensfähigkeit des Männchens in einer Welt voll hungriger Jäger stark reduzieren. Wo es viele Prädatoren gibt, hat die Evolution für die unterschiedlichsten Formen der Tarnung gesorgt.

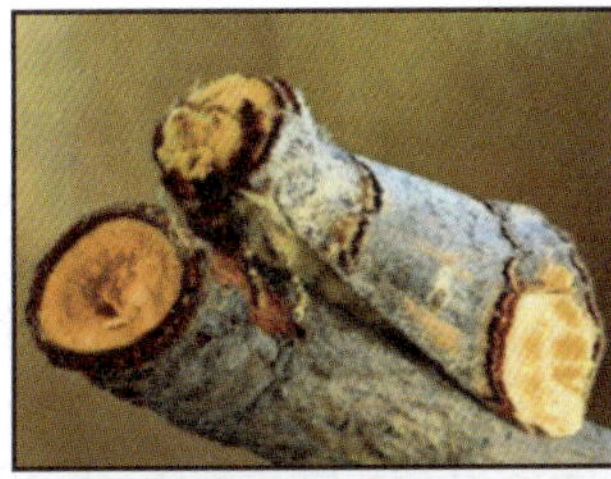

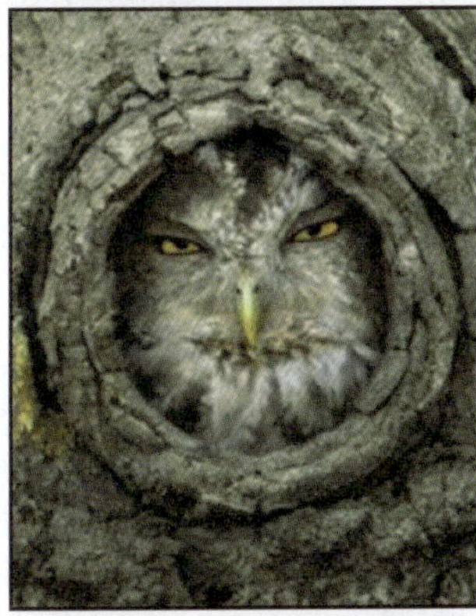

Daraus lässt sich mühelos der Schluss ziehen, dass die Evolution Tarnung als wichtiges Überlebensmerkmal erkannt hat, zu dessen Gunsten sie bei vielen Tieren und den Weibchen der meisten Arten großzügig selektiert. Aus irgendeinem Grund hat sie aber die meisten Männchen nicht mit Tarnfähigkeiten ausgestattet – sondern im Gegenteil mit auffälligen Zielscheiben versehen, die selbst der dümmste Jäger nicht übersehen kann.

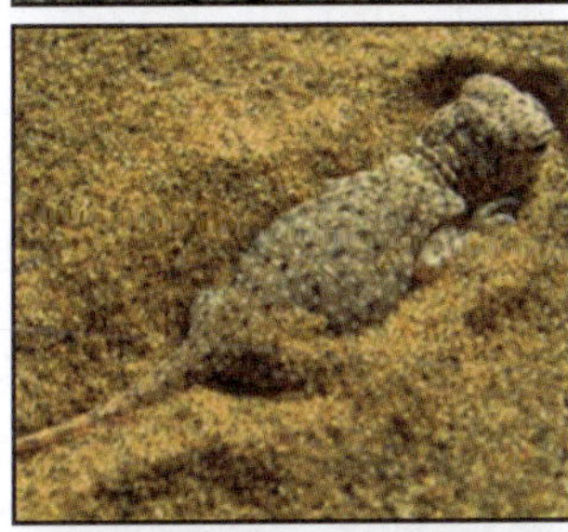

Das gilt auch für Laute und Geräusche. Wenn man sich (vor allem abends) im Wald oder einem naturbelassenen Garten aufhält, wird man viele verschiedene Vögel, Insekten, Amphibien und andere Organismen hören, die laute Töne von sich geben. Die Bandbreite reicht hier von Zikaden über Heuschrecken bis hin zu Fröschen – und kaum einer dieser Geräuschproduzenten ist weibli-

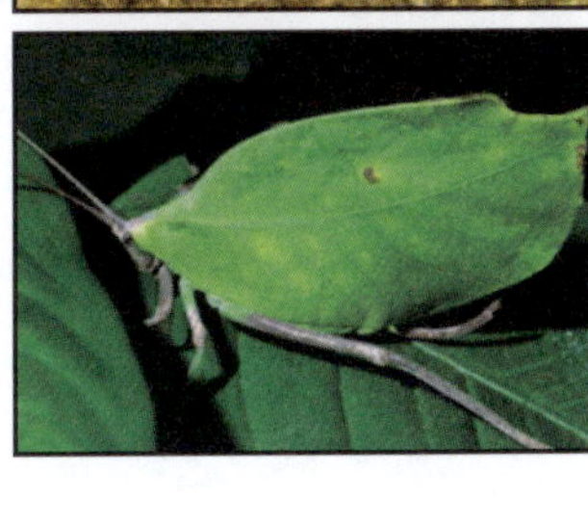

chen Geschlechts. Vielmehr sind sie fast alle männlich und locken Weibchen ebenso an wie Prädatoren.

Die modernen Evolutionstheoretiker glaubten auch lange Zeit, dass Weibchen einer bestimmten Spezies sich ausschließlich von den männlichen Geschlechtsmerkmalen derselben Spezies angezogen fühlen. Das heißt, dass zum Beispiel Vogelweibchen einer Art, in der die Männchen blaue Flügel haben, auch nur von Vogelmännchen mit blauen Flügeln angelockt werden. Eine interessante Studie, die Alexandra L. Basolo an der University of Nebraska durchführte, widerlegte dieses Missverständnis: Die Forscherin brachte künstliche Plastikschwerter an natürlich schwertlosen Männchen der Fischart Spiegelkärpfling an, woraufhin die Weibchen der Art eine sofortige, deutliche und gleichbleibende Vorliebe für die Männchen mit den falschen Schwertern zeigten.

Diese Art der Selektion, bei der Weibchen eine Vorliebe für männliche Merkmale aufweisen, die sie nie zuvor gesehen haben, wurde auch bei Zebrafinken festgestellt, indem man an die Köpfe der Männchen Federn in unterschiedlichen Farben klebte. Dabei zeigte sich, dass Weibchen sich weit deutlicher von Männchen mit weißen Federn angezogen fühlen als von den normalen Tieren der Kontrollgruppe. Für mich entkräftet dies das Argument, dass bestimmte männliche Merkmale von Weibchen selektiert werden; es geht einzig und allein darum, die Aufmerksamkeit – von Weibchen und Jägern – auf das männliche Tier zu ziehen. Darwin hatte recht damit, dass Weibchen ihre Auswahl vor allem aufgrund einer ästhetischen Wirkung treffen.

Trifft das auch auf Menschen zu?

Kapitel 6

Sechstes Puzzleteil: Homosexualität bei Tieren und Menschen

Man würde doch annehmen, dass jene Wissenschaftler, für die das egoistische Gen die treibende Kraft hinter der gesamten Evolution ist, eine vernünftige Erklärung dafür hätten, wie sich etwas so weit Verbreitetes wie die menschliche Homosexualität entwickeln konnte.

Jemand, der das Merkmal der Homosexualität in sich trägt, wird – wenn man ihn der Natur überlässt – nie Sex mit einem Mitglied des anderen Geschlechts und daher auch keine Nachkommen haben, weil er kein einziges Gen in den Genpool einbringt. Dennoch existiert die menschliche Homosexualität wahrscheinlich schon seit Anbeginn der Menschheitsgeschichte.

Für Anhänger der Theorie vom egoistischen Gen muss diese Tatsache noch schwerer zu erklären sein als die geschlechtliche Fortpflanzung. Während beim Sex zwischen weiblichem und männlichem Wesen wenigstens die Hälfte der Gene jedes der beiden Partner weitergegeben wird, sind es hier überhaupt keine. Da sie hier vor einem schier unlösbaren Problem stehen, ignorieren die meisten Evolutionsbiologen das Thema Homosexualität ganz einfach.

Der mutige Richard Dawkins versuchte sich 2015 wenigstens in einem YouTube-Video an einer Erklärung[8], die aber eher lachhaft geriet. Andere Biologen neigen eher dazu, Homosexualität als Teil der menschlichen Natur zu betrachten; wenn nur der Mensch davon betroffen ist, dann ist sie praktischerweise einzigartig und kann als Sonderkategorie ignoriert wer-

8 *https://youtu.be/IDmQns78FR8*

den. Evolutionsbiologen mögen diese Interpretation übrigens ziemlich gern, weshalb sie auch Menopause und Suizid oft als typisch menschliche Merkmale darstellen.

Wie sich jedoch zeigt, sind Menschen nicht die einzigen Lebewesen, unter denen Homosexualität verbreitet ist. Schätzungen zufolge gibt es bis zu 1.500 Arten, bei denen dieses Verhalten dokumentiert ist. Bei den Vögeln sind dies Trauerschwäne, Möwen, Ibisse, Stockenten, Pinguine, Geier und Tauben; bei den Säugetieren der Amazonasdelfin, Tursiops-Delfin, der Amerikanische Bison, Bonobos und andere Menschenaffen, der Japanmakak, Elefanten, Giraffen, Löwen, Iltisse, Schafe und die Tüpfelhyäne; und unter den anderen Tierarten Echsen, Insekten und Spinnentiere, Libellen sowie Fruchtfliegen.

Wie es scheint, lässt sich Homosexualität also nicht so einfach in die Kategorie „Kommt nur beim Menschen vor" stecken und darf daher von der Evolutionsbiologie auch nicht weiter ignoriert werden. Man muss sich genauer mit diesem Thema befassen. Tut man dies aber weiterhin nur vor dem Hintergrund der angeblichen Vorrangstellung des egoistischen Gens, so wird man unweigerlich in einer Sackgasse landen.

Viele populärwissenschaftliche Erläuterungen zum Thema – so auch in der englischsprachigen Wikipedia – gehen nicht auf die Bedingungen ein,

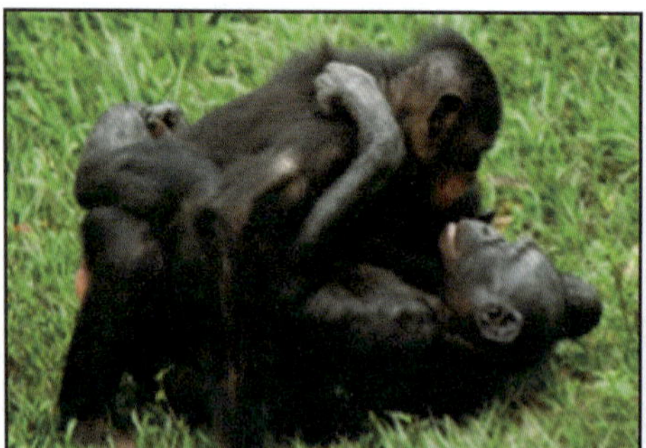

Zwei weibliche Bonobos

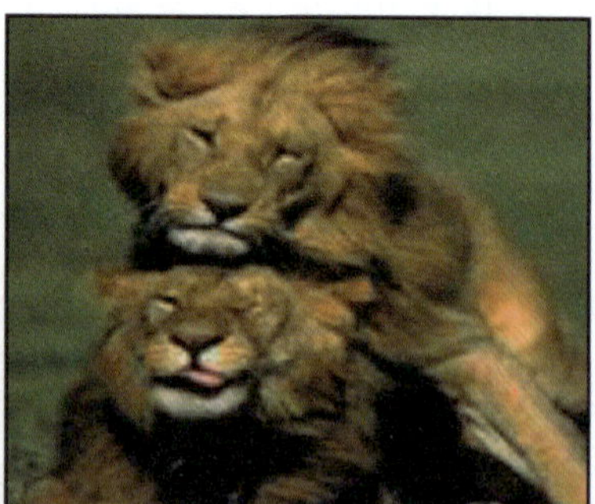

Löwenmännchen beim Sex

denen eine Mutter künftigen homosexuellen Nachwuchses während der Schwangerschaft ausgesetzt ist. Mehrere Studien an Nagetieren haben ergeben, dass gezielt ausgeübter Stress auf das schwangere Tier dazu führt, dass es eher homosexuelle Männchen und promiske Weibchen sowie eine geringere Anzahl homosexueller Weibchen gebären wird.

Was lernen wir daraus für das Gesamtbild? Was verursacht Stress? Richtig – zu viele gefährliche Begegnungen mit Jägern. Und das passt sehr gut in die These, dass es sich bei den meisten bisher unerklärlichen biologischen Phänomenen um Verteidigungsmechanismen gegen sich weiterentwickelnde Prädation handelt.

Wie kann homosexueller Nachwuchs aber als Verteidigung gegen Jäger dienen? Homosexuelle Nachkommen sind eine Art der Geburtenkontrolle für Mütter, die von der Evolution als ungeeignet betrachtet werden, gegen Prädatoren zu bestehen. Die Stressbelastung durch Begegnungen mit Jägern kann so stark sein, dass sie Mütter und ihren ungeborenen Nachwuchs tötet. Ist der Stress weniger extrem, dann kann er zur Geburt homosexueller Nachkommen führen, die über einen relativ langen Zeitraum über gesäugt werden müssen. Das Stillen hält die Mutter aber davon ab, wieder für die nächste Paarung fruchtbar zu werden. In gewissem Sinne sind homosexuelle Nachkommen also eine natürliche Art der Geburtenkontrolle für Mütter, die wegen Stress als vorübergehend „ungeeignet" wahrgenommen werden.

Denken wir auch kurz darüber nach, dass weibliche Nachkommen gestresster Mütter promisker sind als der Nachwuchs nicht gestresster Mütter. Auch das passt gut ins Gesamtbild. Promiske Mütter gebären nämlich Nachwuchs von mehreren männlichen Artgenossen, statt sich an ein einziges Männchen zu binden; auf diese Art tragen sie mehr Vielfalt zum Genpool bei, als wenn sie nur Junge von einem Männchen hätten. Wie wir noch sehen werden, ist Diversität im Genpool ein Verteidigungsmechanismus gegen sich weiterentwickelnde Prädation; die Evolution greift zu den erwähnten geheimnisvollen Anpassungen, um dieses Ziel zu erreichen.

Wenden wir uns nun dem Menschen zu. Gibt es irgendwelche Hinweise darauf, dass auf Frauen ausgeübter Stress dazu führen kann, dass ihre männlichen Nachkommen als Homosexuelle zur Welt kommen? Über dieses Thema habe ich in meinem im Dezember 2000 in *Medical Hypotheses* erschienenen Beitrag „Sex, Kings, & Serial Killers and other Group Selected Traits" [dt. etwa: „Sex, Könige und Serienmörder – und andere durch Gruppenselektion weitergegebene Eigenschaften"] geschrieben.

Hier ein Auszug daraus:

Homosexualität: Geburtenkontrolle für „ungeeignete" Mütter?

> Die vorherrschende Evolutionstheorie hat keine Erklärung für das Rätsel der Homosexualität. Nach der heutigen Theorie müsste man Homosexualität als evolutionären Unfall einstufen, da man bei homosexuellen Nachkommen nicht davon ausgehen kann, dass sie sich fortpflanzen. Aber ist die Evolution wirklich so schlampig, dass die sexuellen Vorlieben von 10 bis 20 Prozent der menschlichen Population[9] auf einen Fehler der Natur zurückzuführen sind? Und warum kommt Homosexualität auch im Tierreich vor – von Schafen[10] bis hin zu Ratten[11]? Wenn man vom Konzept der Gruppenselektion ausgeht, gibt es eine einfache Erklärung für den evolutionären Zweck der Homosexualität.

---

9 Sells, R.; Wells, J. und Wypij, D.: „The prevalence of homosexual behavior and attraction in the United States, the United Kingdom, and France: results of national population-based samples" in *Archives of Sexual Behavior*, 1995, 24(3):235–248

10 Perkins, A.; Fitzgerald, J. und Moss G.: „A comparison of LH secretion and brain estradiol receptors in heterosexual and homosexual rams and female sheep" in *Hormones & Behavior*, 1995, 29(1):31–41

11 Ferguson, T.: „Alternative sexualities in evolution" in *Evolutionary Theory*, 1995, 11(1):55–64

Mehrere Studien haben gezeigt, dass Ratten, die in einem bestimmten Zeitraum ihrer Trächtigkeit Stress ausgesetzt sind, männliche Junge zur Welt bringen, die weibliches Verhalten an den Tag legen, und weibliche Junge, die eher maskulin sind.[12] (Die wissenschaftliche Literatur zu diesem Thema ist relativ aussagekräftig, was die Männchen betrifft, bei den Weibchen jedoch vergleichsweise wenig schlüssig. Einige weibliche Nachkommen gestresster Ratten weisen nämlich auch ein promiskeres Paarungsverhalten auf.) Stress erhöht den Cortisolspiegel in Ratten; laut diversen Studien scheint Cortisol eine gegenteilige Wirkung auf die Sexualhormone von Männern und Frauen zu haben. Nehmen wir an, dass dies auch bei Ratten der Fall ist.

Wenn Stress den Cortisolspiegel der Mutter während der Schwangerschaft erhöht und das Cortisol auch den in Entwicklung befindlichen Embryo erreicht, dann könnte es endogene embryonale Sexualhormone verändern. Der Testosteron- und Estradiolspiegel in männlichen beziehungsweise weiblichen Embryonen könnte dadurch sinken; sinkende embryonale Sexualhormone wiederum beeinträchtigen die Entwicklung der Sexualität im Gehirn. In Versuchen konnte nachgewiesen werden, dass die pränatale stressbedingte Feminisierung männlicher Ratten durch die perinatale Gabe von Androgenen unterbunden werden kann.[13]

12 Ohkawa, T.: „Sexual differentiation of social play and copulatory behavior in prenatally stressed male and female offspring of the rat: the influence of simultaneous treatment by tyrosine during exposure to prenatal stress" in *Nippon Naibunpi Gakkai Zasshi/Folia Endocrinologica Japonica*, Juli 1987, 63(7):823–35

13 Dorner, G.; Gotz, F. und Docke, W.: „Prevention of demasculization and feminization of the brain in prenatally stressed male rats by perinatal androgen treatment" in *Experimental & Clinical Endocrinology*, Jan. 1983, 81(1):88–90

Aus Studien geht hervor, dass Frauen, männliche Transsexuelle und Homosexuelle Gemeinsamkeiten in bestimmten Gehirnstrukturen aufweisen, die bei heterosexuellen Männern nicht vorkommen.[14,15] Zudem nimmt man an, dass während der fetalen Gehirnentwicklung das aus dem Testosteron gebildete DHT (Dihydrotestosteron) für die Entstehung eines „männlichen Gehirns" benötigt wird.[16] Daraus lässt sich schließen, dass die Einwirkung von Estradiol ein „weibliches Gehirn" erzeugt, indem einige Gehirnstrukturen feminisiert werden. Stört ein stressbedingter Anstieg des Hormons Cortisol aber die Hormonausschüttung von Testosteron oder Estradiol im Embryo, dann könnte das zu homosexuellen Nachkommen beiderlei Geschlechts führen. Interessanterweise fanden Forscher bei Interviews mit einer großen Gruppe deutscher Homosexueller heraus, dass unter den Befragten sehr viele mehr während des Krieges und der frühen Nachkriegsjahre von 1941 bis 1947 zur Welt gekommen waren als vor oder nach dieser belastenden, stressigen Zeit; die meisten Geburten in der erwähnten Untergruppe erfolgten in den Jahren 1944 und 1945.[17]

Warum sollte die Evolution ein solches System hervorbringen? Wenn ein trächtiges Weibchen in freier Wildbahn eine Stressbelastung erlebt, könnte das auf gefährliche Nahbegegnungen

---

14 Swaab, D.; Gooren, L. und Hofman, M.: „Gender and sexual orientation in relation to hypothalamic structures" in *Hormone Research*, 1992, 38 Suppl. 2:51–61

15 Zhou, J.; Hofman, M.; Gooren, L. und Swaab, D.: „A sex difference in the human brain and its relation to transsexuality" in *Nature*, Nov. 1995, 378(6552):68–70

16 Connolly, P.; Choate, J. und Resko, J.: „Effects of endogenous androgen on brain androgen receptors of the fetal rhesus monkey" in *Neuroendocrinology*, März 1994, 59(3):27

17 Dorner, G. et al.: „Prenatal stress as possible aetiogenetic factor of homosexuality in human males" in *Endokrinologie*, Juni 1980, 75(3):365–8

mit Prädatoren oder die Fehlanpassung des Tiers innerhalb der Gruppe zurückzuführen sein. Die Evolution bevorzugt mittels Gruppenselektion wahrscheinlich jene Gruppen, die die Verbreitung „weniger geeigneter" Gene verhindern oder einschränken. Einfache Lösungen in dieser Hinsicht sind spontane Fehlgeburten oder stressbedingter Kannibalismus an Jungtieren (der bei Nagetieren durchaus häufig zu beobachten ist). In beiden Fällen könnte das Weibchen sich jedoch sofort wieder fortpflanzen. Eine klügere und effektivere Lösung sind faktisch unfruchtbare Nachkommen, die sie aufziehen muss und die sie damit um einiges länger von einer weiteren Fortpflanzung abhalten, als wenn sie kinderlos wäre. Hinge das Überleben der Gruppe später davon ab, dass sich auch die homosexuellen Nachkommen fortpflanzen, dann könnten die homosexuellen Weibchen von dominanten heterosexuellen Männchen zum Geschlechtsverkehr gezwungen werden. Homosexuelle Männchen unterlägen zwar keinem derartigen Zwang, sind aber aus evolutionärer Sicht ohnehin irrelevant, solange auch nur ein einziges heterosexuelles Männchen existiert.

Der einzige Versuch einer Erklärung der Homosexualität aus Sicht der Evolutionstheorie, den der Autor finden konnte, war der, dass ein homosexuelles männliches Kind durch pränatalen Stress zustande kommt. Als Stressfaktor wurde angenommen, dass die Mutter in einer überfüllten Umgebung lebt. Da sich der homosexuelle Mann im Erwachsenenalter nicht fortpflanzt, gäbe es in Zeiten einer Hungersnot weniger Enkelkinder – und die existierenden Enkelkinder hätten bessere Überlebenschancen.[18]

18 Ebd., S. 81

Gegenargumente zu dieser Theorie findet man zwar recht schnell, aber wenigstens handelt es sich hier um einen kreativen Versuch, das Rätsel der Homosexualität zu lösen, der sich ebenfalls schon sehr der Idee der Gruppenselektion annähert. Ich habe diese Interpretation hier nur behandelt, um zu zeigen, wie schwierig es ist, Homosexualität ohne die Akzeptanz einer Form von Gruppenselektion zu erklären.

■ Anm.: Ich erkannte erst später, dass es sich nicht um Gruppenselektion, sondern um eine übergeordnete Art der Selektion handelt: die Artenselektion. Diese Interpretation verfeinerte ich dann noch und bezeichnete sie als „Jäger-Selektion".

Nun muss man sich natürlich fragen, warum die Homosexualität beim Menschen derzeit anscheinend so weit verbreitet ist. Könnte das etwa daran liegen, dass so viele Mütter während der Schwangerschaft starkem Stress durch Prädatoren oder Kriege ausgesetzt waren? Diese Erklärung ist eher unwahrscheinlich. Andererseits werden Menschen seit etwa einem Jahrhundert einem künstlichen Stress in geradezu epidemischen Ausmaßen ausgesetzt: dem Zigarettenrauchen. Nikotin erhöht nachgewiesenermaßen den Cortisolspiegel. Besitzt eine Schwangere die genetische Veranlagung, unter Stress homosexuelle Kinder zu gebären, und raucht sie während der frühen Schwangerschaft, dann kann der durch Nikotin hervorgerufene Anstieg des Cortisolspiegels ausreichen, um in ihrer Nachkommenschaft Homosexualität auszulösen. Diese Mutmaßung ließe sich mit einer simplen epidemiologischen Studie bekräftigen oder widerlegen.

Soweit der Auszug aus meinem im Jahr 2000 erschienenen Artikel. Neuere Arbeiten[19] haben meine Theorien zur Entstehung der Homosexualität durch pränatalen Stress, Nikotin, aber auch andere künstliche Stressfaktoren wie Amphetamine bestätigt – und erklären auch, warum es heute so viel mehr Homosexuelle gibt als früher.

Viel mehr lässt sich zu dem Thema nicht sagen. Was wir im Hinblick auf die Evolution und das Gesamtbild über Homosexualität gelernt haben, kann man wie folgt zusammenfassen:

Homosexualität ist eine Art der Geburtenkontrolle für Mütter, die von der Evolution als stressbelastet wahrgenommen werden; daraus folgt – ebenfalls für die Evolution –, dass ihre Gene für die aktuelle Umgebung nicht optimal geeignet sind. Durch die Geburt eines faktisch „unfruchtbaren" Kindes reduziert sich ihr potenzieller Beitrag zum Genpool, da sie während der Stillzeit nicht wieder schwanger wird und sich der Aufzucht ihres unfruchtbaren Nachwuchses widmet, wodurch sich ihre Gesamtreproduktionsleistung vermindert.

Folgendes ist mir auch noch aufgefallen: Sieht man sich größere Gruppen homosexueller Männer und homosexueller Frauen an, dann lässt sich feststellen, dass die Männer nach wie vor ihrem evolutionsbedingten Bedürfnis folgen, aufzufallen und möglichst viel Aufmerksamkeit auf sich zu ziehen – während Lesbierinnen sich eher so verhalten wie die getarnten Weibchen anderer Arten, die von der Evolution so geprägt werden, dass sie nicht auffallen wollen. Eine einfache Internet-Bildersuche nach Gruppen schwuler Männer und lesbischer Frauen bestätigt diese Beobachtung.

19 Z. B.: Swaab, Dick: „Wir sind unser Gehirn. Wie wir denken, leiden und lieben". (München: Knaur, 2013)

Kapitel 7

Siebentes Puzzleteil: Wechseljahre beim Menschen und altersbedingte Veränderungen der Fruchtbarkeitsrate bei Tieren

Ein weiteres ungelöstes Rätsel für jene Evolutionsforscher, die stur an der Theorie vom egoistischen Gen festhalten, ist das Vorhandensein der Menopause beim Menschen. Ob man nun an das egoistische Gen glaubt oder nicht – fest steht, dass die Evolution zugunsten der Menopause selektiert hat, um bei Frauen im Alter von etwa 45 Jahren ein Ende der Fortpflanzungsfähigkeit herbeizuführen. Die Geister scheiden sich nur an der Frage, warum das so ist.

Die Mainstream-Evolutionstheoretiker bieten dazu bisher nur eine einzige Erklärung an: die „Großmutter-Hypothese". Man muss nicht einmal besonders gut in Mathematik sein, um diese lächerliche Idee als falsch zu entlarven. Da will man uns doch tatsächlich weismachen, dass sich die Gene einer Frau in den Wechseljahren besser verbreiten können und mit größerer Sicherheit überleben werden, wenn besagte Frau mit 45 Jahren ihre Fortpflanzungstätigkeit einstellt und den Rest ihres Lebens damit zubringt, ihre Enkelkinder großzuziehen und somit deren Überlebenschancen zu verbessern. Statt auch nach dem 45. Lebensjahr noch 50 Prozent ihrer Gene an eigene Kinder weiterzugeben, soll die Evolution Frauen doch tatsächlich ihrer Fruchtbarkeit berauben, weil es angeblich sinnvoller für sie ist, ihre Zeit den Enkeln zu widmen – die aber nur 25 Prozent ihrer Gene in sich tragen.

Da das höchste bisher aufgezeichnete Lebensalter einer Frau bei 122 Jahren liegt, bedeutet diese Hypothese implizit, dass Frauen sich vor langer, langer Zeit bis zum Ende ihres langen Lebens fortpflanzen konnten. Und dann soll die Evolution, um die Verbreitung der weiblichen Gene zu maximieren, die fruchtbare Phase der Frau mit Erreichen des 45. Lebensjahres abgeschaltet haben, damit sich das weibliche Wesen brav um seine Enkelkinder kümmern kann.

Aus irgendeinem Grund hat die Evolution aber vergessen, Männer ebenfalls von der Fortpflanzung nach dem 45. Lebensjahr abzuhalten, damit auch die ihren Enkeln hilfreich zur Seite stehen können. Spätestens hier wird diese Hypothese mehr als lächerlich, weil sie zum einen die Lebenszyklen sämtlicher anderer Tierarten ignoriert und zum anderen ohnehin bereits durch die eingehende Untersuchung eines Jäger-und-Sammler-Stamms widerlegt wurde: Die indigene Gruppe der Aché, die im Osten Paraguays lebt, kann stellvertretend für die Jäger und Sammler stehen, die in ferner evolutionärer Vergangenheit in kleinen Stämmen die Erde bevölkerten.[20]

Gegen die Großmutter-Hypothese spricht nicht nur, dass Männer sich viel länger fortpflanzen können, sondern auch, dass die Hypothese einfach nur auf einer statistischen Korrelation zwischen Kindersterblichkeit und der Anwesenheit eines Großelternteils beruht. Zudem bringt das Ende der weiblichen Fruchtbarkeit Krankheiten wie Osteoporose und die Alzheimer-Krankheit mit sich, die evolutionär gesehen sicher nicht günstig sind. Und dann weisen Kritiker noch darauf hin, dass eine Großmutter Ressourcen verbraucht, die eigentlich dem jüngeren Nachwuchs zugutekommen könnten …

Das egoistische Gen versagt also auch in dieser Hinsicht – aber wie sieht es mit unserem Gesamtbild aus, das bekanntlich immer mit sich weiterentwickelnden Jägern zu tun hat?

Fangen wir mit dem Normalzustand bei jenen Tieren an, die relativ nahe an der Linie Körpergröße/maximale Lebensdauer zu finden sind.

---

20 Hill, K. R. und Hurtado, A. M.: „Ache Life History", a. a. O.

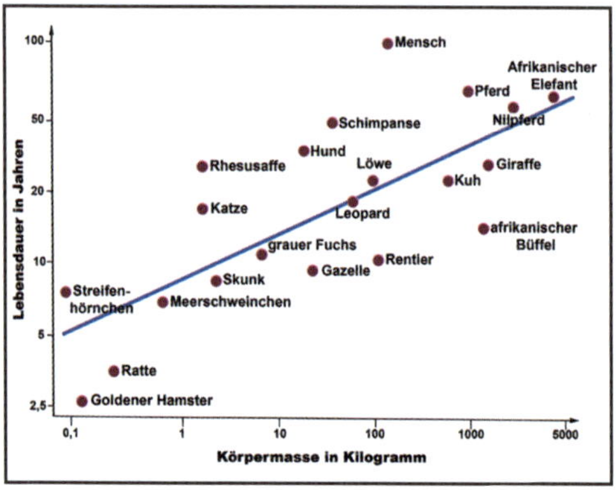

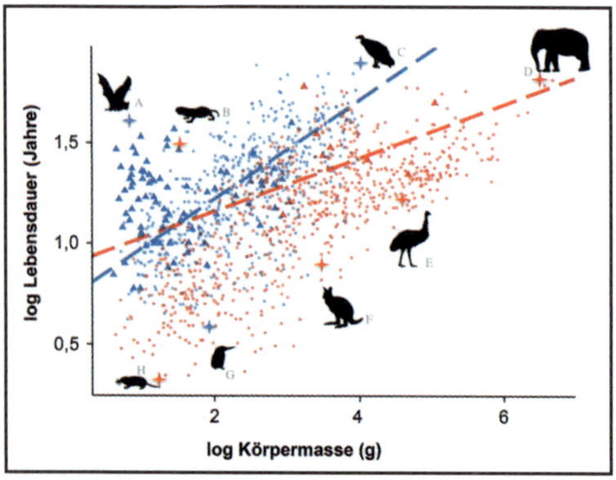

Für alle Landtiere, die auf dieser Linie oder knapp darunter zu finden sind – wie Mäuse, Ratten, Löwen, Hunde, Stinktiere und so weiter –, gilt: Je älter das Weibchen, desto mehr reduziert sich seine Wurfgröße, bis sie schließlich bei null landet. Üblicherweise stirbt das weibliche Tier in diesem Alter; ebenso wie die Männchen, die so alt werden.

Das Diagramm unten zeigt – nach Alter geordnet – die Chance einer Frau, schwanger zu werden: eine schrittweise Reduktion der Wurfgröße von 1 auf 0 auf Populationsebene.

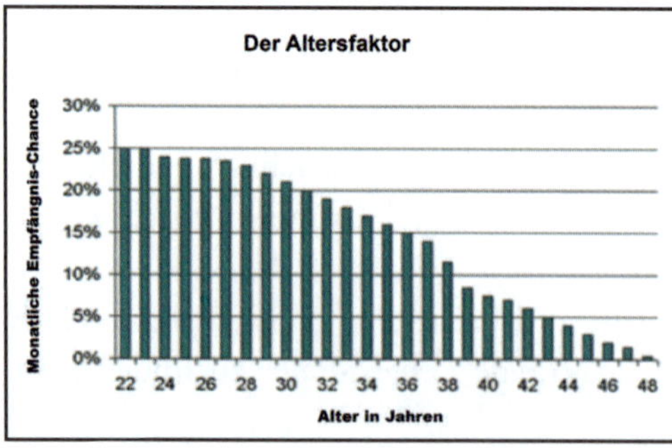

Wie Sie an der Grafik sehen können, vermindert sich die monatliche Chance einer Frau, schwanger zu werden, mit 38 Jahren um die Hälfte. Dieser Abwärtstrend setzt sich fort, bis mit 45 Jahren die natürliche Fruchtbarkeitsrate im Monat bei etwa 1 % liegt.

Nach dem Vergleich mit dem Tierreich ergibt die Frage nach der evolutionären Bedeutung der menschlichen Menopause noch mehr Sinn: Warum können Frauen bis zu 70 Jahre nach Ende ihrer Fruchtbarkeitsperiode weiterleben?

Wenn unsere menschlichen Vorfahren ursprünglich Lebenszyklen hatten, die denen der meisten anderen Tierarten ähneln, dann wären sowohl Frauen als auch Männer höchstens 45 bis 50 Jahre alt geworden. Um diese Zeit hätten die Frauen ihre Fortpflanzungsfähigkeit eingebüßt und wären – so wie die Männer – relativ bald gestorben. Weiter unten in diesem Kapitel werden wir sehen, das die hormonellen Veränderungen, die zum abrupten Eintritt der Menopause (einem hormonellen Angriff auf Fortpflanzungsorgane und -fähigkeit) führen, wahrscheinlich durch einen unbeabsichtigten Angriff auf den Körper auch den plötzlichen Tod von Frauen und Männern herbeiführen.

Im Lauf der Zeit sorgte die Evolution bei der einen oder anderen Frau jedoch für ein geändertes hormonelles Muster, das sie auch nach dem Ende ihrer fruchtbaren Phase noch ein paar Jahre weiterleben ließ. Damit waren einer immer längeren postmenopausalen Lebensdauer Tür und Tor geöffnet. Aber wie ist das möglich? Nach der Menopause gibt die Frau ihre Gene nicht mehr weiter, also kann sie eine Verlängerung der Lebensdauer, die sich in der Evolution entwickelt hat, doch auch nicht mehr an ihre Kinder weitergeben. Wenn es also nur an den Frauen läge, hätte sich eine längere postmenopausale Lebensdauer nicht entwickeln können. Aber wie hat die Evolution dann zugunsten höheren Alters selektiert?

Die Frauen, bei denen sich durch geänderte hormonelle Muster eine längere postmenopausale Lebensdauer entwickelt hatte, gaben diese längere Lebensdauer an ihre Söhne weiter. (Wie wir bereits gesehen haben, steigt der Spiegel jener Hormone, die bei Frauen mit Beginn der Wechseljahre in sehr viel größerem Ausmaß ausgeschüttet werden, auch bei Männern um das 50. Lebensjahr in sehr ähnlicher Weise an.) Das führte dazu, dass die Söhne immer länger lebten und mehr Nachkommen zeugen konnten. Auf diese Art muss sich die postmenopausale Lebensdauer beim Menschen entwickelt und im Vergleich zu anderen Tieren stark ausgedehnt haben.

Ich bezeichne diese Interpretation als „Sohn-Königs-Hypothese". Wenn eine Frau dank lebenslanger Änderungen in ihren hormonellen Mustern länger leben konnte, gab sie diese Muster an ihre Söhne weiter. Wenn einer dieser Söhne dann ein König mit einem Harem wurde, wurde die verlängerte postmenopausale Lebensdauer auch an ihre Enkel und Enkelinnen weitergegeben. Davon hatten die Töchter zwar in evolutionärer Hinsicht nichts, weil sie immer noch in einem von der Evolution streng geregelten Alter von 45 bis 50 Jahren in die Wechseljahre eintraten – doch die Sohn-Könige konnten sich dafür bis ins hohe Alter fortpflanzen wie die Karnickel.

Den Nachweis für diese Hypothese findet man in den Genen vieler asiatischer Männer. So wurde laut Wikipedia[21] beispielsweise bei acht Prozent aller Männer in einem großen Teil Asiens (insgesamt 0,5 Prozent aller Männer weltweit) eine etwa 1.000 Jahre und in die Mongolei zurückreichende chromosomale Abstammung festgestellt, die zu schnell passiert ist, um mit der Gendrift erklärbar zu sein, und daher ein Ergebnis natürlicher Selektion sein muss. Die Autoren der betreffenden Studie führen diese Abstammung auf männliche Nachkommen von Dschingis Khan beziehungsweise der nahen männlichen Verwandtschaft des Herrschers zurück. Da diese Männer mächtig waren, viele Kinder mit mehreren Frauen hatten und in eroberten Städten zudem viele Frauen vergewaltigten, konnte sich ihr Erbgut durch soziale Selektion so stark ausbreiten.

Acht Prozent der asiatischen Männer?! „König müsste man sein …"

Ähnliches gilt auch für die Nachkommenschaft des ägyptischen Pharaos Ramses II., der angeblich 90 Jahre alt wurde und mit seiner Fülle an Frauen insgesamt 156 Kinder in die Welt setzte.

21 https://en.wikipedia.org/wiki/Descent_from_Genghis_Khan

Wenden wir uns aber nun anderen Tieren zu.

Sind die weibliche Menopause und die längere Lebensspanne nach Ende des fortpflanzungsfähigen Alters nur bei Menschen verbreitet? Fans des egoistischen Gens werden dies wahrscheinlich sofort bejahen – dabei müssten sie nur bei den Tieren nachsehen, die (wie der Mensch) um einiges länger leben, als man das aufgrund ihrer Körpergröße vermuten würde.

Schnell fand ich ein erstes Beispiel: Die weibliche Fledermaus hat nicht nur lange vor ihrem Lebensende eine Menopause, sondern menstruiert auch regelmäßig. Zwei andere Säugetierarten, bei denen das Weibchen nach Ende der Reproduktionsphase noch ein langes Leben hat, sind Grind- und Schwertwal. Bei weiblichen Schwertwalen tritt die Menopause vor dem 50. Lebensjahr ein; die Tiere können jedoch bis zu 90 Jahre alt werden. Weibliche Grindwale hören mit 36 Jahren auf, sich zu vermehren, können aber 65 Jahre alt werden. Ich nehme an, dass erfolgreiche männliche Grind- und Schwertwale bis ins hohe Alter einen großen Harem haben.

Dem derzeit gültigen Dogma zufolge nimmt bei allen Tierarten aus irgendeinem Grund mit zunehmendem Alter die Fruchtbarkeit ab. Die Mainstream-Theorien behaupten, dass sich die Sterblichkeit mit dem Alter erhöht, während die Fruchtbarkeit nach einem festgelegten Muster sinkt.

Es gibt jedoch einige Tiere, die nicht in dieses Schema passen – zum Beispiel den Alpensegler, bei dem sich fast sein ganzes Leben hindurch die Fertilität erhöht. Es verwundert kaum, dass dieser Vogel einen hervorragenden Schutz gegen Jäger hat: Er kann sich mit seinen kurzen Beinen an senkrechten Oberflächen festklammern und lässt sich nie freiwillig auf dem Boden nieder, sondern verbringt die meiste Zeit in der Luft, wo er Insekten fängt.

Andere Spezies werden auch mit zunehmendem Alter fruchtbarer; das gilt zum Beispiel für das Australien-Krokodil, diverse Schildkrötenarten und auch Pflanzengattungen wie die Agaven.

Denken wir darüber nach, warum sich bei manchen Arten mit zunehmendem Alter Fruchtbarkeit und Überlebenschancen erhöhen. Ich glaube, dass es eine allgemeine Regel der Evolution gibt, die wie folgt aussieht:

Wenn eine Spezies einen Verteidigungsmechanismus gegen Prädation entwickelt, der über einen langen Zeitraum hinweg sehr erfolgreich ist, dann sorgt die Evolution zuerst bei den Weibchen für eine Lebensdauer, die über das tierische Äquivalent des Klimakteriumsalters hinausgeht. Danach erhöht sich innerhalb eines evolutionären Zeitraums die Lebensdauer der gesamten Art. Ist die Verteidigung gegen Jäger eine ausreichend lange Zeit wirksam, dann erfolgt eine Selektion zuungunsten der Menopause, und die Weibchen entwickeln mit zunehmendem Alter eine zunehmende statt einer abnehmenden Fruchtbarkeit.

Warum sollte das zutreffen? Der sich weiterentwickelnde Prädator, der auf eine bestimmte Spezies Jagd macht, bringt die Evolution dazu, einen vielfältigeren Genpool zu begünstigen. Eine solche Vielfalt ist als Verteidigung gegen ein Aussterben der gesamten Gruppe wertvoll, weil sie die Chancen erhöht, dass sich wenigstens in einigen Individuen der Gruppe ein wirksamer Verteidigungsmechanismus gegen den Jäger entwickelt und diese Individuen so lange überleben, dass sie sich fortpflanzen können. In Gruppen mit hoher Gleichartigkeit kann der sich weiterentwickelnde Prädator hingegen mühelos alle Mitglieder töten und damit auf lokaler Ebene das Aussterben der Art verursachen.

Ist der sich weiterentwickelnde Prädator aber dauerhaft besiegt, zum Beispiel durch eine Körperpanzerung wie bei der Schildkröte oder den ununterbrochenen Aufenthalt in der Luft wie beim Alpensegler, dann ist Vielfalt kein evolutionärer Vorteil mehr. Angesichts der Bedrohung durch sich nicht weiterentwickelnde, also unveränderliche Ursachen für die Sterblichkeit ist es für die Evolution wichtiger, die perfekte Verteidigung gegen Hungersnöte, Dürren et cetera zu verfeinern und zu optimieren. Ist dieser perfekte Verteidigungsmechanismus gegen Hunger oder Dürre erst einmal gefunden, dann wäre jede Abweichung vom Phänotyp nachteilig.

Was will die Evolution also, wenn es nur noch um solche unveränderlichen Sterblichkeitsursachen geht? Richtig: Sie will, dass sich der älteste und bewährteste Überlebende mehr fortpflanzen kann als die jüngeren, noch unerprobten Mitglieder einer Gruppe. Ist der perfekte Verteidigungsmechanismus gegen die sich weiterentwickelnde Prädation also seit sehr langer Zeit etabliert, dann kommt es mit zunehmendem Alter zu einer erhöhten Fruchtbarkeit – wie man am Beispiel der Schildkröte, des Alpenseglers, des Australien-Krokodils und anderen Arten sieht.

Über Menschen und Fledermäuse sagt das aus, dass unsere perfekten Verteidigungsmechanismen gegen die sich weiterentwickelnde Prädation – also hohe Intelligenz beziehungsweise Flugvermögen und das Leben in Höhlen – aus evolutionärer Sicht noch nicht lange genug hundertprozentig wirksam sind. Wir sind auf dem besten Weg, mit zunehmendem Alter eine steigende Fruchtbarkeit zu entwickeln, aber es ist eben noch nicht so weit. Sowohl wir als auch die Fledermäuse warten auf das Auftauchen des einen mutierten Weibchens, das eine erhöhte Wurfgröße aufweist, wenn der Rest seiner Artgenossinnen bereits in die Menopause eingetreten ist. Wie es scheint, bleiben Alpensegler, Schildkröte und Australien-Krokodil schon wesentlich länger von Jägern unbehelligt als Fledermäuse und wir Menschen.

Werfen wir nun einen Blick auf die hormonellen Veränderungen, die Frauen während der Menopause erleben:

Der Progesteronspiegel beginnt schnell zu sinken – von durchschnittlich 12 ng/ml im Alter von 44 Jahren auf 1 bis 0 mit 52 Jahren. Für den Körper ist dies das wichtigste Signal, mit der Menopause anzufangen. Dieser drastische Abfall des Progesteronspiegels ist für viele der negativen Begleiterscheinungen der Wechseljahre – wie nächtliches Schwitzen, Hitzewallungen, Knochenschwund, Schlafstörungen und Gewichtszunahme – verantwortlich. Etliche Ärzte verschreiben dagegen natürliches Progesteron zur oralen Einnahme. Hauptverantwortlich für die Wechseljahresbeschwerden ist jedoch nicht der Progesteron-Absturz, sondern der über einen längeren Zeitraum gleichbleibend hohe Östrogen-/Estradiolspiegel; man bezeichnet dies als Östrogendominanz.

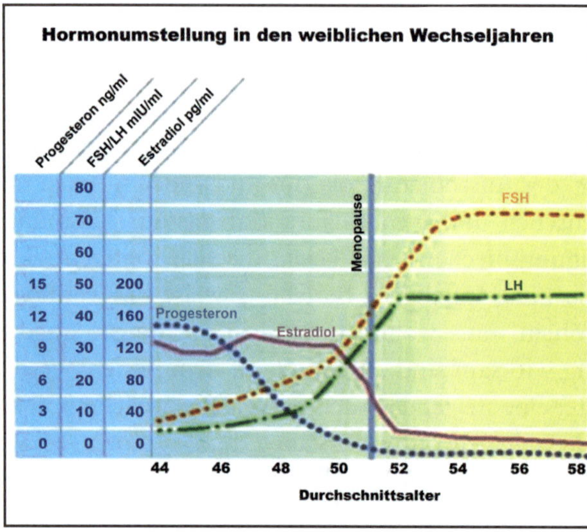

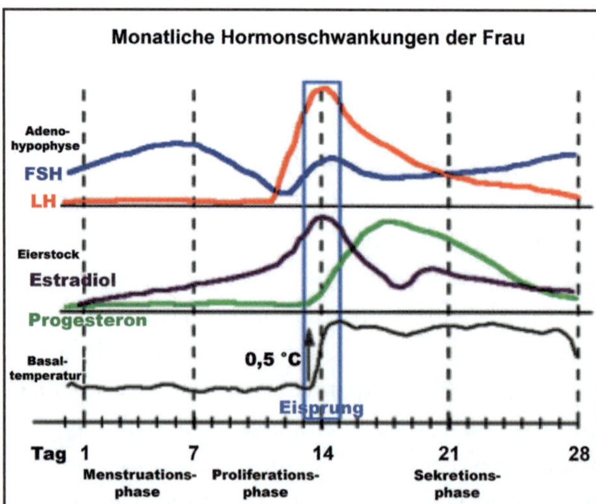

Die Mainstream-Theorie des Alterns, wie sie von Evolutionsbiologen, Altersforschern und ähnlichen Leuten vertreten wird, hat sich so weit von der Realität entfernt, dass sie die Menopause beinahe völlig ignoriert. Fast nichts ist zu diesem Thema geschrieben worden – bestenfalls vielleicht, dass der Mensch eben eine Ausnahme ist, über die man in dieser Hinsicht nicht weiter diskutieren muss. Die einschlägigen Wissenschaftler versuchen nicht einmal die drastischen hormonellen Veränderungen zu erklären, die die Menopause auslösen. Für sie ist das alles nur ein kleiner Unfall der Evolution, weil wir alle länger leben als von der Natur vorgesehen. Und den paar Mutigen, die sich der Menopause vor dem Hintergrund des egoistischen Gens zu nähern versuchen, fällt auch nichts Besseres ein als die unhaltbare Großmutter-Hypothese. Dabei übersehen sie völlig, dass praktisch alles an der Menopause auf programmiertes Altern hindeutet. Irgendwann in naher oder ferner Zukunft wird man diese Ignoranz als wissenschaftliches Versagen auf dem Niveau der Hohlwelttheorie und des Heliozentrismus ansehen.

Erschwerend kommt hinzu, dass dieselbe wissenschaftliche Gemeinde es bisher völlig versäumt hat, die hormonellen Veränderungen näher zu analysieren, die beim Mann etwa im selben Alter wie die Wechseljahre bei der Frau passieren. Dabei sind diese Veränderungen alles andere als ein Zufall, sondern folgen beinahe demselben Muster wie beim weiblichen Geschlecht. Der einzige Unterschied ist der, dass bei Männern von 50 Jahren und darüber der Östrogenspiegel steigt und der Progesteronwert etwas langsamer abstürzt. Die wichtigen Sexualhormone FSH und LH verhalten sich bei Männern jedoch fast genauso wie bei Frauen: Sie steigen um Hunderte Prozent an.

Erstaunlicherweise gibt es kaum Studien zu Änderungen im Progesteronspiegel bei Männern ab 50. Dabei muss man sich doch die Frage stellen, warum die männlichen hormonellen Veränderungen den weiblichen so gleichen, obwohl die Hormone in diesem Fall doch weder Gebärmutter noch Eierstöcke angreifen müssen. Bei Männern kommt es ja bekanntlich nicht zu einem Ende der Fortpflanzungsfähigkeit.

Sobald Frauen durch die Menopause kein Fortpflanzungsvermögen mehr haben, ist es vom Standpunkt der Evolution her völlig gleichgültig, was mit ihnen passiert – weil sie keines ihrer postmenopausalen Merkmale an einen Nachkommen weitergeben können. Man könnte annehmen, dass die Evolution die für die Zerstörung ihres Fortpflanzungsvermögens zuständigen Hormone einfach nicht abgeschaltet hat, da sie schlicht vergessen hat, dass die Frau noch existiert. Vielleicht sind die weiterhin hohen FSH- und LH-Spiegel, die große Schäden im weiblichen Körper anrichten, nicht mehr als ein tödlicher Zufall. Wäre das der Fall, dann könnte man den Anhängern der Theorie vom egoistischen Gen vielleicht recht geben: Die Evolution bringt niemanden vorsätzlich um, sondern nur aus Versehen.

Doch dann sehen wir uns den alternden Mann an und stoßen auf die Tatsache, dass sich bei ihm dieselben tödlichen hormonellen Veränderungen abspielen wie bei Frauen in und nach der Menopause. Will uns die Evolution damit etwa einen Hinweis geben? Wenn Altern und Tod nur unbeabsichtigte Nebenwirkungen der weiblichen Menopause wären, sollten die gefährlichen hormonellen Muster bei Männern nicht auftreten. Dass sie es aber doch tun, obwohl Männer sich bis ins hohe Alter fortpflanzen können, ist wieder ein deutliches Indiz dafür, dass Altern und Tod aus einem bestimmten Grund programmiert sind. Im Falle des Mannes kann dieser Grund sein, dass die Evolution ihn an einer zu häufigen Fortpflanzung hindern will, weil er dadurch der Vielfalt des Genpools schadet. Dann wären Altern und Tod aber keine unbeabsichtigten Nebenwirkungen eines Beendens seiner Fortpflanzungsfähigkeit, sondern genau die Werkzeuge, die von der Evolution zum Beenden seiner Fortpflanzungsfähigkeit eingesetzt werden.

Warum besitzen Männer überhaupt die Fähigkeit, sich potenziell so viel öfter fortzupflanzen als Frauen? Die Antwort läuft auf die Vorstellung hinaus, dass der Zweck des männlichen Wesens darin besteht, ein Verteidigungsmechanismus gegen sich weiterentwickelnde Prädation zu sein. Sollte es zu einem Großangriff von Räubern und Jägern kommen, bei dem die meisten Männer/Männchen getötet werden, dann müssen die wenigen überlegenen Überlebenden dazu fähig sein, ihre Gene so schnell wie möglich an so viele Frauen/Weibchen wie möglich weiterzugeben, um die Ausrottung der Gruppe zu verhindern.

Veränderungen der Hormone FSH und LH im Lauf des Lebens bei Männern

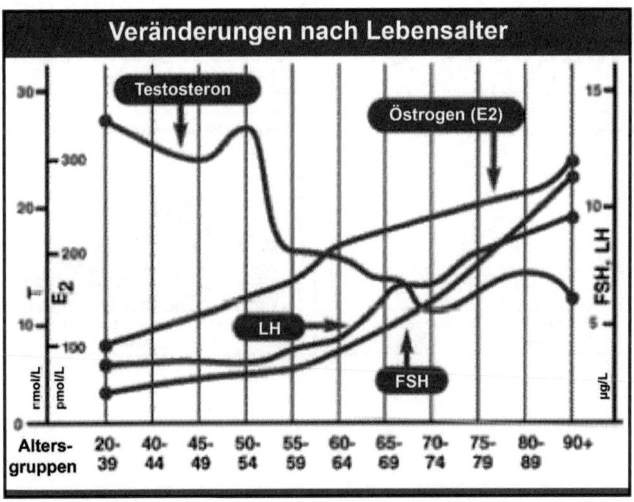

Altersbedingte Veränderungen der Hormonprofile beim Mann. Auffällig ist hier, dass der schrittweise Anstieg von FSH und LH vor dem Sinken des Testosteronspiegels beginnt. Man nimmt an, dass dies durch den fortschreitenden Verlust der Hypothalamus-Sensibilität für die Feedback-Hemmung durch Testosteron bedingt ist. (Adaptiert von Dilman & Dean, 1992, auf Grundlage von Daten, die Moroz & Verkhratsky 1985 erhoben haben.)

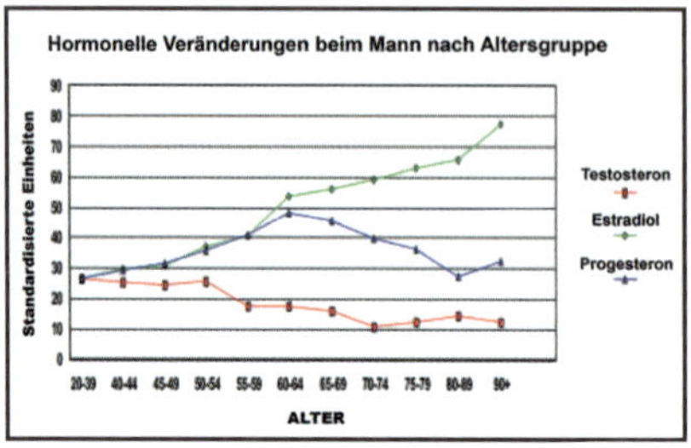

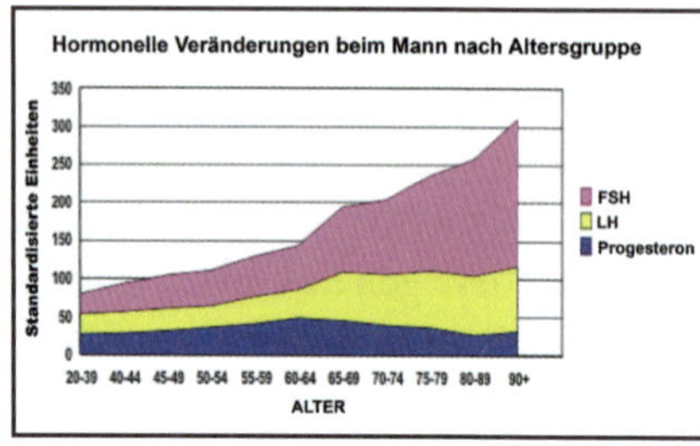

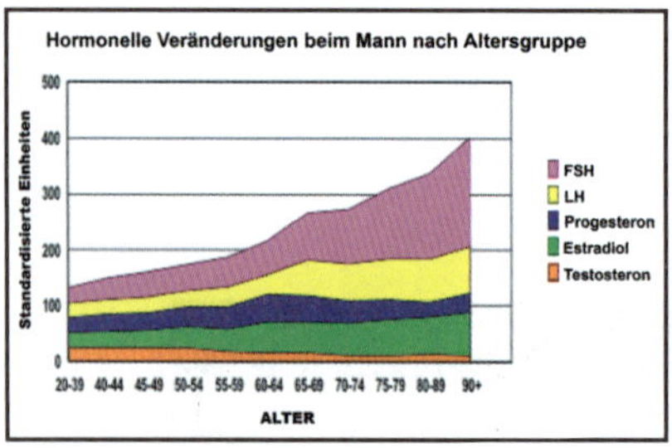

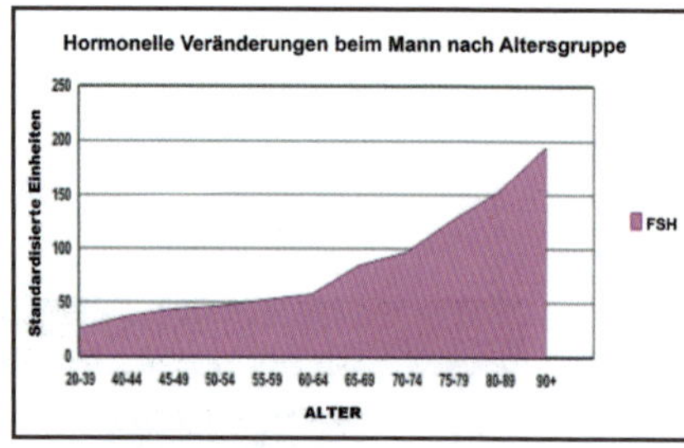

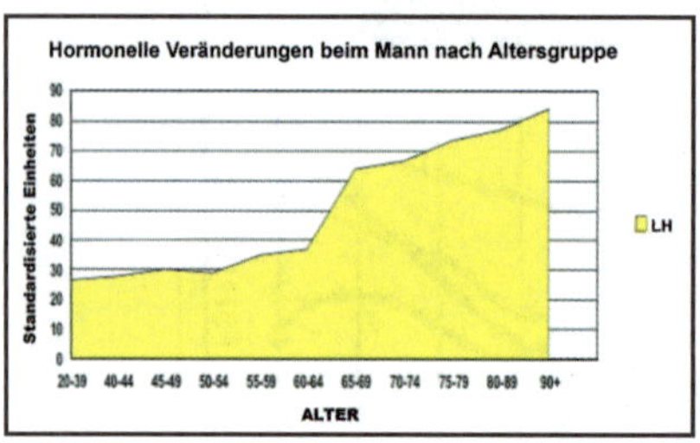

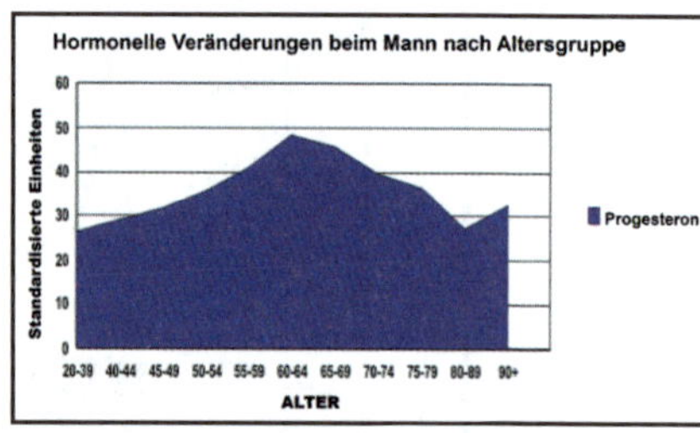

Mehr zum Thema Progesteron

Wenn man seine Gedanken zu einem Buch zusammenfasst, zieht man oft erst in einem späteren Stadium erstaunliche Schlussfolgerungen, die einem zuvor nicht eingefallen sind. So habe ich beispielsweise erst jetzt erkannt, dass Progesteron höchstwahrscheinlich ein bedeutendes Anti-Aging-Hormon ist, das die schädlichen Auswirkungen mehrerer Sexual-

und Alterungshormone ausgleichen soll. Die letzte der oben gezeigten Grafiken liefert uns einen großartigen Hinweis darauf: Sie zeigt, dass der Progesteronspiegel beim Mann im Durchschnitt bis zum 65. Lebensjahr stetig ansteigt und dann erst abnimmt. Genau in diesem Alter nehmen aber LH und FSH rapide zu. Wie es scheint, ist es dieser ansteigende Progesteronspiegel, der Männern über 50 das Weiterleben ermöglicht. Und wahrscheinlich ist Progesteron auch das Hormon, mit dessen Hilfe der „Sohn-König" in einem Alter, wenn Frauen schon längst nicht mehr fortpflanzungsfähig sind, noch so viele Kinder zeugen kann. (Der Progesteronspiegel der Frau fällt ja während der Menopause fast auf null.)

Wenn LH, FSH und hCG wirklich so schädlich sind und das Alterungsprogramm vorantreiben – warum überleben Menschen (vor allem weibliche) dann in den Lebensphasen vor der Menopause so hohe Werte dieser Hormone? Ich habe dazu einige Studien entdeckt, die zeigen, dass die Hypophyse beim Fehlen von Testosteron oder Östrogen wesentlich größere, bioaktivere und länger im Blut verbleibende LH- und FSH-Moleküle herstellt als beim Vorhandensein eines jugendlichen Testosteron- beziehungsweise Östrogenspiegels. Das heißt, dass beim Altern FSH und LH sehr viel toxischer werden. Mir ist bislang keine Studie untergekommen, die sich in diesem Zusammenhang mit Progesteron befasst hätte, doch ich traue mich vorherzusagen, dass es bald einen Nachweis für die „entgiftende" Wirkung von Progesteron gegen LH und FSH geben wird.

Tatsächlich scheint Progesteron, wie bereits erwähnt, während der Menopause auch das Östrogen zu „entgiften" und viele der schädlichen Auswirkungen der Östrogendominanz – wie Hitzewallungen, nächtliches Schwitzen, Osteoporose, Gewichtszunahme – zu verhindern. Progesteron „entgiftet" auch Testosteron, indem es dessen Umwandlung in die „schlechte" Form von Testosteron namens DHT (Dihydrotestosteron) hemmt. DHT ist für männlichen Haarausfall, Akne und sogar Prostatakrebs verantwortlich. Melatonin-Nahrungsergänzungsmittel für Männer steigern die Progesteronproduktion im Körper und senken damit den

DHT-Spiegel. Das wiederum sorgt dafür, dass Männer mit Haarausfall wieder dichtes Haar bekommen. Melatonin senkt bekanntermaßen auch den FSH- und LH-Spiegel.

Die Pharmaindustrie hat diese Wirkung natürlich auch erkannt und verkauft leicht veränderte Progesteronmoleküle teuer an Männer mit Prostataproblemen und/oder beginnender Glatze. Leider haben die Arzneistoffe Finasterid und Dutasterid jedoch unangenehme Nebenwirkungen: Wenn Männer, die entsprechende Medikamente gegen eine benigne Prostatahyperplasie (BPH) oder als Vorbeugung gegen Prostatakrebs einnehmen, dann doch an Prostatakrebs erkranken, ist dieser Krebs meist wesentlich hochgradiger und gefährlicher, als wenn sie zuvor keine Medikamente genommen hätten. Es ist durchaus möglich, dass die Verschreibung unverfälschten Progesterons diese unerwünschte Nebenwirkung verhindern könnte – aber Progesteron kann man halt nicht patentieren und daher auch kein Geld damit verdienen! In einem anderen Buch habe ich bereits beschrieben, wie Melatonin (wahrscheinlich ebenso durch die Erhöhung des Progesteronspiegels) gegen die Alzheimer-Krankheit wirkt, einen Anti-Aging-Effekt hat und sich auch bei der Behandlung der Amyotrophen Lateralsklerose (ALS) positiv auswirkt.

Umfassende Studien zu diesem Thema wären dringend notwendig.

Kapitel 8

Achtes Puzzleteil: Alterungsgene existieren!

Die ersten sieben Puzzleteile des Gesamtbilds, die ich in den bisherigen Kapiteln vorgestellt habe, werden weder Dawkins noch irgendwelche anderen Evolutionsbiologen besonders aufregen. Stattdessen werden diese Leute so handeln wie immer und alle diese Erkenntnisse einfach ignorieren. Das tun sie ja schon lange, wenn es um Phänomene geht, die nicht zu ihrer Theorie vom egoistischen Gen passen; seien dies nun Themen wie Homosexualität, die ungeschlechtliche Fortpflanzung, hormonelle Veränderungen mit zunehmendem Alter oder die Menopause.

Erst das achte Puzzleteil – die Alterungsgene – wird sie aus ihrem Winterschlaf reißen und zu Spott und Hohn veranlassen. Es betrifft nämlich das eine Thema, bei dem sie sich für Experten halten: Gene. Dass Alterungsgene existieren, widerspricht allem, was sie über die Evolution zu wissen glauben. Als ich dem bekannten Biologen Brian Charlesworth einmal eine E-Mail schrieb, in der ich ihm zu erklären versuchte, warum ein Aufsatz von Sir Peter Medawar über das Altern höchst unvollständig war, antwortete er mir nur: „Sie haben keine Ahnung, wie die Evolution funktioniert." Richtig – und genau das ist mein Glück.

Mainstream-Theoretiker verbringen ihr gesamtes Berufsleben damit, die Evolution ausschließlich mit dem egoistischen Gen zu erklären – einem Gen, dessen einziger Zweck darin besteht, möglichst viele Kopien von sich selbst zu erzeugen. Wenn man sie jetzt mit der Idee von einem Gen konfrontiert, das nur dazu da ist, einen umzubringen und irgendwann im Leben die Verbreitung der anderen Gene einzuschränken, werden sie damit nicht fertig. Schließlich würde ein solches Gen ja auch die Verbreitung der egoistischen Gene reduzieren – und sowas tut ein egoistisches Gen einfach nicht! Für Mainstream-Theoretiker und Fans des egoistischen Gens können sich keine Alterungsgene und kein programmiertes Altern entwickelt haben, ergo kann es sie nicht geben. Sie halten das Altern für einen Unfall der Evolution von Tieren, die plötzlich eine längere Lebensdauer haben als in ihrer normalen Umgebung in freier Wildbahn.

Wir befinden uns also in einer Pattsituation. Ich habe mich der Evolutionstheorie vom Gesamtbild her genähert, vom großen Ganzen bis hinunter zum kleinen Gen – und bin zum Schluss gekommen, dass es Altersgene gibt.

Die Mainstream-Evolutionsbiologen hingegen haben sich von unten nach oben gearbeitet und mit einem kleinen einzelnen Gen begonnen, um zu immer höheren Komplexitätsebenen hinaufzusteigen, die alles über das Gesamtbild erklären sollen. So funktioniert das natürlich nicht. Dennoch sind sie sich völlig sicher, dass Alterungsgene nicht existieren können, weil das allem widerspricht, was sie zu wissen glauben.

Ich bin mir wiederum völlig sicher, dass es Alterungsgene gibt, sonst wäre das ganze bisher geschaffene Gesamtbild falsch – und damit alles, was ich weiß.

Aber sehen wir uns die Beweise an.

Das Witzige an der Geschichte ist ja, dass die Anhänger der Theorie vom egoistischen Gen in letzter Zeit immer mehr Beweise *für* die Existenz von Alterungsgenen geliefert haben – doch diese trotz der offensichtlichen Fakten weiterhin ignorieren. So erschien beispielsweise im Oktober 2015 eine Studie, deren leitender Forscher, Brian Kennedy vom Buck Institute for Aging, in Hefezellen ganze 238 Gene nachwies, die nach *ihrer Entfernung* die Lebensdauer der Zellen *erhöhten*. Viele dieser Gene, so hieß es in der Studie, sind auch im Menschen vorhanden und wurden bisher nie mit dem Altern in Verbindung gebracht.

Und wie nannte man diese Gene? „Lifespan genes" [dt. etwa: „Lebensdauer-Gene"] – wenn man doch deutlich erkennen kann, dass es sich dabei um *Alterungsgene* handelt! So blind sind die Mainstream-Theoretiker für die Wahrheit …

Auch ein paar andere Alterungsgene wurden noch entdeckt, die nach ihrem Abschalten die Lebensdauer ihres Trägers signifikant erhöhten. Eines davon ist das p66shc-Gen, das in Mäusen abgeschaltet wurde und nicht nur den oxidativen Stress in den Tieren reduzierte, sondern auch ihr Leben verlängerte.

Die Molekularbiologin Cynthia Kenton betreibt ein Labor, das laufend neue Beweise für die Existenz von Alterungsgenen findet. Sie ließ das Gen daf-2 im Fadenwurm C. elegans mutieren und verdoppelte damit die Lebensdauer des Organismus. Außerdem fand sie ein Gen, das in mutierter Form zu einer Größenbeschränkung bei Hunden führt (die Mutation ist somit für die Entstehung kleinerer Hunderassen verantwortlich) und auch die Alterung der Tiere steuert. Das erklärt, warum kleinere Hunde 20 Jahre und mehr leben – also viel länger als große Hunde.

Andere Forscher entdeckten Gene, die nach ihrer Abschaltung die Lebensdauer des betreffenden Organismus um den Faktor zehn erhöhen.[22,23] Die Zeichen der Zeit sind also nicht mehr zu übersehen: Alterungsgene gibt es. Und wie versuchen die Propheten vom egoistischen Gen das wegzuerklären? Sie behaupten, dass ein solches Gen, das durch seine Deaktivierung die Lebensdauer erhöht – sollte es überhaupt existieren –, irgendwie die Anzahl der lebensfähigen Nachkommen reduzieren „muss", die das betreffende Tier in freier Wildbahn gehabt hätte.

---

22 Dorman, J.; Albinder, B.; Shroyer, T. und Kenyon, C.: „The age-1 and daf-2 genes function in a common pathway to control the lifespan of Caenorhabditis elegans" in *Genetics*, 1995, 141(4):1399–406

23 Aardvark, S. et al.: „Remarkable longevity and stress resistance of nematode PI3K-null mutants" in *Aging Cell*, 2008, 1:13–22

Dabei handelt es sich um die Abwandlung eines alten Arguments, das erstmals der Biologe George Williams im Jahr 1957 vorgebracht hat: der antagonistischen Pleiotropie. „Pleiotropie" bedeutet nur, dass ein einzelnes Gen in einem Organismus mehrere Funktionen haben kann, die nicht miteinander zusammenhängen – und das Eigenschaftswort „antagonistisch" heißt, dass manche dieser Funktionen schädliche, gegen das Individuum gerichtete Auswirkungen haben. Diese zwei Konzepte wandte Williams auf einzelne Gene an und stellte die Hypothese auf, dass ein Gen in jungen Jahren vorteilhaft wirkt, indem es dem jungen Individuum die Möglichkeit gibt, mehr Nachkommen zu haben. Im Alter soll dasselbe Gen dann aber nachteilige Auswirkungen (eben das Altern) haben, weil es die Anzahl der möglichen Nachkommen reduziert. Da der Biologe damals nur auf wenige Fakten zurückgreifen konnte, wirkte seine Hypothese durchaus sinnvoll. Bis heute wurde jedoch kein einziges Gen entdeckt, das diese Jekyll-und-Hyde-Eigenschaften in Bezug auf Altern und Fruchtbarkeit aufweist.

Als Williams seine Theorie formulierte, hatte er anscheinend schon die schwache Ahnung, dass Fortpflanzung und Altern irgendwie zusammenhängen müssen. Er machte für diesen Zusammenhang allerdings irgendwelche Gene verantwortlich, die zwei Funktionen haben – nämlich …

1. die Fortpflanzung zu fördern und dann …
2. später versehentlich zur Ursache für den Alterungsprozess zu werden.

Vielleicht dachte er auch kurz über die Menopause nach, bevor er seine Hypothese aufstellte. Ich nehme an, er versuchte genau das zu erklären, was ich auf den vorangegangenen Seiten nachgewiesen habe. Die für die Fortpflanzung zuständigen Hormone steuern in einer späteren Lebensphase den Alterungsprozess. Williams beging nur den Fehler, seine antagonistische Pleiotropie einem einzelnen Gen in die Schuhe zu schieben, während sie in Wahrheit aber auf die Sexual- und Entwicklungshormone zurückzuführen ist. Diese Hormone wirken sich in jüngeren Jahren positiv auf das Individuum und die Fortpflanzung aus, haben dann aber später eine tödliche Wirkung und richten sich sowohl gegen „gute" als auch „böse" Gene.

Marc Tatar hat eine hervorragende Studie mit Fruchtfliegenlarven durchgeführt. Er fand heraus, wie man bei diesen Tieren die Rezeptoren für ein der Fortpflanzung und Entwicklung zugeordnetes Hormon namens Juvenilhormon (JH) deaktiviert. Wie das luteinisierende Hormon beim Menschen, steuert das JH bei der Fruchtfliege die Entwicklung in der Pubertät (beziehungsweise dem Fliegen-Äquivalent zu dieser Phase). Tatar verabreichte das Hormon eine Zeitlang den Larven mit den deaktivierten Rezeptoren – und konnte wie erwartet keine Entwicklung beobachten. Später reaktivierte er die Rezeptoren dann, woraufhin das JH die Fruchtfliegenlarven zu erwachsenen Tieren heranreifen ließ. Wie sich herausstellte, führte die Verabreichung von JH aber auch dazu, dass die Fliegen alterten, sodass die erwachsenen Tiere eine wesentlich geringere Lebenserwartung hatten. Diese Studie beweist im Grunde, dass Sexualhormone eine zweite Funktion haben, nämlich den Alterungsprozess voranzutreiben. Sollte es je einen Nobelpreis für Altersforschung geben, dann hätte Tatars Arbeit ihn verdient.

Nebenbei bemerkt hat George Williams den Fortschritt in der Evolutionstheorie um mindestens 50 Jahre zurückgeworfen, als er sich 1966 in seinem Buch „Adaptation and Natural Selection" strikt gegen die Ansicht wandte, dass die Gruppenselektion eine evolutionäre Kraft sei. Seine Argumentation war so feindselig und bösartig, dass die nächsten Generationen der Evolutionstheoretiker es nicht wagten, die Idee auch nur zu erwähnen, weil sie Angst hatten, damit ihre Karriere zu zerstören. Aber darauf kommen wir später noch zu sprechen.

Wenn man Anhänger der Theorie vom egoistischen Gen mit der Existenz von Altersgenen konfrontiert, gehen sie nie auf die entsprechende Beweisführung ein. Stattdessen beginnen sie jedes Mal mit einem geistigen Masturbationsspielchen, indem sie eine Erklärung dafür fordern, wie sich ein Altersgen überhaupt entwickeln konnte, ohne von der Evolution ausselektiert zu werden.

Die Frage, wie sich Altersgene entwickelt haben können, ist tatsächlich berechtigt und lässt sich auch nicht so leicht beantworten. Schon Peter Brian Medawar, Nobelpreisträger für Medizin (1960) und Pionier auf dem Gebiet der Altersforschung, hatte den durchaus richtigen Gedanken, dass Mutationen in Genen, die in einer späten Lebensphase exprimiert werden, die Ursache des Alterns sein könnten.

Medawars Idee lässt sich mit einem konkreten Beispiel sehr anschaulich illustrieren: Es gibt eine unheilbare erbliche Erkrankung namens Chorea Huntington, die meist um das 40. Lebensjahr erstmals auftritt und nach etwa 20 Jahren zum Tod führt. Sie ist auf einen Defekt des Huntington-Gens zurückzuführen und kann an Nachkommen weitervererbt werden. Chorea Huntington ist eine neurodegenerative Krankheit, die zu allen möglichen psychischen Problemen und wegen der zunehmenden Zerstörung des für die Muskelsteuerung zuständigen Gehirnbereichs zu unkontrollierten Zuckungen führt; deshalb nannte man sie früher auch Veitstanz. Die durchschnittliche Prävalenz dieser Erkrankung beträgt 7 : 100.000. Es gibt aber einzelne Weltgegenden, wo Chorea Huntington wesentlich stärker verbreitet ist – zum Beispiel in der Region Zulia in Venezuela, wo es bis zu 700 Fälle pro 100.000 Einwohner geben kann.

Die hohe Inzidenz von Chorea Huntington in Teilen von Venezuela, wo beinahe ein Prozent der Bevölkerung von der Erkrankung betroffen ist, hat zur Folge, dass sich Menschen mit dem defekten Gen ebenso fortpflanzen wie die gesunde Menschen. Die Verbreitung der Krankheit kann also nicht nur auf immer neue Fälle von Mutationen im Huntington-Gen zurückgeführt werden, sondern das Gen wird in hohem Maße an Nachkommen weitervererbt. Dieses Beispiel macht deutlich, wie sich auch Altersgene entwickeln und in der Bevölkerung verbreiten könnten. Wirken sie erst weit nach der Lebensphase schädlich, in der das Individuum seine Fortpflanzungstätigkeit aufnimmt, können sie sich in der Bevölkerung verbreiten, ohne (oder fast ohne) sich negativ auf die evolutionäre Fitness – also die Frage, wie viele Nachkommen man hat – auszuwirken.

Wenn Sie sich vorstellen können, dass eine ganze Menge solcher Killer-Gene sich im Genpool einer Population aufbauen und erst in einem Lebensalter in Aktion treten, wenn die meisten Individuen ihre Vermehrungstätigkeit bereits beendet haben – dann sehen Sie das Muster vor sich, wie sich auch schlechte Gene in der DNS einer Spezies anhäufen und dann an Nachkommen vererbt werden können.

„Kein Problem!" würden die Vertreter der Mainstream-Theorie vom egoistischen Gen an dieser Stelle sagen. Sie würden argumentieren, dass es kein übergeordnetes Programm gibt, das Alter und Tod herbeiführt, sondern dass sich die schlechten Gene einfach nur durch einen Unfall der Evolution ansammeln. Und sie sammeln sich deshalb an, weil die meisten Menschen nicht lange genug leben, um sich auch nach der Aktivierung dieser Gene noch fortpflanzen zu können. Die Evolution selektiert daher auch nicht gegen die Individuen mit den schlechten Genen oder zugunsten der Individuen ohne diese schlechten Gene; wer sich nicht fortpflanzt, ist für die Evolution einfach nicht mehr von Interesse. Die Mainstream-Theoretiker würden weiter ausführen, dass die paar Menschen, die sich noch in höherem Alter vermehren können, quantitativ einfach nicht ausreichen, um den Genpool in die eine oder andere Richtung zu beeinflussen. (Dabei ignorieren sie natürlich die Menopause bei Frauen, also kann sich ihre Aussage nur auf Männer beziehen.)

Bis hierher habe ich kein Problem mit der herkömmlichen Evolutionstheorie. Ich bin auch der Ansicht, dass die Evolution zunächst nicht zugunsten der Altersgene selektiert, sondern dass zufällige Mutationen für die Entstehung dieser Gene verantwortlich sind.

An diesem Punkt aber widerspreche ich der Theorie vom egoistischen Gen und behaupte noch einmal, dass Altersgene zwar als zufällige Fehlentwicklungen der Evolution entstehen, später aber trotz ihrer schädlichen Auswirkungen von der Evolution *aufgenommen* und *bewahrt* werden – als

Teil einer Altersprogrammierung, die zugunsten der Gruppe und auf Kosten des Individuums beibehalten wird.

Diese Idee der Gruppenselektion lässt sich natürlich ganz und gar nicht mit der Theorie vom egoistischen Gen vereinbaren und ist daher weithin unbeliebt. Wer der Gruppenselektion heute eine wichtigere Rolle zugesteht als die eines unbedeutenden Nebenschauplatzes der Evolution, muss damit rechnen, dass seine akademische Karriere schnell vorbei ist.

Worum handelt es sich nun eigentlich bei dieser Gruppenselektion? Sie ist schlicht und einfach eine Form der Evolution, die sich auf Gruppenebene abspielt; so könnte beispielsweise eine Gruppe von alternden Hasen eine Gruppe von nicht alternden Hasen übertreffen. In diesem Fall würde allerdings kein egoistisches Gen die Evolution steuern. Die Gruppenselektion sorgt vielmehr dafür, dass die Gene – also das Genom – nicht mehr selbstsüchtig, sondern zum Wohl der Gruppe bereit sind, sich selbst aufzuopfern.

Dieser Grundgedanke brachte mich dazu, die erste Fassung des vorliegenden Werks „Das selbstlose Gen" zu nennen. Auf den folgenden Seiten werden wir sehen, wie ein selbstloses Gen überhaupt existieren kann, wie es auf DNS-Ebene funktioniert und wie die Evolution zu seinen Gunsten und zuungunsten des egoistischen Gens selektiert haben könnte. Ich werde beim Gesamtbild anfangen und mich von dort nach unten arbeiten, um unser Wissen über Genetik und DNS, Genregulation und den Zeitablauf der Genexpression mit der Tatsache in Einklang zu bringen, dass es ein Alterungsprogramm gibt. Dieses Programm entstand durch Zufall, wurde später von der Evolution aufgenommen und dient dem Zweck, das Individuum in einem bestimmten Alter zu töten oder wenigstens dafür zu sorgen, dass es nicht mehr allzu viel zum Genpool beitragen kann. Anschließend werde ich nachweisen, dass es die sich weiterentwickelnden Jäger und Räuber sind, die fast immer und überall zugunsten der geschlechtlichen Fortpflanzung und des Alterns selektieren. Sex und

Alter haben sich als Schutz- und Verteidigungsmechanismen gegen Prädation entwickelt.

Bevor wir zum nächsten Kapitel weitergehen, möchte ich nur aufzeigen, dass eine neue Generation von Altersforschern immer mehr Beweise findet, die gegen die Theorie vom egoistischen Gen sprechen. In einem Artikel, der 2009 auf der Website Dailygalaxy.com veröffentlicht wurde, heißt es etwa:

> „Forscher der Stanford University Medical School stellen die vorherrschende Theorie des Alterns in Frage. Ihre neue Entdeckung widerspricht der Ansicht, dass es sich beim Altern um eine Anhäufung von Gewebeschäden – ähnlich dem Rost – handelt. Die Ergebnisse aus Stanford lassen vielmehr darauf schließen, dass bestimmte genetische Anweisungen den Alterungsprozess steuern.
>
> Wenn die Forscher um Stuart Kim, den Hauptautor der Studie, recht haben, dann könnte die Wissenschaft eines Tages Methoden finden, diese Signale abzuschalten und damit den Alterungsprozess zu stoppen oder sogar umzukehren. ‚Wir waren von unseren Resultaten mehr als überrascht', sagt Kim. Sein Labor untersuchte den Alterungsprozess bei C. elegans, einem Fadenwurm von einem Millimeter Länge, der sich mit seinem einfachen Körperaufbau und nur wenigen Genen ideal für wissenschaftliche Untersuchungen durch Biologen eignet. Dieser Wurm altert sehr schnell, seine maximale Lebensdauer beträgt etwa zwei Wochen.
>
> Beim Vergleich von alten mit jungen Würmern entdeckte Kims Team altersbedingte Veränderungen in den Niveaus von drei Transkriptionsfaktoren – also den molekularen Schaltern, die Gene ein- und abschalten. Diese Veränderungen lösen geneti-

sche Wirkungsketten aus, durch die sich ein junger Wurm sehr schnell in einen Pensionskandidaten verwandelt.

Zur Frage nach den Ursachen des Alterns haben sich konkurrierende Denkschulen gebildet, deren eine die Meinung vertritt, dass angeborene genetische Programme das Altern von Organismen herbeiführen. Diese Theorie kann sich nur schwer durchsetzen, weil sie impliziert, dass das Altern ein Produkt der Evolution ist und die natürliche Auslese dafür sorgt, dass bei älteren Organismen immer mehr Schädigungen auftreten. Die natürliche Auslese funktioniert jedoch so, dass jene Gene bevorzugt werden, die einen Organismus beim Hervorbringen möglichst vieler Nachkommen unterstützen. Nach dem Ende der fortpflanzungsfähigen Lebensphase sind die Gene außer Reichweite für die natürliche Auslese – und daher kann nach derzeitiger wissenschaftlicher Lehrmeinung das Altern nicht genetisch programmiert sein.

Die Mainstream-Wissenschaft vertritt die Ansicht, dass das Altern eine unvermeidliche Folge kumulierter Verschleißerscheinungen sei: Toxine, freie Radikale, DNS-schädigende Strahlung, Krankheiten und Stress verwüsten den Körper bis zu einem Punkt, wo er sich nicht mehr regenerieren kann.

Die Resultate der Stanford-Forscher widersprechen dieser in der Altersforschung vorherrschenden Ansicht aber. ‚Unsere Daten passen nicht in das derzeitige Modell der Schadensakkumulation', erläutert Kim. ‚Wir mussten daher als Alternativmodell eine genetische Steuerung des Alterungsprozesses in Erwägung ziehen.'"

Bevor wir dieses Thema hinter uns lassen und uns dem nächsten Kapitel zuwenden, sollten wir vielleicht noch ein kurzes Gedankenexperiment durchführen, um zu illustrieren, dass die Alterung ohne Steuerung durch die Evolution immer und in allen Tierarten auftaucht. Man nennt das Mutation. Wenn ein Gen mutiert, wird das durch einen zufällig auftretenden Fehler – in vielen Fällen einen Kopierfehler – in seiner Sequenz verursacht. Stellen wir uns vor, ein Satz wäre ein Gen, zum Beispiel:

„Lass auf dem Gesicht des Embryos Lippen wachsen."

Dieser Satz würde nun falsch kopiert als:

„Lass auf dem Gesicht des Embryos Rippen wachsen."

Das wäre dann eine L-zu-R-Mutation. Man kann sofort erkennen, welch katastrophale Auswirkungen eine so kleine Mutation haben kann. Die meisten Mutationen sind im besten Fall neutral, aber sehr häufig von negativer Wirkung. Eine positive Mutation kommt nur selten vor. Die Evolution muss also eine Menge schlechter Mutationen durchprobieren, bevor sie eine gute findet. Schlechte Mutationen haben oft eine tödliche oder zumindest schwächende Wirkung. In freier Wildbahn sorgen Prädatoren – also Jäger und Räuber – dafür, dass solche Mutationen bald beseitigt werden.

Beginnen wir also unser Gedankenexperiment mit einem hypothetischen Tier, in dem eine lange Reihe von Genen aktiviert wird. Darunter müssen sich auch Gene befinden, die erst aktiviert werden, wenn das Tier längst in seine fortpflanzungsfähige Lebensphase eingetreten ist. Beim Menschen wären dies zum Beispiel Gene für Bartwuchs, Kahlköpfigkeit oder graues Haar, Wachstum von Nase oder Ohren und so weiter. Bei anderen Tierarten könnte es sich um Gene handeln, die an irgendeiner Form von Metamorphose beteiligt sind.

Wie auch immer – stellen wir uns nun eine Gruppe dieser Tiere vor, die friedlich in einer Umgebung lebt, wo es keine Prädatoren gibt. Die Tiere leben harmonisch, pflanzen sich ungehindert fort und sterben schließlich bei einem Unfall oder einer Naturkatastrophe, da sie nicht altern.

Im nächsten Kapitel werden wir erfahren, wie die Expression eines Gens kontrolliert werden kann, indem man ihm eine Methylgruppe hinzufügt. Ein Gen wird damit erst dann aktiviert, wenn die Methylgruppe wieder abfällt. Ich werde erklären, dass auf diese Art alle Gene der betreffenden Tiere so gesteuert werden, dass sie das ganze Leben über in einer bestimmten Abfolge eingeschaltet werden. Nehmen Sie das vorerst einfach als gegeben hin und folgen Sie meinen Gedanken weiter.

Nun kommt plötzlich ein Prädator daher, der so viele dieser Tiere fangen und töten kann, dass das einzelne Tier im Durchschnitt nur mehr 40 Prozent der Lebenserwartung hat, die in einer prädatorfreien Umgebung zu erwarten gewesen wäre. Handelte es sich bei den angenommenen Lebewesen um Menschen, dann könnte man sagen, dass diese Menschen normalerweise mit 40 Jahren getötet werden statt mit 100. (Bleiben wir im Folgenden der Einfachheit halber bei 40 und 100 Jahren statt Prozentangaben.)

Wenn besagte Tiere im Alter von 20 Jahren mit ihrer Fortpflanzungstätigkeit beginnen, kann die Population auch dann überleben, wenn die durchschnittliche Lebensdauer durch Prädation auf 40 Jahre gesunken ist.

Aber was passiert dann mit all den Genen, die so voreingestellt sind, dass sie erst nach dem 40. Lebensjahr exprimiert werden? Sie machen zufällige Mutationen durch, die in den meisten Fällen negativ und schädlich sind. Vormals gute Gene werden durch Zufall zu Alterungsgenen. Sie sind nach wie vor mit den erwähnten Methylgruppen ausgestattet und folgen daher demselben zeitlichen Mechanismus. Doch nach einer negativen Mutation ist das Gen, das sich einst gut auf das Tier auswirkte, zum Alterungsgen geworden, das sich in einer späteren Lebensphase einschaltet. Entfernt man dann den Prädator und lässt die Population wieder älter werden, dann könnten die guten Gene – etwa die für den Bartwuchs verantwortlichen – zu einem Alterungsgen mutiert sein, das Haare nach innen wachsen lässt, wo sie irgendwann das Gehirn durchbohren. Beim

Menschen könnte das mutierte Gen beispielsweise die Alzheimer-Krankheit verursachen.

Auf diese Art können also Alterungsgene entstehen. Dagegen haben auch die Anhänger der Theorie vom egoistischen Gen nichts einzuwenden; für sie ist das einfach Alterung aufgrund der Anhäufung von Mutationen. Alterungsgene werden aber nach dem Zufallsprinzip immer und überall in allen Tierarten erzeugt. Wenn das Tier lang lebt, selektiert die Evolution häufig zuungunsten dieser Gene, doch bei früh sterbenden Tierarten können sich Alterungsgene anhäufen, wodurch es zu einer evolutionären Entwicklung des Alterns kommt.

Wäre die Theorie vom egoistischen Gen stichhaltig, dann würde die Evolution sehr schnell zuungunsten dieser Alterungsgene selektieren, damit jedes Individuum Gelegenheit hätte, Kopien seiner/ihrer Gene so weit wie möglich zu verbreiten. Genau das geschieht aber nicht. Wie es scheint, hat die Evolution eine Möglichkeit gefunden, diese zufällig erzeugten Alterungsgene zum Wohl der Gruppe aufzunehmen und zu bewahren – obwohl dies auf Kosten des Individuums geht. Den Beweis dafür liefert die Tatsache, dass in Zusammenhang mit dem Altern stehende Gene sowohl in Menschen als auch in Bakterien, Würmern, Hefen und so weiter vorkommen. Anscheinend hat sich das Altern schon vor ungeheuer langer Zeit in einem sehr frühen Vorfahren der meisten Lebensformen entwickelt und wurde von der Evolution aufgenommen und bewahrt, weshalb es sich auch fast im gesamten Tierreich verbreiten konnte. Und es dürfte nicht einfach sein, den Alterungsprozess wieder loszuwerden, weil er fest in die Struktur unserer Existenz eingewoben ist. Wäre das nicht der Fall, dann könnte ihn die Evolution ja innerhalb sehr kurzer Zeit wieder ablegen. Doch die raffinierte Evolution hat das Altern so stark mit dem Fortpflanzungsakt verknüpft, dass es nur schwer wieder zu beseitigen ist. Am einfachsten könnte man den Alterungsprozess wohl loswerden, wenn man die Hormone loswürde, die die Alterungsgene aktivieren. Da es sich bei diesen Hormonen aber um dieselben handelt, die für die Fortpflanzung zuständig sind, stehen wir vor einem Patt: Beseitigt man das Altern, dann reduziert man auch die Anzahl der Nachkommen. Beweise für diese Schlussfolgerung lassen sich in der Literatur sehr einfach finden.

Ein kurzes Beispiel dazu: Die meisten Bakterien haben ringförmige DNS-Moleküle, die Plasmide genannt werden. Bei der Replikation wird einfach ein neuer DNS-Ring erzeugt. Als die Bakterien sich dann zu Pflanzen und Tieren – sämtlich der Gruppe der Eukaryoten zugehörig – weiterentwickelten, war die DNS bei den neuen Lebewesen nicht mehr ringförmig, sondern stabförmig. Stabförmige DNS nennt man Chromosomen. Und bei Chromosomen gibt es das Problem, dass sie nicht bis zum Ende kopiert werden können, sondern bei jeder Kopie ein Stückchen kürzer werden. Früher oder später wird die DNS daher so kurz, dass sie das Gen zerstört und ihren Träger tötet. Jedes Mal bei der Reproduktion einer Eukaryotenzelle, wenn die DNS kopiert wird, altert diese Zelle wegen der Verkürzung der DNS auch. Das zeigt, dass die Evolution den Alterungsprozess auf allen Ebenen in die Fortpflanzung eingebaut hat.

(Die obenstehende Erklärung vereinfacht die Tatsachen natürlich, wenn wir von den aktuellen Telomeren und all ihren Eigenschaften sprechen, gilt aber höchstwahrscheinlich für die ersten rudimentären Telomere, die sich entwickelten, als die ringförmige DNS stabförmig wurde.)

Epigenetik: Warum Alterungsgene dank Methylierung, Chromatin, Lamin A und WRN in einem bestimmten Alter exprimiert werden

1998 erschien mein erster je in einem wissenschaftlichen Fachjournal veröffentlichter Artikel. Die Zeitschrift hieß *Medical Hypotheses* und war eine der ganz wenigen, die sich der Theorie gewidmet hatten. (Fast alle anderen medizinischen und wissenschaftlichen Journals befassen sich in erster Linie mit den Ergebnissen von Experimenten.) Mein Artikel trug den Titel „The Evolution of Aging: A New Approach to an Old Problem of Biology" [dt. etwa: „Die Evolution des Alterns: eine neue Herangehensweise an ein altes Problem der Biologie"]. In dieser Abhandlung machte ich eine verrückte Prognose, über die ein Großteil der Leser nur herzlichen lachen konnte – nämlich, dass sich bald herausstellen würde, dass das luteinisierende Hormon (ein Sexualhormon) eine Rolle beim Fortschreiten der Alzheimer-Krankheit spielt. Wie sich in den folgenden Jahren zeigte, traf meine Prognose zu; aber das habe ich an anderer Stelle im vorliegenden Buch näher erläutert.

Eine weitere Vorhersage, auf die ich in meinem Aufsatz recht ausführlich einging, betraf die Epigenetik. Meiner Ansicht nach würde man herausfinden, dass sie auf DNS-Ebene als wichtigster Faktor für den Alterungsprozess verantwortlich ist. (Die Epigenetik befasst sich mit der Steuerung der Genaktivität durch Dinge wie Proteine oder Moleküle, die mit dem Gen verbunden sind und seine Expression so lange hemmen, bis sie entfernt werden.) Fast alle Leser meines Artikels ignorierten diese Behauptung, obwohl sie eines der wichtigsten Themen auf den 42 Seiten meines Texts war. 15 Jahre später begannen dann alle möglichen Forscher und Wissenschaftler plötzlich Abhandlungen zu veröffentlichen, in denen es darum ging, wie die Epigenetik das Altern auf DNS-Ebene steuert.[24]

Anscheinend war ich meiner Zeit also weit voraus. Erst später befasste ich mich wieder eingehender mit dem Thema – und im Folgenden möchte ich auf möglichst einfache und verständliche Art erläutern, wie das Altern auf DNS-Ebene gesteuert wird.

Beginnen wir mit der Frage, wie die vielen einzelnen Gene in der Entwicklungsphase vom befruchteten Ei zum ausgewachsenen Menschen in genau der richtigen Reihenfolge und zum richtigen Zeitpunkt ein- und abgeschaltet werden. Darauf gibt es mehrere Antworten, aber in meinem wissenschaftlichen Aufsatz habe ich mich in erster Linie mit der DNS-Methylierung befasst.

Dazu müssen wir erst einmal etwas genauer darauf eingehen, was die DNS ist.

Jede Zelle unseres Körpers besitzt einen Zellkern. Wenn man jede Zelle als eigenständiges Tier betrachtet (was in gewisser Hinsicht auch so ist, da man einzelne Zellen aus dem Körper entfernen und in einer Glasschale am Leben erhalten kann; dort können sie sich auch teilen und somit vermehren), dann wäre der Zellkern das Gehirn der Zelle. Und im Gehirn befinden sich Informationen. Diese Informationen sind auf einem langen Molekülstrang namens DNS kodiert. Die DNS ist so etwas wie ein Buch, dessen winzige Buchstaben nicht auf Papier, sondern auf einem Strang festgehalten sind.

Gruppen dieser Buchstaben ergeben einen Satz, der wie eine einzelne Anweisung funktioniert. Jeder Satz in dem auf einem DNS-Strang enthaltenen Buch steht für ein Gen. Die DNS könnte also – einfach dargestellt – so aussehen:

Gen 1 — Gen 2 — Gen 3 — Gen 4 — und so weiter

---

24 Z. B.: Mitteldorf, J. J.: „How does the body know how old it is? Introducing the epigenetic clock hypothesis" in *Biochemistry (Moscow)*, 2013, 78(9):1048–53

Wenn sich eine befruchtete Eizelle in zwei, dann vier, dann acht et cetera Zellen teilt, bis aus ihr ein erwachsener Mensch geworden ist, müssen diverse Gene in der richtigen Reihenfolge eingeschaltet werden. Gen 1 könnte beispielsweise die Anweisung beinhalten, dass sich eine einzelne Zelle in zwei Zellen teilen soll; Gen 2 instruiert zwei Zellen, sich in vier Zellen zu teilen und so fort.

Entscheidend dabei ist, dass es um eine riesige Anzahl von Genen geht, die genau zur richtigen Zeit eingeschaltet werden, damit aus einer Eizelle in einem sehr komplizierten Vorgang ein ausgewachsener und aus durchschnittlich 37,2 Billionen Zellen bestehender Erwachsener werden kann. Diese gewaltige Menge an Zellen lässt sich – ähnlich wie in dem berühmten Schachbrettbeispiel – erreichen, wenn man eine Zelle 42-mal verdoppelt, also: 1 – 2 – 4 – 8 – 16 und so weiter

Die Gene, die zu einem späteren Zeitpunkt im Entwicklungsprogramm exprimiert werden sollen, müssen bis dahin abgeschaltet bleiben. Würden sich alle Gene in der DNS gleichzeitig einschalten, dann wäre das Resultat Chaos und ein sicherer Tod. Wie sorgt die Natur aber nun dafür, dass die betreffenden Gene abgeschaltet bleiben? An dieser Stelle kommt die DNS-Methylierung ins Spiel.

Modifizieren wir den obigen Genstrang auf eine Weise, dass nur das erste Gen exprimiert wird. Alle Gene außer Gen 1 schalten wir mittels DNS-Methylierung ab. Bei der Methylierung handelt es sich um die Übertragung einer Methylgruppe an den Anfang des Gens, den sie damit unlesbar macht. (Man könnte das mit einer Tonbandkassette vergleichen – die DNS beziehungsweise die Gene sind das Band.)

Nehmen wir M als Symbol für eine solche Methylgruppe. Eine Methylgruppe ist ein winziges Molekül mit einem Kohlenstoffatom in der Mitte, an das drei Wasserstoffatome gebunden sind.

Mit der offenen Verbindung links bindet die Methylgruppe dann an den Anfang des Gens. Sind alle Gene der DNS außer Gen 1 an Methylgruppen gebunden, dann sieht das so aus:

M M M
Gen 1 – Gen 2 – Gen 3 – Gen 4 –

Dieses Stück DNS gibt nur die Anweisungen weiter, die in Gen 1 kodiert sind – wie bereits erwähnt, wäre dies die Instruktion an die Eizelle, sich in zwei Zellen zu teilen. Hat die Zelle diesen Auftrag erfüllt, dann gibt Gen 2 die Anweisung an die zwei Zellen weiter, sich in vier Zellen zu teilen; dazu müssen wir die zweite Methylgruppe entfernen:

M M
Gen 1 – Gen 2 – Gen 3 – Gen 4 –

Auf diese Art wird also die sequentielle Expression von Genen durch die DNS-Methylisierung gesteuert.

Im Hinblick auf das Gesamtbild sagt uns das, dass das Alter eines Organismus davon bestimmt wird, wie viele Methylgruppen noch an die DNS binden. Wenn die meisten Methylgruppen weg sind, wurden auch die meisten Gene bereits exprimiert – und man ist erwachsen. Mit jeder neuen Zellteilung nimmt das Niveau der DNS-Methylierung ab; im Labor hat man nachgewiesen, dass menschliche Zellen sich 50- bis 70-mal teilen können, bevor sie absterben. Je weniger DNS-Methylierung eine Zelle also hat, desto älter ist sie. Das Niveau der DNS-Methylierung ist demnach wie eine Uhr, die einem verrät, wie lange man noch zu leben hat.

Doch was geschieht nach Erreichen des Erwachsenenalters – werden dann vom Entwicklungsprogramm keine weiteren Gene mehr eingeschaltet? Die Anhänger der Theorie vom egoistischen Gen würden diese Frage ohne Zögern mit einem Ja beantworten: Es gibt keine „guten“ Entwicklungsgene mehr, sobald man einmal erwachsen ist. Und „schlechte“ Alterungsgene werden natürlich auch nicht exprimiert, „weil sie nicht existieren“. Die Mainstream-Altersforscher glauben ja bekanntlich daran, dass der Alterungsprozess durch Schädigungen des Gens und nicht durch die Expression von Alterungsgenen verursacht wird.

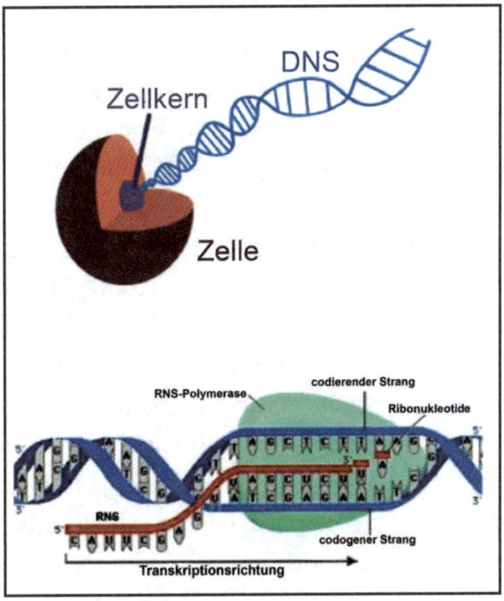

Diese Ansicht muss aber dann völlig falsch sein, wenn es tatsächlich Alterungsgene gibt, die dem Körper bei Aktivierung die Anweisung geben, sich selbst zu zerstören. Vom Gesamtbild her gesehen ist jeder weitere Tag im Leben für die Gene nichts weiter als eben ein weiterer Tag im Leben – ob man nun ein Kleinkind, ein 40- oder ein 75-Jähriger ist. Für junge Menschen ist das Älterwerden durchaus positiv, aber irgendwann erreicht man den Punkt, wo einen jeder weitere Tag dem Tode naherbringt. Das liegt daran, dass dann Gene aktiviert werden, die nur den Zweck haben, einen umzubringen oder zumindest dafür zu sorgen, dass man sich nicht mehr vermehren kann. Sehen wir uns dazu den DNS-Strang, den wir vorher gebastelt haben, etwas weiter hinten an:

M M
Gen 100 – Gen 101 – Gen 102 – Gen 103 –

Hier sehen wir den Punkt, an dem das letzte positiv wirkende Gen exprimiert (Gen 100) und das erste Altersgen durch den Verlust der DNS-Methylierung aktiviert wurde (Gen 101). Dahinter warten schon die Altersgene 102, 103 und so weiter darauf, nach und nach aktiviert zu werden, wenn auch sie ihre Methylgruppen (M) einbüßen.

Muss man also nur die Methylgruppen behalten, um den Alterungsprozess aufzuhalten? Ich würde diese Frage vorerst bejahen – aber es wird noch etwas komplizierter. Zuvor wollen wir uns aber noch ein paar wissenschaftliche Beweise ansehen.

Als ich an meiner ersten Abhandlung über das Altern arbeitete, versuchte ich zu verstehen, wie die DNS-Methylierung den Entwicklungs- und Alterungsprozess beeinflusst. Zum Thema, wie das Heranreifen einer befruchteten Eizelle zum Embryo, zum Fötus und schließlich zum Baby von drastischen Veränderungen in der DNS-Methylierung begleitet wird, fanden sich jede Menge Informationen, die etwa folgenden Inhalt hatten:

Bei Befruchtung der Eizelle durch das Spermium wird der gesamte DNS-Strang demethyliert; das heißt, alle Methylgruppen werden entfernt. Der nächste Schritt besteht in einer Remethylierung des Strangs. Danach erfolgt bei jeder Zellteilung ein drastischer Rückgang der Methylierung, wodurch viele verschiedene Gene aktiviert werden. Die Zelle entwickelt sich immer weiter zu ihrer endgültigen Form und erhält dabei ein spezielles Methylisierungsmuster, das nur die für diesen Zellentyp notwendigen Gene aktiviert und dafür die Gene, die in anderen Zellen nützlich sind, an der Expression hindert. In jeder Zelle werden unterschiedliche Gene exprimiert. Dieser Vorgang ist unter dem Namen Zelldifferenzierung bekannt.

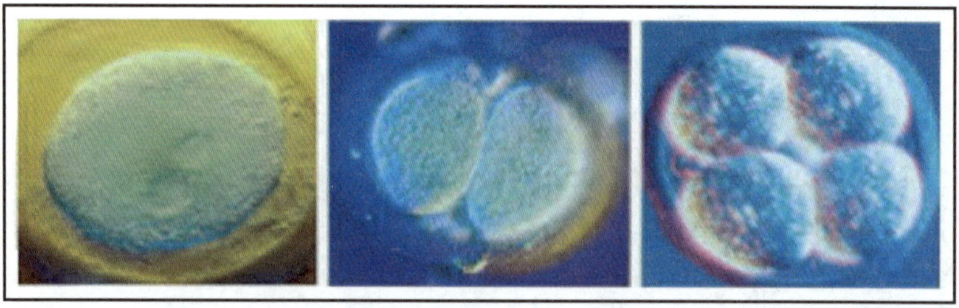

Remethyliert man sämtliche Gene, die in einer Hautzelle exprimiert werden – schaltet man sie also ab –, dann könnte man diese Hautzelle theoretisch in eine befruchtete Eizelle zurückverwandeln. Genau das tut man auch, wenn man ein Tier aus einer einzelnen Körperzelle klont: Man entfernt die DNS aus einer befruchteten Eizelle und ersetzt sie durch die DNS, die man aus einer Zelle (vielleicht einer Hautzelle) des betreffenden Tiers extrahiert hat. Dann versetzt man der Eizelle einen Schock, damit sie die DNS der Hautzelle remethyliert. Nur ein paar Zellteilungen später hat man einen Tierbaby-Klon, der genau gleich ist wie das Spendertier.

Sehen wir uns das oben beschriebene Entwicklungsprogramm weiter an, so stellen wir fest, dass während der embryonalen Entwicklung die Methylierung rapide abnimmt. Erst danach verlangsamt sich die Demethylierung der DNS und legt für den Rest des Lebens ein sehr viel geringeres Tempo vor.

Gibt es abgesehen von der Zellteilung noch eine andere Methode, die Geschwindigkeit der Demethylierung zu beeinflussen? In meinem Aufsatz aus dem Jahr 1998 habe ich vorhergesagt, dass eine solche Methode existieren müsse. Die Veränderung diverser Hormonspiegel im Lauf unseres Lebens sollte sich darauf auswirken, schrieb ich damals, wie schnell wir die Methylierung verlieren oder auch wiedergewinnen (uns also verjüngen!). Tatsächlich sind seither Beweise dafür aufgetaucht, dass Hormone die Methylierung beeinflussen, indem sie die Aktivität der DNS-Methyltransferasen ändern.

DNS-Methyltransferasen sind Enzyme, die im Zellkern herumschwimmen und Methylgruppen an diversen Stellen der DNS platzieren. In einer Studie aus dem Jahr 2009 fanden sich beispielsweise deutliche Hinweise darauf, dass dieser Vorgang hormonell gesteuert ist.[25] Auch andere Studien

25 Yamagata, Y.; Asada, H.; Tamura, I.; Lee, L.; Maekawa, R.; Taniguchi, K.; Taketani, T.; Matsuoka, A.; Tamura, H. und Sugino, N.: „DNA methyltransferase expression in the human endometrium: down-regulation by progesterone and estrogen“ in *Human Reproduction*, 2009, 24(5):1126–32

belegen dies. Gelegentlich kann sogar nachgewiesen werden, dass „gute" Hormone wie Melatonin für die Remethylierung der DNS sorgen.[26]

Eine einfache – vielleicht sogar etwas zu einfache – Betrachtungsweise der DNS-Methylierung sieht also so aus: Im Allgemeinen führt die Verminderung der DNS-Methylierung zur sequentiellen Genexpression und steuert damit den Entwicklungs- und später den Alterungsprozess. Die guten Hormone, deren Spiegel mit zunehmendem Alter sinkt, verlangsamen den Alterungsprozess beziehungsweise kehren ihn um, indem sie die Remethylierung der DNS fördern; die „schlechten" Hormone hingegen, deren Spiegel nach dem 40. Lebensjahr beim Menschen drastisch ansteigt, beschleunigen den Alterungsprozess, indem sie die DNS demethylieren.

1998 war dies noch ein ziemlich radikaler Gedanke, doch mittlerweile tauchen immer mehr Beweise dafür auf, dass ich damit wirklich das übergeordnete Prinzip des Alterns beschrieben habe. Aber das ist noch nicht alles: War ich damals noch davon überzeugt, dass einzig und allein die DNS-Methylierung den Alterungsprozess steuert, so fand ich später heraus, dass es noch einige andere Faktoren gibt, von denen die Genexpression unterdrückt wird, indem die Gene zugedeckt werden.

Der nächste Alterungsmechanismus, den die Forschung entdeckte, ist die Chromatin-Dekondensation. Auch hier war ich der Erste, der sie prognostizierte – in meinem Aufsatz „Sex, Kings, & Serial Killers and other Group Selected Traits" zum Thema Altern aus dem Jahr 2000.

---

26 Martin, V.; Sanchez-Sanchez, A. M.; Herrera, F.; Gomez-Manzano, C.; Fueyo, J.; Alvarez-Vega, M. A.; Antolín, I. und Rodriguez, C.: „Melatonin-induced methylation of the ABCG2/BCRP promoter as a novel mechanism to overcome multidrug resistance in brain tumour stem cells" in *British Journal of Cancer*, 2013, 108(10):2005–12

Chromatin-Kondensation/Histone

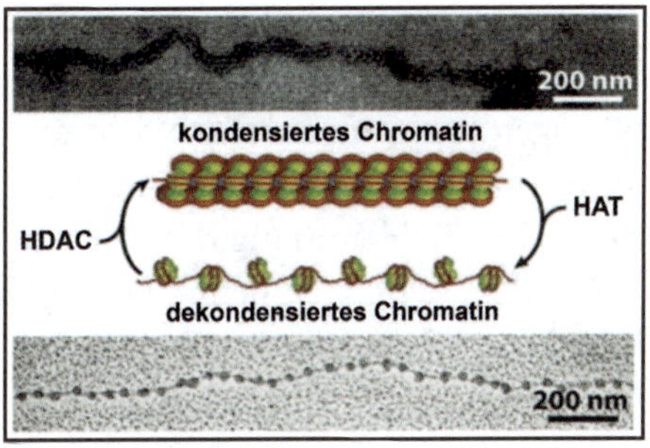

Die Chromatin-Kondensation beruht auf sehr ähnlichen Prinzipien wie die DNS-Methylierung. Chromatin ist nur eine andere Bezeichnung für dicht verpackte DNS, die mit Proteinen überzogen ist, sodass die Gene in der DNS nicht eingeschaltet werden können. Die DNS ist eng um kleine Spulen namens Histone gewickelt und von diversen anderen Proteinen zugedeckt, die wie eine Kabelisolierung wirken. Alterungsgene werden an ihrer Aktivierung gehindert, indem sie zugedeckt bleiben. Wenn die Histone acetyliert werden (eine Acetylgruppe ist ähnlich wie eine Methylgruppe, hat aber die Struktur CH3-C=O), öffnen sie sich und damit den Zugang zu den betreffenden Genen. Die Acetylierung hat etwa die gegenteilige Wirkung wie die Methylierung. Während die Methylierung verhindert, dass die DNS kopiert wird, ist die Acetylierung eine Art Türöffner und entfernt Proteine von der DNS, damit sie kopiert werden kann.

Chemische Verbindungen, die diesem Öffnen der DNS entgegenwirken, sind als positiv einzustufen, weil sie den Alterungsprozess verlangsamen. Man nennt diese Verbindungen Histon-Deacetylasen. Zu ihnen gehört eine Familie multifunktionaler Enzyme namens Sirtuine, die unter anderem Alterungsvorgänge regulieren. Das Nahrungsergänzungsmittel Resveratrol stimuliert die Expression des SIRT1-Gens, das wiederum die Alterungsgene in der DNS durch Chromatin-Kondensation/Gen-Silencing hemmt.

Telomere

Telomere sind nichts anderes als DNS-Stückchen, die man am Ende jedes Chromosoms findet. (Ein Chromosom ist übrigens eines von 23 stabförmigen Segmenten der DNS-Stränge – wie ein Buch aus einer 23-bändigen Enzyklopädie.) Sie sorgen auf dieselbe Art wie die DNS-Methylierung für eine Hemmung der Alterungsgene.

Auf den Telomeren befinden sich keine Gene, sondern sie sind eigentlich „Junk-DNS" (also DNS, die keine Funktion für den Organismus ausübt) und damit ähnlich wie die Plastikenden an Schnürsenkeln. Bei jeder Zellteilung verkürzen sich die Telomere ein wenig. Viele Wissenschaftler glauben, dass nach einer fortdauernden Verkürzung der Telomere die danebenliegenden Gene beschädigt werden und das Altern verursachen. Das ist allerdings ein Irrglaube.

In Wahrheit sind Telomere äußerst stark kontrollierte Vorrichtungen zur Genregulation. Nachdem sich eine Zelle und ihre Chromosomen geteilt haben und das Telomer so verkürzt wurde, faltet es sich wieder über die Gene enthaltende DNS und hemmt die Expression dieser Gene, indem es sie zudeckt. Man nennt dies den Telomer-Positionseffekt. Wenn sich das Telomer mit jeder Zellteilung ein wenig verkürzt, legt es auf sehr kontrollierte und genau bemessene Weise ein Alterungsgen nach dem anderen frei. Im Endeffekt tun Telomere also nichts anderes als die DNS-Methylierung und die Chromatin-Kondensation: Sie hemmen Alterungsgene. Es verwundert daher auch nicht, dass es ein Enzym namens Telomerase gibt, das von Hormonen gesteuert wird und die Telomere wieder verlängern kann.

Lamin-A-Proteine

Kommen wir nun zur interessantesten Tatsache, über die ich nach Veröffentlichung meines ersten wissenschaftlichen Aufsatzes zum Thema Altern erfahren habe: Die Erbkrankheit Progerie, die zu einem überschnellen Altern bei Kindern führt, wird ebenfalls durch einen Defekt in einem Protein verursacht, das normalerweise mit Gen-Silencing zu tun hat – dem Protein Lamin A. Dieses Protein deckt in Wirbeltieren die Kernhülle/Kernmembran des Zellkerns zu.

Die Anhänger der Theorie vom egoistischen Gen verstiegen sich sofort zur Behauptung, dass es sich beim fehlgeformten Lamin A (Progerin) in Progerie-Erkrankten um einen Proteindefekt handle, der die DNS schädigt und zu einer „unbeabsichtigten" Alterung führe – ähnlich wie die DNS-Schädigung, die bei normalen Menschen das Altern verursacht. Auch diese Aussage ist wie üblich falsch. Die Lamin-A-Proteine liefern nicht nur die Abdeckung für die Kernhülle, in der sich die DNS befindet, sondern beeinflussen auch die Positionierung diverser Proteine und Moleküle, die die Genexpression steuern und hemmen. Anormale Lamin-A-Proteine können jedoch die Expression mehrerer Alterungsgene nicht mehr hemmen, wodurch schon in jungen Jahren ein Alterungsprogramm aktiviert wird, das zur Progerie-Erkrankung führt.

Unterm Strich bedeutet das also, dass Lamin-A-Proteine ganz ähnlich funktionieren wie die DNS-Methylierung, die Chromatin-Kondensation und die Telomere: Sie hemmen Alterungsgene. Wenn die Evolution ein funktionierendes Verfahren gefunden hat, verwendet sie es anscheinend immer wieder.

Offenbar spielen Lamin-A-Proteine auch bei der normalen Alterung eine Rolle. Der Proteindefekt, der bei kindlichen Progerie-Patienten auftritt, stellt sich bei gesunden Erwachsenen nur in einer späteren Lebensphase ein.[27]

Ich habe so eine Ahnung (auf die ich später vielleicht noch genauer eingehen werde), dass ein erhöhter Spiegel des follikelstimulierenden Hormons (FSH) ebenfalls mit der Expression jener Alterungsgene zu tun haben könnte, die bei Progerie vorzeitig exprimiert werden. Es ist ziemlich eindeutig, dass Progerie nichts als eine Beschleunigung eines Teils des normalen Alterungsprogramms beim Menschen – und zwar des „männlichen" Teils, wie ich ihn bezeichne – ist.

WRN-Proteine

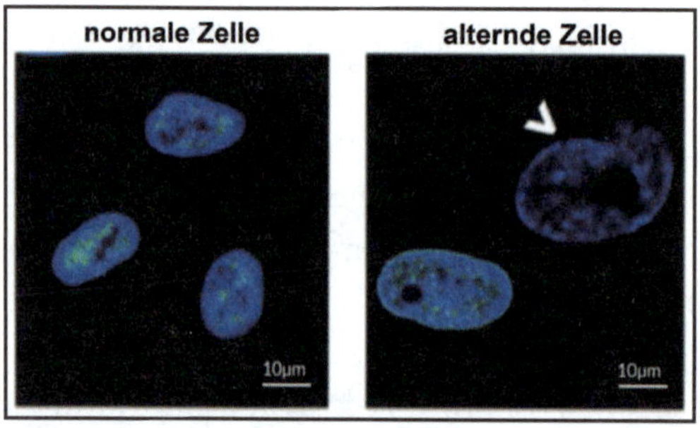

Unordnung im Zellkern: Normalerweise dicht gepackte DNS-Pakete (wie in normalen Stammzellen, links) lösen sich in frühzeitig alternden Zellen (rechts) auf, vergrößern ihren Zellkern und fördern das Altern.

Bei den Recherchen für dieses Buch suchte ich nach neuen Fakten über das Werner-Syndrom – jene Krankheit, die dazu führt, dass normale Teenager so massiv zu altern beginnen, dass sie mit etwa 45 Jahren den körperlichen Zustand eines oder einer 90-Jährigen erreicht haben.

Dabei fand ich heraus, dass für das Werner-Syndrom ein defektes Protein

27 Rodriguez, S.; Coppedè, F.; Sagelius, H. und Eriksson, M.: „Increased expression of the Hutchinson-Gilford progeria syndrome truncated lamin A transcript during cell aging" in *European Journal of Human Genetics*, 2009, 17(7):928–37

namens WRN verantwortlich ist, das ebenfalls eine Rolle bei der Hemmung diverser Alterungsgene spielt. Viele Experten hielten dies für eine verrückte Idee, weil das WRN-Protein eine DNS-Helikase ist – das heißt, dass seine Aufgabe darin besteht, an die DNS zu binden und diese während der Genaktivierung und DNS-Kopie zum Einrollen oder Aufrollen zu veranlassen. Wie die Lamin-A-Proteine hat aber auch das WRN-Protein eine zweite Aufgabe: Es hemmt diverse Gene in Stammzellen und unterdrückt zudem Alterungsgene, die während des Alterns Entzündungen verursachen und Fettzellen erzeugen. Auch diverse andere Alterungsgene, insgesamt 14 Stück, werden vom WRN-Protein an der Expression gehindert. Diese Aufgabe bewältigt es wahrscheinlich, indem es mit dem durch die Chromatin-Kondensation bewirkten Gen-Silencing interagiert und sie am Laufen hält. Zellen, die Werner-Syndrom-Patienten entnommen wurden, weisen nämlich ebenso wie die Zellen von Progerie-Kranken eine Desorganisation beim Chromatin auf, das mit der Unterdrückung der Genexpression zu tun hat (wie die Isolierung auf einem Kabel, wir erinnern uns). Die Evolution hat also auch hier dasselbe Drehbuch zur Hemmung von Alterungsgenen genutzt, um den Alterungsprozess zu steuern.

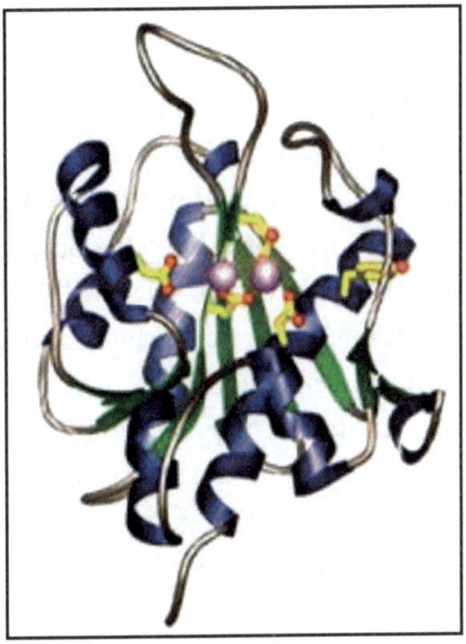

Offenbar haben einzelne WRN-Proteine die Aufgabe, das Altern zu bremsen.

WRN hemmt nicht nur mehrere Alterungsgene, sondern hat auch auf irgendeine Art und Weise mit der DNS-Methylierung und der Erhaltung der Telomerlänge zu tun.

Eine weitere interessante Studie wurde im Jahr 2010 veröffentlicht und zeigte auf, dass das WRN-Protein von Östrogen kontrolliert wird. Wenn man einer Zelllinie aus Zellen der weiblichen Brust Östrogen zugibt, dann wird WRN-Protein erzeugt; bei Zugabe von Testosteron ist dies nicht der Fall. Im Hinblick darauf, dass das Werner-Syndrom nicht vor der Pubertät einsetzt, ist dieses Faktum besonders aufschlussreich. Höchstwahrscheinlich bedeutet es, dass das WRN-Protein sich in der Evolution entwickelte, um Gene zu steuern, die erst nach der Kindheit exprimiert werden, also Pubertätsentwicklungs- und auch Alterungsgene. Das heißt aber auch, dass altersbedingte hormonelle Veränderungen (wie der Östrogen-Absturz nach der Menopause) den dauerhaften Niedergang des WRN-Spiegels in einer späteren Lebensphase bedingen, wie vor Kurzem ebenfalls in einer Studie festgestellt wurde.

Kapitel 9

Neuntes Puzzleteil: Altern kann verlangsamt und sogar rückgängig gemacht werden

Gibt es das egoistische Gen wirklich, dann ist es laut Mainstream-Wissenschaft völlig unmöglich, das Altern aufzuhalten oder zu verlangsamen – geschweige denn, es rückgängig zu machen. Vertretern dieser Theorie zufolge wird die DNS im Lauf des Lebens nämlich immer mehr geschädigt, und die angehäuften Schäden sind praktisch irreversibel. Jedes Eingreifen in den Alterungsprozess kommt für sie dem Versuch nahe, einen Feuerwerkskörper wieder zusammenzusetzen, nachdem er explodiert ist. Die „egoistischen Genetiker" beharren auch dann noch stur auf dieser Ansicht, wenn man sie mit Fakten konfrontiert, die eindeutig dagegensprechen.

Geht man davon aus, dass das Altern programmiert ist, dann ist es jedoch sehr viel einfacher, etwas dagegen zu tun. Man muss nur die Zündschnur des „Feuerwerkskörpers" finden und sie abschneiden, bevor sie die Explosion auslöst.

Eine ganz offenkundige Tatsache, die vom Mainstream bisher geflissentlich ignoriert wurde, ist die Kalorienrestriktion. Seit den 1930er Jahren ist bekannt, dass Ratten oder Mäuse bei Unterernährung eine bis zu 40 Prozent längere Lebensdauer haben als normal gefütterte Nagetiere. Es war Clive McCay, der bereits in den 1920er Jahren entdeckte, dass sich das Leben durch Unterernährung verlängern lässt. McCay war ursprünglich Fischzüchter und stellte fest, dass seine Forellen länger lebten, wenn seine Hilfskraft sie zu füttern vergaß, während er in Urlaub war.

Er war nicht sicher, ob die verlangsamte Alterung am Futtermangel lag oder daran, dass die Fische Insekten, die sich in ihren Teich verirrten, als Proteinquelle nutzten.

McCay startete daraufhin einen Versuch mit jungen Ratten, denen er ein reduziertes Nahrungsangebot vorsetzte. Dabei fand der Biochemiker heraus, dass es zu einer drastischen Lebensverlängerung kam, wenn er den Tieren so wenig zu fressen gab, dass sie nicht einmal mehr wachsen konnten. Wenn die Ratten nicht mehr gesund aussahen, ließ McCay sie zehn Gramm zunehmen. Nach dem Experiment konnte er festhalten, dass sich durch die Diät die Lebenserwartung der Männchen signifikant erhöht hatte, während bei den Weibchen keine erhebliche Lebensverlängerung eintrat.

Die dahinterstehende Methode ist recht einfach: Man misst die Futtermenge, die eine normale Maus oder Ratte zu sich nimmt, wenn sie unbeschränkt fressen darf, und reduziert diese dann um einen bestimmten Prozentsatz. Die Nahrungsaufnahme lässt sich normalerweise um etwa 40 Prozent reduzieren, bevor das Versuchstier stirbt; diese Zahl stimmt auch mit dem Gewichtsverlust von 40 Prozent im Vergleich mit der Kontrollgruppe überein. Und damit geht auch ein 40-prozentiger Anstieg in der

Überlebenskurven nach den Daten von McCay et al. für männliche (A) und weibliche (B) Ratten, die ad libitum (= so viel sie essen können) sowie nach dem Prinzip der Kalorienreduktion gefüttert wurden

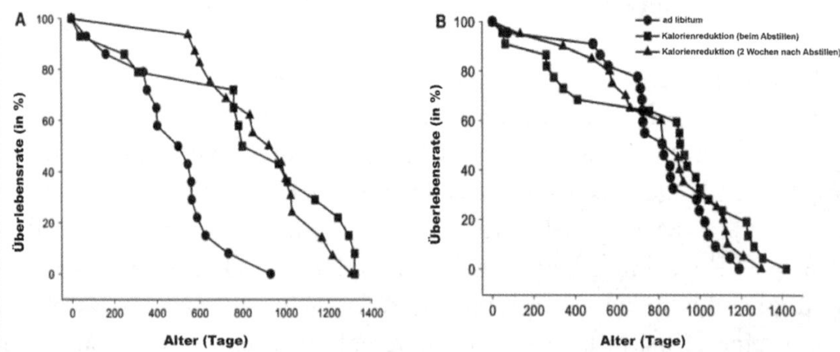

durchschnittlichen und maximalen Lebensdauer einher. Das beweist sehr anschaulich, dass es sich beim Altern nicht um einen genau festgelegten Vorgang handelt, der unveränderlich wäre. Für die Fans der Theorie vom egoistischen Gen ist dieser Effekt jedoch nur darauf zurückzuführen, dass durch die reduzierte Nahrungsaufnahme angeblich weniger freie Radikale im Körper produziert werden und damit auch die DNS-Schädigungen abnehmen – und so soll auch der Alterungsprozess verlangsamt werden.

Die wesentlichen durch Kalorienrestriktion bewirkten hormonellen Veränderungen bei Affen waren Anstiege des Melatonin- und DHEA-Spiegels. Ich bin aber davon überzeugt, dass sich hier viel tiefgreifendere Veränderungen abspielen. Als ich für meinen ersten wissenschaftlichen Aufsatz aus dem Jahr 1998 recherchierte, stieß ich auf eine Studie, bei der man Angehörige der US Navy fünf Tage lang auf Nulldiät gesetzt hatte. Am fünften Tag wurden die folgenden hormonellen Veränderungen festgestellt:

cAMP-stimulierende Hormone

TSH sank um 67 % – wie erwartet
LH sank um 33 % – wie erwartet
FSH sank um 33 % – wie erwartet
hCG: nicht untersucht
Cortisol stieg um 110 % – unerwartet
Östrogen stieg um 10 % – unerwartet

cGMP-stimulierende Hormone

Melatonin stieg um +/- 100 % bei Ratten – wie erwartet (wurde im Rahmen der Navy-Studie nicht untersucht)
Wachstumshormon stieg um 200 bis 400 % bei Männern – wie erwartet (wurde im Rahmen der Navy-Studie nicht untersucht)
DHEA-S stieg um 100 % – wie erwartet
Testosteron sank um 50 % – unerwartet

Bei den Schilddrüsenhormonen T3 und T4 änderte sich relativ wenig. Der Prolaktin-Wert sank um 25 %, ist aber hier nicht angeführt, weil es sich um ein „beidhändiges“ Hormon handelt, das – je nach den Rezeptoren, die es beeinflusst, sowohl cAMP als auch cGMP stimuliert.

Eine Vorhersage, die ich in meinem 1998 erschienenen Aufsatz zur Evolution des Alterns traf, obwohl ich gar nicht so sehr daran glaubte, war die: Kalorienreduktion würde die Lebensdauer verlängern, indem sie ein Ansteigen des cGMP-Niveaus (cGMP = cyclisches Guanosinmonophosphat) im Körper bewirkt.

Auf diese Vorhersage war ich gekommen, als mir aufgefallen war, dass es zwei wichtige hormonelle „Second Messenger“-Systeme („Second Messenger“ = „Sekundäre Botenstoffe“) gibt. Das erste ist das cAMP-Molekül (cAMP = cyclisches Adenosinmonophosphat), das durch die Hormone LH, FSH und hCG stimuliert wird – ja, genau die Hormone, deren Spiegel im Alter zunimmt, damit man altert und stirbt. Man nennt es Second-Messenger-System, weil die Hormone an einen Rezeptor auf der Zelle binden, der dann eine sekundäre Nachricht innerhalb der Zelle (das cAMP) aktiviert. Ich überprüfte alle cAMP-stimulierenden Hormone und fand heraus, dass fast jedes davon mit den Ursachen für eine Art von Krebs zu tun hat.

Das zweite Second-Messenger-System ist weniger bekannt und heißt cGMP. Es gibt nicht viele Hormone, die dieses System direkt stimulieren, aber seine Produktion wird erwiesenermaßen durch Stickstoffmonoxid angeregt. Ich recherchierte weiter und warf einen genaueren Blick auf sämtliche in den Alterungsprozess involvierten Hormone und ihren Zusammenhang mit cAMP oder cGMP. Dabei stellte ich fest, dass alle Hormone mit positiver Auswirkung, deren Spiegel mit zunehmendem Alter sinkt, mit einem höheren cGMP-Wert zu tun haben. Wie diese „guten“ Hormone zum Ansteigen des cGMP-Werts führen, konnte ich allerdings nie ermitteln.

Meine Vorhersage war dementsprechend ungenau, sodass ich sie nie besonders intensiv weiterverfolgte. Umso überraschter war ich, als ein angesehenes wissenschaftliches Journal eine Studie publizierte, bei der – im Tierversuch mit Mäusen – nachgewiesen worden war, dass Kalorienrestriktion die cGMP-Produktion dramatisch zunehmen lässt.[28]

Neben der Kalorienrestriktion gibt es aber auch noch andere Methoden, Hormone und Arzneien, die den Alterungsprozess aufhalten oder verlangsamen können.

DHEA

Männer mit einem höheren DHEA-Spiegel haben eine sehr viel bessere Überlebenskurve – siehe Grafik F in der Abbildung.

Es ist ganz einfach: Wenn Sie den Alterungsprozess verlangsamen und vielleicht sogar umkehren wollen, müssen Sie als Nahrungsergänzungsmittel DHEA, Pregnenolon, Melatonin und vielleicht auch Progesteron einnehmen. Da ein Anstieg des Melatoninspiegels für gewöhnlich auch zu einem höheren Progesteronspiegel führt, ist es aber vielleicht gar nicht notwendig, Letzteres gesondert zuzuführen.

In den USA sind alle diese Hormone rezeptfrei erhältlich – recht ungewöhnlich im Vergleich mit dem Rest der Welt, wo man viele Hormone nur auf Rezept erhält.

Wenn Sie Ihr Hormonprogramm nur mit kleineren Mengen Progesteron aufstocken wollen, können Sie sich auch Progesteronsalbe verschreiben lassen, deren Wirkstoff von der Haut aufgenommen wird. Hochdo-

---

28 Guarente, Leonard: „NO link between calorie restriction and mitochondria" in *Nature Chemical Biology*, 2005, 1:355–6; http://dx.doi.org/10.1038/nchembio1205-355

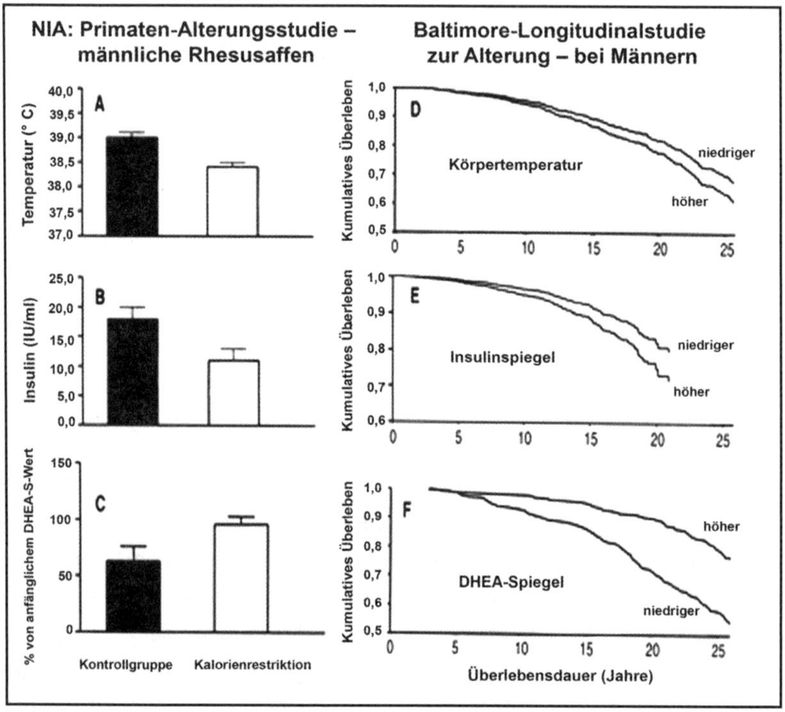

siertes Progesteron mit dem Markennamen Prometrium ist rezeptpflichtig und stark überteuert.

Welche Dosis Sie einnehmen sollen? Das ist eine gute Frage.

Bei DHEA sind für Männer 100 mg und für Frauen vielleicht 25 bis 50 mg täglich zu empfehlen.

Melatonin

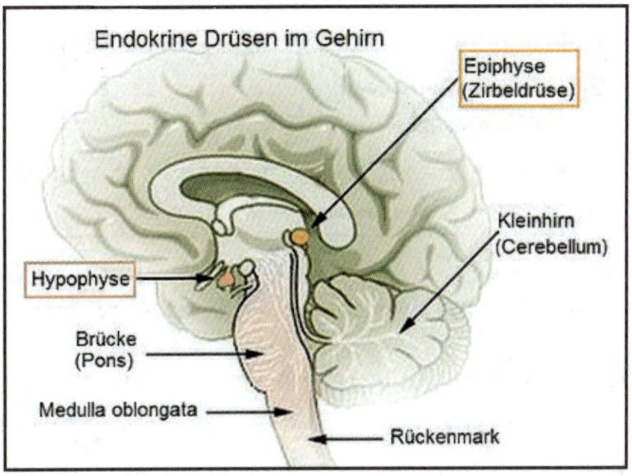

Melatonin wird nachts von der Zirbeldrüse produziert. Diese Drüse auf der Rückseite des Mittelhirns hat ihren Namen, weil sie in ihrer Form den Zapfen der Zirbelkiefer ähnelt.

Wie ich feststellen konnte, sorgt Melatonin für eine Spiegelerhöhung der meisten „guten" Hormone und unterdrückt dafür die meisten „schlechten" Hormone. Zudem unterdrückt es die Fortpflanzungshormone, ob diese nun gut oder schlecht sind; deshalb kann es auch zur Empfängnisverhütung eingesetzt werden.

Säuglinge haben einen ausgesprochen hohen Melatoninspiegel und schlafen daher auch sehr viel. Wenn Sie über längere Zeit hinweg hochdosiertes Melatonin einnehmen, werden Sie feststellen, dass Ihre Haut weich wie die eines Babys wird und ihre Ohren sehr biegsam – ebenfalls wie bei einem Baby. Melatonin unterdrückt die meisten geschlechtsspezifischen Hormone wie FSH, LH, Testosteron und Östrogen. Es unterdrückt übrigens auch Ihren Sexualtrieb und führt dazu, dass Verletzungen und Blutergüsse sehr viel langsamer heilen. Meiner Ansicht nach liegt das daran, dass es die Zellteilungsrate und damit auch den Alterungsprozess verlangsamt. Im Tierversuch hat sich gezeigt, dass Melatonin im Trinkwasser von Mäusen die durchschnittliche Lebensdauer der Nager um 20 Prozent erhöht. Der hohe Melatoninspiegel ist auch dafür verantwortlich, dass Kleinkinder nicht in die Pubertät eintreten. Geht der Melatoninspiegel dann mit zunehmendem Alter zurück, so steigt der Spiegel der Go-

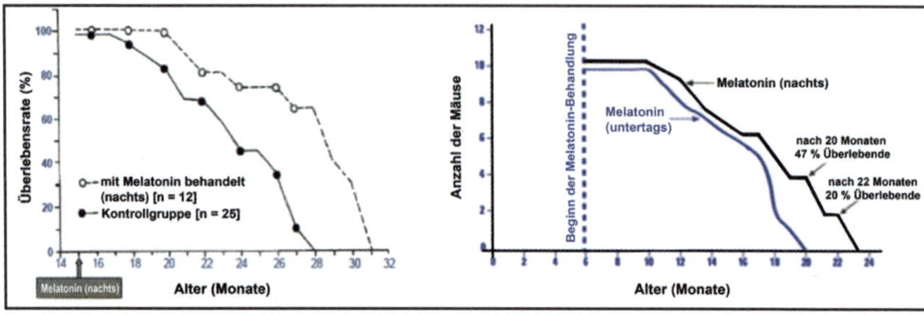

Melatonin erhöht die Überlebensrate weiblicher New-Zealand-Black-Mäuse, die nachts eine Dosis von 10 µg/ml im Trinkwasser verabreicht bekamen (Maestroni et al., 1988)

nadotropine LH und FSH, wodurch die Pubertät ausgelöst wird. (Aus diesem Grund wird Leuprorelin auch zur Unterdrückung einer Pubertas praecox eingesetzt, weil es wie Melatonin LH und FSH unterdrückt.) Der Melatoninspiegel ist nachts am höchsten, wobei die durchschnittlichen Höchstwerte während des gesamten Lebens sinken. Im Alter von 50 Jahren kann der Wert bei nur noch 60 Prozent liegen!

Altersbedingte Veränderungen des Melatoninspiegels bei Tag und Nacht sowie des totalen antioxidativen Status (TAS) im Blut von Menschen verschiedener Altersstufen. Die Teilnehmer dieser Studie von Benot et al. waren 2 bis 89 Jahre alt und wurden in 10-Jahre-Alterskategorien eingeordnet. Wie bereits erwähnt, kommt es mit zunehmendem Alter zu einer Abnahme des nächtlichen Melatoninspiegels; diese Abnahme korreliert mit einem sinkenden Blut-TAS. Das weist darauf hin, dass mit einer Abnahme des Melatoninspiegels auch die Fähigkeit des Menschen schwindet, oxidativen Schädigungen entgegenzuwirken.

Etwa im Alter von 50 Jahren steigen die LH- und FSH-Spiegel geradezu unkontrolliert – und greifen, wie ich glaube, den Körper an, um das Individuum zu töten. Einer der wahrscheinlichen Gründe dafür ist der sinkende Melatoninspiegel mit zunehmendem Alter, weil Melatonin eben die LH- und FSH-Produktion unterdrückt.

Wie hindert man die Werte der „schlechten" Hormone am Steigen?

Das ist glücklicherweise sehr einfach: Nehmen Sie Melatonin in hohen Dosierungen. Melatonin hemmt sowohl FSH als auch LH.

Diese Hemmung von FSH und LH durch Melatonin erklärt auch, warum in der Anfangsphase der Menopause eingenommenes Melatonin die Menopause RÜCKGÄNGIG MACHT und den Menstruationszyklus wieder beginnen lässt.

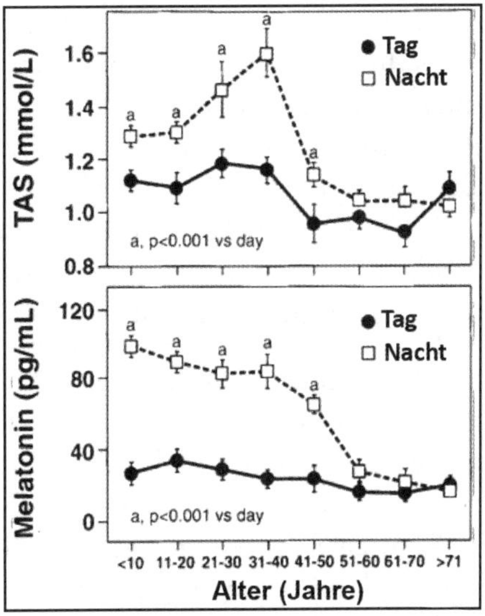

Einige Hormonveränderungen habe ich nicht erwähnt – wie zum Beispiel den drastischen Abfall des Wachstumshormons mit zunehmendem Alter. Man hat festgestellt, dass Mäuse mit einem niedrigen Wachstumshormonspiegel um einiges länger leben als Tiere in der Kontrollgruppe – und dass eine Nahrungsergänzung mit Wachstumshormon einen zwar besser aussehen, aber nicht älter werden lässt. Im schlimmsten Fall kann man davon sogar Diabetes kriegen …

Nachdem ich etwa zwei Monate lang allabendlich ca. 300 mg Melatonin eingenommen hatte, zeigte eine Blutuntersuchung, dass mein LH-Spiegel um 30 Prozent (von 6,9 auf 4,9 IE/ml) und mein FSH-Spiegel um 13 Prozent (von 8,8 auf 7,7 IE/ml) gesunken war. Meine Prognose dürfte also zutreffen: Melatonin hemmt tatsächlich LH – wobei ich aber ein wenig enttäuscht bin, dass der FSH-Spiegel nicht mehr gesunken ist. Vielleicht muss ich mich doch ein wenig näher mit Follistatin befassen, das FSH gezielt hemmt.

In einem weiteren Selbstversuch wollte ich ermitteln, ob Melatonin meinen Progesteronspiegel erhöhen würde. Tatsächlich stiegen die Progesteronwerte durch die Einnahme von Melatonin von 1,9 auf 2,2 ng/ml – immerhin ein Anstieg um 15 Prozent. Andererseits lag mein Progesteronspiegel mit 1,9 schon zu Anfang um einiges höher als die Obergrenze des Referenzbereichs von 1,4 für Männer. (Das liegt wahrscheinlich daran, dass ich 100 mg Pregnenolon – eine direkte Vorstufe von Progesteron – täglich einnehme.) Durch die Einnahme von Pregnenolon habe ich daher extrem hohe Progesteronwerte, die durch Melatoningaben noch weiter erhöht werden. Auch das entspricht genau meinen Prognosen.

Warum behandeln die Pharmafirmen die Alzheimer-Krankheit nicht auch, indem sie Pregnenolon zum Ankurbeln der Acetylcholin-Produktion einsetzen? Dreimal dürfen Sie raten – weil sich dieses Verfahren nicht patentieren und somit nicht zu Geld machen lässt!

Wäre ich eine Frau im Anfangsstadium der Alzheimer-Krankheit, dann würde ich mir schleunigst Melatoninpräparate besorgen, abends mindestens 75 mg Melatonin einnehmen und die Dosis bis zu 500 mg jeden Abend steigern. Bisher gab es nie auch nur den geringsten Hinweis auf eine Toxizität von Melatonin. Ich weiß jedoch von einigen Nebenwirkungen, auf die ich später noch zu sprechen kommen werde.

Dasselbe empfehle ich auch Männern im Alzheimer-Anfangsstadium – mit dem Unterschied, dass sie gleich eine abendliche Melatonindosis von mindestens 125 mg einnehmen sollten und diese nach Belieben steigern können, da Männer üblicherweise mehr wiegen als Frauen.

Ich würde auch täglich 200 bis 400 mg Pregnenolon und dieselbe Dosis Progesteron einnehmen.

Rechnen Sie in jedem Fall damit, dass Sie bei Einnahme von hochdosiertem Melatonin (so wie ich) etwa vier Monate lang 14 Stunden täglich schlafen werden. Dieser Schlaf wird jedoch ein sehr guter sein. Wenn Sie ähnlich veranlagt sind wie ich, reduziert sich die Schlafdauer bei weiterer hochdosierter Melatonineinnahme dann wieder auf sieben Stunden täglich. Das weiß ich deshalb, weil ich dieses Experiment vor ungefähr zehn

Jahren an mir selbst durchgeführt und ein Jahr lang jeden Abend bis zu 500 mg Melatonin geschluckt habe. Eine erfreuliche Nebenwirkung davon war, dass mein ausdünnendes Haar wieder dicht nachgewachsen ist.

Die beste Methode wäre, Ihre Melatonindosis schrittweise zu erhöhen. Gewöhnen Sie sich zuerst eine Woche lang an 3 mg, dann wieder eine Woche an 6 mg, dann 12 mg und so weiter. Verdoppeln Sie also die Dosis jedes Mal, wenn Sie sich an die vorangegangene Dosis gewöhnt haben. Warum?

Einige meiner Freunde haben gleich mit 100 mg angefangen und in der ersten Nacht oder am zweiten Tag überhaupt keine Wirkung verspürt. Dann wurde ihnen am dritten Tag plötzlich so schwindelig, dass sie nicht einmal mehr problemlos gehen konnten und daher Angst bekamen. Dasselbe passierte einem Freund von mir, der an stark überhöhtem Blutdruck (etwa 200/140) leidet. Ich empfahl ihm von Anfang an hochdosiertes Melatonin. Am ersten Tag passierte gar nichts. Am zweiten Tag fielen sowohl sein oberer als auch sein unterer Blutdruckwert um 50 Punkte, aber er fühlte sich im Bus sehr schwindelig und schläfrig. Das machte ihn so nervös, dass er das Melatonin wieder absetzte und stattdessen die Medikamente einnahm, die ihm sein Arzt verschrieben hatte – bis er schließlich wegen seines hohen Blutdrucks einen Schlaganfall erlitt und verstarb. Sein Tod kam nicht unerwartet, da bei ihm auch ein Nierenversagen eingetreten war und er Dialysepatient war. Bei solchen Nierenerkrankungen kommt es häufig zu hohem Blutdruck und Tod.

Jedenfalls empfehle ich sowohl Männern als auch Frauen mit beginnender Alzheimer-Erkrankung folgende Behandlung:

Erhöhen Sie die Melatonindosis schrittweise – von 3 mg abendlich in der ersten Woche auf 6 mg in der zweiten, 12 mg in der dritten, 24 mg in der vierten und 48 mg in der fünften Woche. Frauen sollten in der sechsten Woche die Dosis auf 75 mg steigern und dann für den Rest ihres Lebens dabei bleiben. Männer wiederum sollten in der sechsten Woche auf 96 mg erhöhen, dann auf 120 mg in der siebenten Woche – und diese Dosis dann beibehalten. Wenn Sie wollen, können Sie auch auf bis zu 500 mg Melatonin täglich erhöhen, ohne sich Sorgen machen zu müssen. Wie gesagt: Die Substanz ist absolut ungiftig, kann aber einige Nebenwirkungen haben.

Nehmen Sie außerdem von der ersten Woche an mindestens zweimal täglich 100 mg DHEA, 100 mg Pregnenolon und 100 mg Progesteron ein.

Sollte es bei Alzheimer-Patienten trotzdem zu einer Verschlechterung ihres Zustands kommen, könnte man zusätzlich noch Spritzen mit hochdosiertem Leuprorelin (in Deutschland und Österreich unter Markennamen wie Enantone und Trenantone erhältlich) verabreichen; das würde ich wegen der Nebenwirkungen und der hohen Kosten aber nur als letzten Ausweg empfehlen.

Meiner Ansicht nach handelt es sich dabei um die beste Methode, um diese einst aussichtslose und entsetzliche (jetzt aber hoffentlich behandelbare) Krankheit zu bekämpfen. Was Ihnen die Pharmariesen und Ärzte anbieten, wird einfach nicht funktionieren und entspricht auch nicht dem aktuellen Erkenntnisstand.

Die Nebenwirkungen von hochdosiertem Melatonin

In der Zeit meines Experiments mit hochdosiertem Melatonin habe ich sehr viel geträumt, meine Libido und meine sexuelle Aktivität gingen drastisch zurück. Dafür hatte ich statt Haarausfall wieder dichten Haarwuchs.

Jetzt möchte ich Sie aber vor ein paar der unangenehmen Nebenwirkungen warnen, denen einige meiner Freunde ausgesetzt waren, als sie es mit hochdosiertem Melatonin versuchten.

Frauen mit kahlen Vätern erlebten eine Ausdünnung ihres Haars sowie Haarausfall. Sie wurden zwar nicht kahl, verloren aber etwa die Hälfte ihrer Haardichte und beendeten daher üblicherweise die Einnahme von Melatonin. Frauen, deren Väter volles Haar hatten, konnten durch hochdosiertes Melatonin keine negative Wirkung auf ihr Haar feststellen. Wenn Sie aber eine Frau im Anfangsstadium der Alzheimer-Krankheit sind, wird Ihnen die Entscheidung, ob Sie lieber Ihr Haar oder Ihren Verstand verlieren wollen, wahrscheinlich nicht schwerfallen. Sie können ja immer noch eine Perücke kaufen …

Weiterhin fiel mir auf, dass es bei Vorhandensein des Herpes-Zoster-Virus (= Gürtelrose) in der DNS durch die Einnahme von Melatonin zu einem Ausbruch der Erkrankung kommen kann. Gürtelrose ist eine schmerzhafte Erkrankung, die sich in einem Hautausschlag manifestiert, der auf einer Körperseite „aufblüht". Die entstehenden Bläschen verwandeln sich dann in kleine Pickel, die schmerzen und eine Flüssigkeit absondern. Diese Erkrankung kommt bei Menschen vor, die einmal Windpocken gehabt haben und dafür ihr ganzes weiteres Leben gefährdet sind. Bei zwei meiner Bekannten, die hochdosiertes Melatonin einnahmen, kam es zu einer Gürtelrose. Beide beendeten daraufhin die Melatonineinnahme. Ich weiß selbst nicht, ob man es weiter nehmen und die Gürtelrose so überstehen kann … aber auch hier würde mir die Entscheidung zwischen Alzheimer und Gürtelrose wahrscheinlich relativ leichtfallen.

Ich weiß auch vom Fall einer Frau, die hochdosiertes Melatonin einnahm und monatelang ein Problem mit einer Erkrankung hatte, die sich wie eine Lyme-Borreliose manifestierte und ebenfalls in ihrer DNS verborgen gewesen sein könnte. Für manche Menschen wird hochdosiertes Melatonin also ein Segen sein, für andere wieder Segen und Fluch zugleich – das hängt davon ab, was in ihrer DNS versteckt ist. Will man aber das Fortschreiten der Alzheimer-Krankheit verhindern, dann sind all diese möglichen Probleme wahrscheinlich relativ geringfügiger Natur. Meiner bescheidenen Erfahrung nach erleben etwa 20 Prozent aller Patienten solche unerwünschten Nebenwirkungen, die durch das Auslösen in der DNS verborgener Viren verursacht werden. Wenn man durch hochdosiertes Melatonin aber die Alzheimer-Krankheit aufhalten kann, sollte man einfach versuchen, damit fertigzuwerden.

Den möglichen Grund für den Schwindel entdeckte ich, als ich noch die Gewohnheit hatte, regelmäßig drei Fastentage einzulegen, an denen ich absolut keine Kalorien zu mir nahm. Hatte ich vorher länger nicht gefastet, dann erwachte ich am dritten Tag meist mit Schwindelgefühlen. Es war dieselbe Art Schwindel, die ich erlebte, wenn ich längere Zeit kein Melatonin eingenommen hatte und dann sofort mit einer hohen Dosis anfing. Daher glaube ich, dass der Schwindel, den manche Leute mit von Anfang an hochdosierter Melatonineinnahme erleben, derselbe Schwindel ist, den man beim Hungern erlebt. Beim Fasten dauerte es zu bis zu seinem Auftauchen drei Tage, bei von Anfang an hochdosiertem Melatonin nur einen Tag.

Metformin

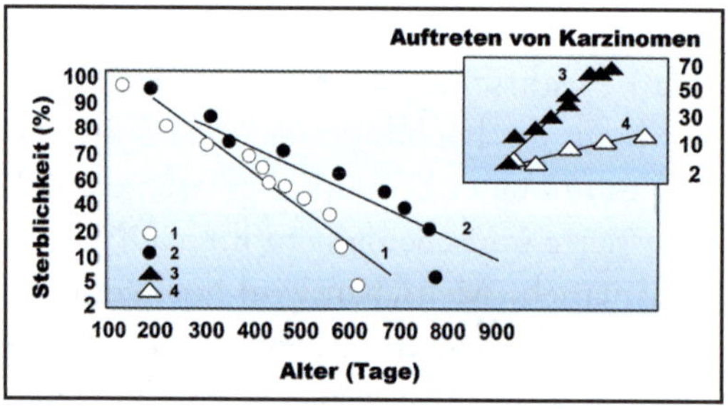

Erhöhung der maximalen Lebensdauer und verringertes Auftreten von Karzinomen bei Mäusen, denen Phenformin (ein mittlerweile nicht mehr erhältliches Analogon von Metformin) verabreicht wurde. (Dilman, 1981)

Ein uralter Arzneistoff, der viele Jahre lang Diabetikern verschrieben wurde, scheint auch lebensverlängernde Eigenschaften zu besitzen. Die generische Bezeichnung dieses Arzneistoffs ist Metformin, vermarktet wird er unter anderem als Diabesin, Glucophage und Mediabet. Der Name Glucophage weist auch schon auf seine Wirkungsweise hin: Er hemmt die

Glucose-Neubildung. Dadurch wird meiner Ansicht nach auch der Blutzuckerwert gesenkt, wodurch der Körper fälschlicherweise glaubt, dass er es mit einer Kalorienrestriktion zu tun hat. Bisher hat die Verabreichung von Metformin bei Würmern und Nagetieren nachweislich zu einer Verlängerung der durchschnittlichen und maximalen Lebensdauer geführt. Als positiver Nebeneffekt stellten sich auch eine Gewichtsreduktion und eine Verlangsamung von Krebserkrankungen im Menschen ein. Diabetiker, die Metformin einnehmen, leben im Durchschnitt länger als Nichtdiabetiker.

Parabiose

Ob Sie es glauben oder nicht – es war Clive McCay, der im Jahr 1956 ein weiteres wichtiges Verfahren untersuchte, das erst 2012 für die Altersforschung wiederbelebt wurde: die Parabiose. Dabei handelt es sich um die durch eine Operation hergestellte Verbindung zwischen zwei Organismen – in diesem Fall zwischen einer jungen und einer alten Ratte, die sich nach dem Eingriff denselben Blutkreislauf und damit auch dasselbe Blut teilten. Aktuelle Versuche mit dieser recht grausam wirkenden Form der Vivisektion haben gezeigt, dass es im Blut junger Ratten Faktoren gibt, die das Muskelgewebe alter Ratten verjüngen können. Eine dieser Substanzen soll das Protein GDF11 sein. Manche Labors konnten die verjüngende Wirkung allerdings nicht nachvollziehen, wenn sie alten Ratten GDF11 injizierten; das weist darauf hin, dass andere Blutinhaltsstoffe (vielleicht Hormone?) für das Phänomen verantwortlich sein könnten. In anderen Studien aus jüngerer Vergangenheit wurde ermittelt, dass das Blut junger Mäuse den kognitiven Verfall in älteren Mäusen reparieren kann und in alten Gehirnen zur schnellen Produktion neuer Gehirnzellen führt.

Resveratrol

Anmerkung: Resveratrol konnte nur die Lebensdauer von Mäusen mit einer kalorienreichen Ernährung erhöhen, während es keine signifikante Erhöhung bei normal ernährten Mäusen gab.

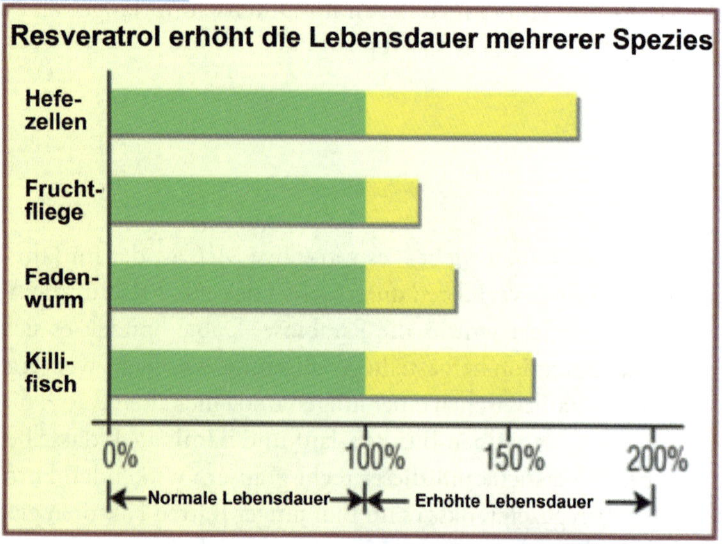

Hefezellen	Fruchtfliegen	Fadenwürmer	Killifische
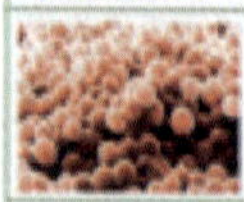	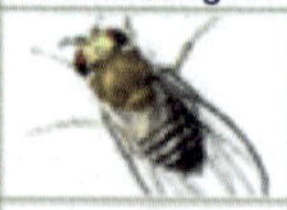	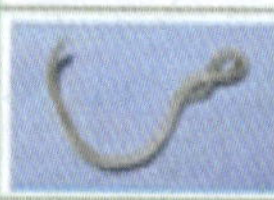	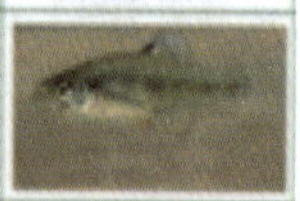
Erhöhte Lebensdauer 60%	Erhöhte Lebensdauer 29%	Erhöhte Lebensdauer 15%	Erhöhte Lebensdauer 27-59%

Selegilin (L-Deprenyl)

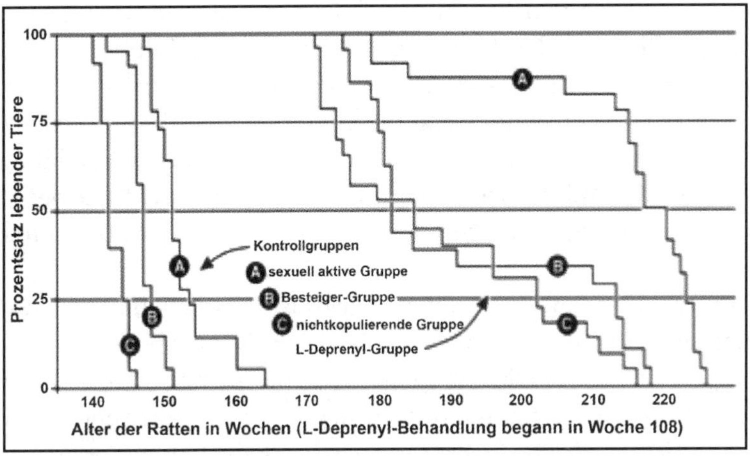

Überlebenskurven alter männlicher Ratten, die mit L-Deprenyl (n = 22) oder Kochsalzlösung (n = 22) behandelt wurden. Die Ratten wurden nach sexueller Aktivität gruppiert: A – sexuell aktiv; B – fähig zum Besteigen, aber nicht zum Ejakulieren; C – träge und lustlos, kopulierten nicht. Man beachte, dass die sexuell aktiven Mitglieder jeder Gruppe am längsten lebten und dass alle mit Kochsalzlösung behandelten Ratten starben, bevor die erste mit L-Deprenyl behandelte Ratte starb. Diese Studie trug dazu bei, dass L-Deprenyl den Ruf erhielt, ein Anti-Aging-Aphrodisiakum zu sein.

Wasserrestriktion

Ich fragte mich einmal, warum die Evolution die Lebensdauer unterernährter Tiere verlängert. Nach einigem Überlegen erschien es mir sinnvoll, dass die Evolution eine Gruppe von Tieren, die einer Hungersnot ausgesetzt ist, von der Fortpflanzung abhalten will – genau das wird durch die mit Kalorienrestriktion einhergehende Erhöhung des Melatoninspiegels auch bewirkt. Auf diese Art kann der zusätzliche Futterbedarf durch die Geburt und Aufzucht von Nachkommen während der Hungersnot nicht zum Tod aller Nachkommen und der Mutter führen; die Mutter kann die Fortpflanzung nach Ende der Hungersnot wieder aufnehmen. Ich hielt es auch für klug, wenn die Evolution den Alterungsprozess so stark wie möglich anhalten könnte, sodass im Fall einer langen Hungersnot die Überlebenden noch jung genug wären, um nach Ende des Hungers im fortpflanzungsfähigen Alter zu sein. Das klingt doch durchaus logisch, nicht wahr?

Dann stellte ich mir jedoch die Frage, was eigentlich die Ursache einer Hungersnot ist. Die Antwort war klar: eine Dürreperiode. Eine solche Dürreperiode hält viel länger an als eine Hungersnot, weil sie Letzterer vorausgeht. Einige der durch die Dürre ums Leben gekommenen Pflanzen und Tiere dienen noch als Nahrung, bevor die Hungersnot dann mit aller Macht zuschlägt. Aufgrund dieser Erkenntnis konnte ich vorhersagen, dass eine Wasserrestriktion noch weit lebensverlängernder wirken müsse als eine Kalorienrestriktion. Warum bisher wohl noch niemand daran gedacht hat …?

Da es zu diesem Thema kaum Studien gab, erwarb ich zehn weibliche Laborratten und führte zu Hause in meinem Schrank selbst ein Experiment durch. Damals hatte ich noch keine Ahnung, dass ich damit fast vier Jahre lang beschäftigt sein würde, weil eine meiner zwei der Wasserrestriktion ausgesetzten Ratten das für ihren Stamm (Sprague Dawley) einmalige Alter von 47 Monaten erreichte! Das muss deswegen einmalig und noch dazu ein Weltrekord sein, weil ich bei einer Suche in allen wissenschaftlichen Studien zur Kalorienrestriktion, die mit diesem Rattenstamm durchgeführt wurden (zum Teil mit Tausenden von Tieren), keine Weibchen aus den Kontrollgruppen finden konnte, die älter als 34 Monate alt geworden wären. Und keine Sprague-Dawley-Ratte unter Kalorienrestriktion erreichte ein Alter von mehr als 39 Monaten. Ich erzielte

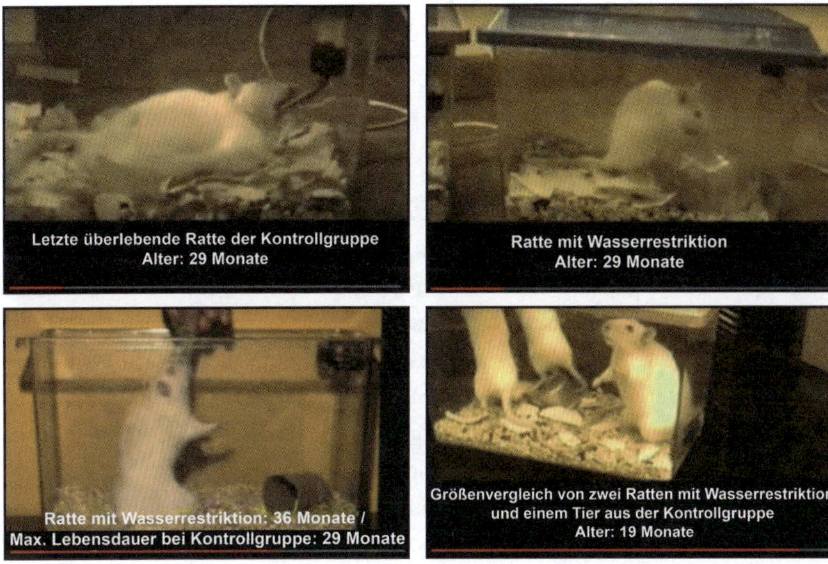

also mit nur zwei weiblichen Ratten, die ich einer Wasserrestriktion aussetzte, sofort einen Weltrekord für diesen Stamm. Das bedeutet, dass die mögliche Verlängerung der Lebensspanne durch Wasserrestriktion noch um einiges höher liegen könnte.

Im Prinzip wiederholte ich McCays Experiment, indem ich die Wasseraufnahme begrenzte, um damit das Wachstum junger Ratten zu steuern. Ich konnte dadurch eine drastische Verlängerung der Lebensdauer auch bei weiblichen Tieren erzielen – im Vergleich zu McCays Studie, die nur Männchen älter werden ließ. Auf YouTube gibt es unter dem Titel „Oldest rat in the world“ ein Video meines Wasserrestriktions-Experiments; hier möchte ich nur einige Standbilder daraus zeigen.

Was vorteilhaft wirkende Hormone, Vitamine, Kräuter und Arzneien gemeinsam haben

Kommen wir nun endlich zu dem Kapitel, das mir beim Schreiben die größte Freude bereitet hat. Das liegt daran, dass ich darin scheinbar sehr komplexe Informationen über die verschiedenen chemischen Strukturen von Substanzen präsentieren werde, die sich nachgewiesenermaßen äußerst positiv auf die menschliche Gesundheit auswirken. Zusätzlich können die besagten Substanzen auch das Leben verlängern und den Alterungsprozess verlangsamen. Wenn Sie dieses Kapitel gelesen haben, wird sich auch bei Ihnen garantiert ein Aha-Erlebnis einstellen. Von da an wird alles ganz einfach. Sie werden sich die chemische Strukturformel beinahe jeder Substanz anschauen und auf einen Blick erkennen können, ob dieses Mittel vorteilhaft wirkt oder nicht.

Ich möchte gleich mit meinem Lieblingsbeispiel anfangen. Es ist ein Kraut, das in der traditionellen chinesischen Medizin (TCM) gern verwendet wird – der Vielblütige Knöterich. Seine chinesische Bezeichnung ist *he shou wu*, was grob übersetzt „Mann mit den schwarzen Haaren" bedeutet. Es gibt eine Legende darüber, wie dieser Name entstand. Sie erzählt von einem General, der wegen eines schweren Verbrechens zum Tode durch Gefangenschaft in einer in den Boden gegrabenen Zelle ohne Essen und Trinken verurteilt wurde. Nach einem Jahr kehrten die Scharfrichter zu der Zelle zurück, um die sterblichen Überreste des Mannes zu bergen. Sie waren höchst überrascht darüber, dass General He nicht nur überlebt hatte, sondern auch wesentlich jünger aussah. Sein graues Haar war wieder schwarz geworden. Wie sich herausstellte, hatte er sich die ganze Zeit von einer Kletterpflanze ernährt, die in den Erdspalten der Zellwände wuchs – dem Vielblütigen Knöterich. (Auch hier scheint die Kalorienrestriktion wieder eine Rolle zu spielen.)

Eine andere Version der Geschichte berichtet vom 58-jährigen Ho Shou Wu, der nicht zeugungsfähig war. Ein Heiler riet ihm zur Einnahme einer Zubereitung aus der Wurzel des Vielblütigen Knöterichs. Bald darauf konnte Wu noch mehrere Kinder zeugen, sah um einiges jünger aus und hatte auch plötzlich wieder tiefschwarzes Haar. Er soll 160 Jahre alt geworden sein, seine Kinder wurden angeblich alle 130. Und das alles lag an *he shou wu*.

Sehen wir uns also die chemische Strukturformel des Vielblütigen Knöterichs (Polygonum multiflorum) etwas näher an.

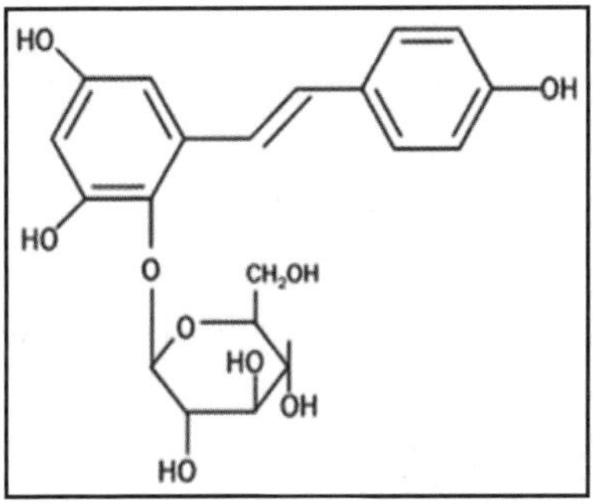

Wenn Sie mit solchen Darstellungen noch keine Erfahrung haben, helfe ich Ihnen gerne. Ich erkenne in dieser Strukturformel sofort ein Molekül namens Resveratrol, das mit ein paar anderen Chemikalien verbunden ist, die man aber sofort abschneiden könnte. (Später erkannte ich, dass der abzuschneidende Teil fast identisch mit einem Grundbaustein der Hyaluronsäure ist. Meine Recherchen haben ergeben, dass viele der gesundheitlichen Vorteile des Vielblütigen Knöterichs fast identisch mit denen sind, die auch die Hyaluronsäure haben soll.)

So sieht die Strukturformel der wundersamen Verbindung Resveratrol aus, die nachgewiesenermaßen das Leben aller möglichen Organismen verlängert.

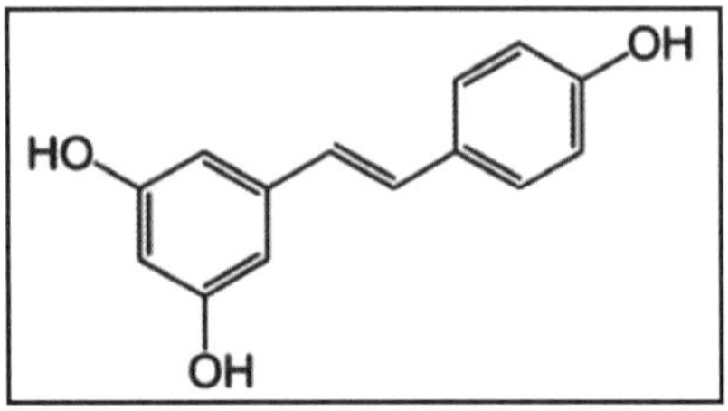

Als Resveratrol entdeckt wurde, machte es einen so vielversprechenden Eindruck, dass ein paar Forscher aus Harvard sofort die Firma Sirtris Pharmaceuticals gründeten, um die Substanz als Medikament auf den Markt zu bringen. Sie nahmen nur leichte Veränderungen der chemischen Struktur vor, um Resveratrol patentieren zu können – oder, wie sie selbst behaupteten, es noch zu verbessern.

Derzeit sind Humanstudien über die langfristigen Auswirkungen von Resveratrol und dessen Analoga im Gang; bis endgültige Resultate vorliegen, wird es wohl noch ein paar Jahrzehnte dauern. Wenn man schon jetzt mehr darüber wissen will, kann man sich allerdings gleich über Verwendung und Wirkungsweise des Vielblütigen Knöterichs informieren. Die TCM empfiehlt, die Wurzel (oder einen Extrakt daraus; beides enthält höchstwahrscheinlich Resveratrol) jeden zweiten Tag einzunehmen und eine Zeitlang auszusetzen, wenn sich Hitzewallungen einstellen.

Beschäftigen wir uns aber nun damit, wie organisch-chemische Strukturformeln üblicherweise dargestellt werden. Wenn man die Grundlagen einmal begriffen hat, ist das gar nicht so schwierig.

Die organische Chemie befasst sich vor allem mit vier Elementen: Wasserstoff (H), Sauerstoff (O), Stickstoff (N) und Kohlenstoff (C); manchmal kommt auch Phosphor (P) hinzu. Andere Elemente tauchen zwar gelegentlich auf, doch aus den erwähnten fünf setzen sich die meisten organischen Moleküle zusammen.

Ich habe die Anordnung der Moleküle weiter unten bewusst so gewählt. Wie Sie sehen können, hat H nur eine Bindungsstelle, an die andere Elemente binden können. O hat zwei solcher Stellen, N drei, C vier und P fünf. Betrachtet man diese Elemente also wie Lego-Bausteine, dann sehen sie etwa so aus:

H–   –O–   –N=   =C=   =P≡

An die Stellen, wo ein Strich aus dem Atom herausragt, können andere Atome mit ihrem „Strich" binden. Bindet zum Beispiel ein Wasserstoffatom an ein anderes, dann sieht das so aus:

H—H

Man nennt das dann H_2. Wasser hat bekanntlich die chemische Formel H_2O und sieht so aus:

H—O—H

Ein Stickstoffatom und drei Wasserstoffatome verbinden sich zu einem Ammoniakmolekül mit folgendem Aussehen:

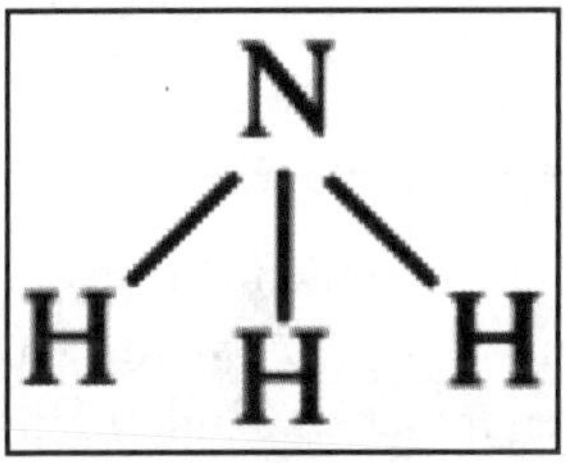

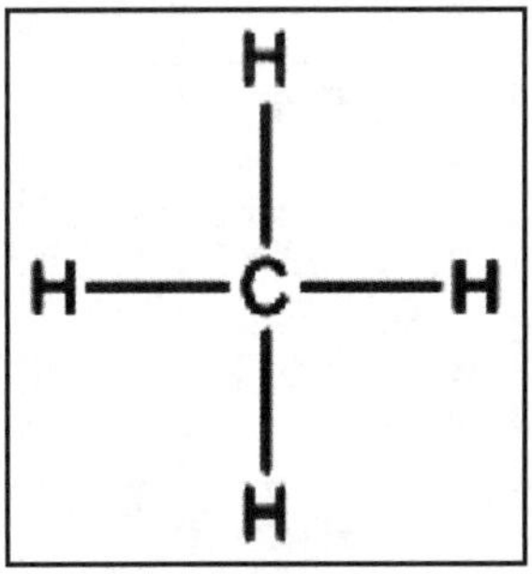

Die Verbindung eines Kohlenstoffatoms mit vier Wasserstoffatomen ergibt wiederum Methan – das brennbare Gas, das Pflanzenfresser oft in die Atmosphäre entlassen.

So einfach funktioniert die Darstellung der chemischen Verbindungen also. Wasserstoff muss übrigens nicht an allen Molekülen beteiligt sein; auch die anderen Elemente können sich über ihre Bindungsstellen in jeder nur vorstellbaren Kombination an alle anderen binden.

Sieht man sich die chemische Strukturformel einer Verbindung so dargestellt an, dann erkennt man sehr schnell, ob es sich um eine Substanz handelt, die gesundheitsfördernd wirken und das Leben verlängern könnte. Fangen wir mit einem „guten" Steroidhormon an, dessen Spiegel mit zunehmendem Alter sinkt – nämlich Pregnenolon:

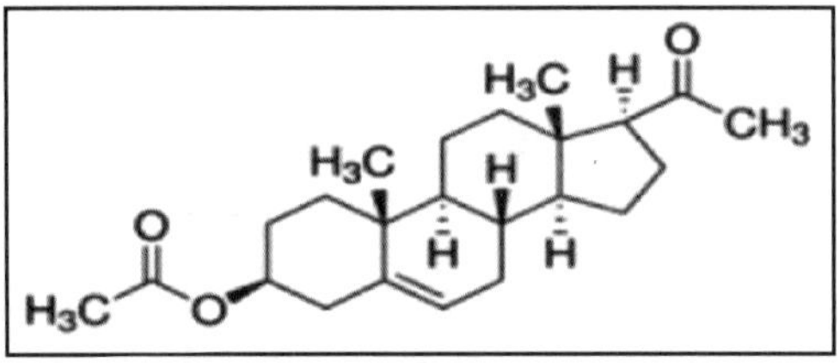

Die hier sichtbaren Ringe bestehen alle aus miteinander verbundenen Kohlenstoffatomen; die einzelnen „C"s werden aber meist nicht angezeigt, um die Darstellung zu vereinfachen. Andernfalls würde die Strukturformel so aussehen:

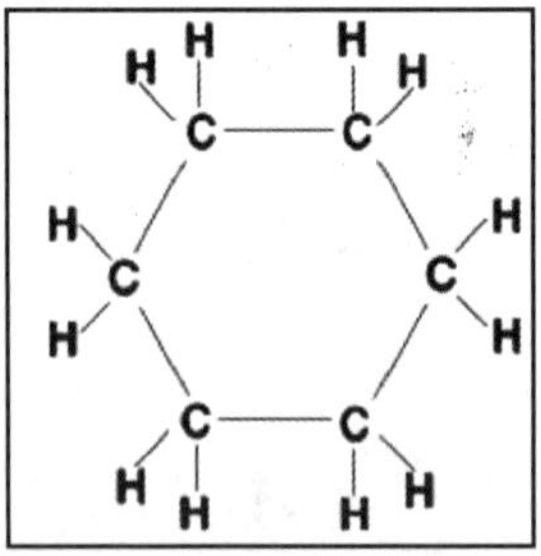

Das ist natürlich alles sehr vereinfacht präsentiert, reicht aber für eine Formulierung der drei Grundprinzipien aus, die uns verraten, ob sich ein Molekül positiv auswirken könnte:

1. Enthält ein Molekül eine offene Sauerstoff-Doppelbindung am Rand (**O=**), dann kann es als Antioxidans wirken. Eine antioxidative Wirkung ist auch mit einem **-OH** am Rand möglich.
2. Wenn an der Außenseite des Moleküls eine Verbindung **-CH**$_3$ hängt, so kann das Molekül ein Methylspender sein. Wir erinnern uns: Ist die DNS mit Methylgruppen ausgestattet, so schaltet dies das Alterungsgen ab. Und das Niveau der DNS-Methylierung verrät, wie lange man noch zu leben hat.
3. Enthält das Molekül einen Abschnitt, der einem Steroidhormon wie dem Pregnenolon oben, aber auch DHEA, Progesteron oder Testosteron ähnelt, deutet das auch auf eine potenziell positive Wirkung hin, weil es sich damit an die DNS binden kann.

Warum lassen Steroidhormon-Strukturen es zu, dass sich ein Molekül an die DNS bindet oder mit ihm zusammenschließt?

Die DNS besteht bekanntlich aus den vier Nukleinbasen-Molekülen G, C, A und T (Guanin, Cytosin, Adenin und Thymin), die wie Buchstaben in einem Alphabet funktionieren. Sie ist in Form einer Doppelhelix aufgebaut, also zwei spiegelbildlich angeordneten, ineinander verwundenen Strängen. Ein G auf dem einen Strang bindet immer mit einem C auf dem anderen, und das A auf einem Strang immer an das T auf dem anderen. So sehen die Strukturformeln der vier Nukleinbasen aus:

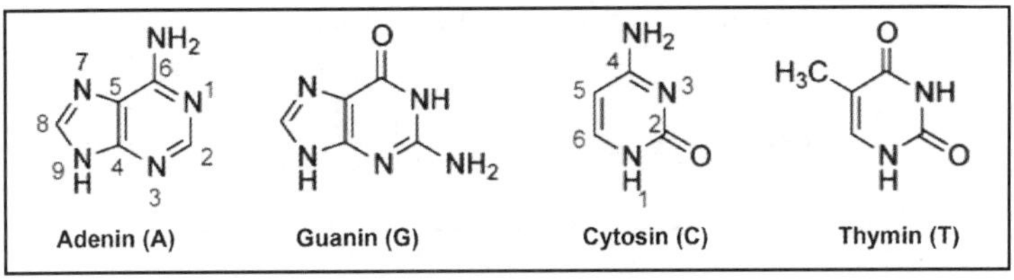

Wenn sich nun in der DNS ein G an ein C oder ein A an ein T bindet, sieht das so aus – und kommt uns bekannt vor:

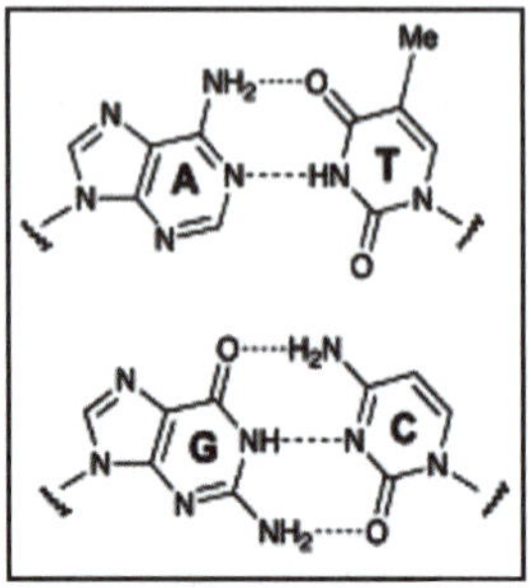

Das liegt daran, dass auch die allgemeine Struktur der Steroide ganz ähnlich aussieht:

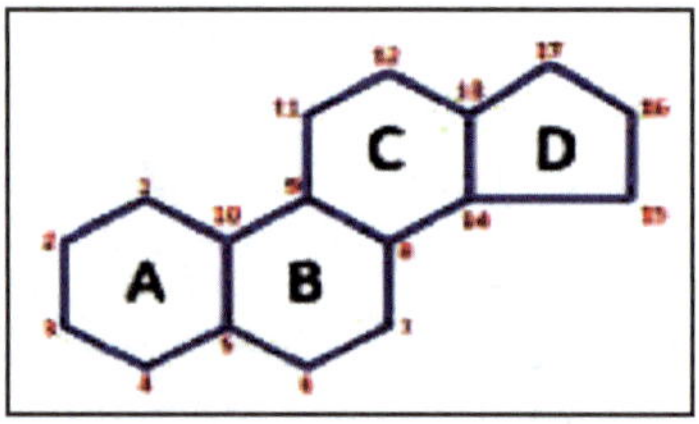

Hier sehen Sie diverse Steroidhormone, die sich strukturell alle sehr ähnlich sind:

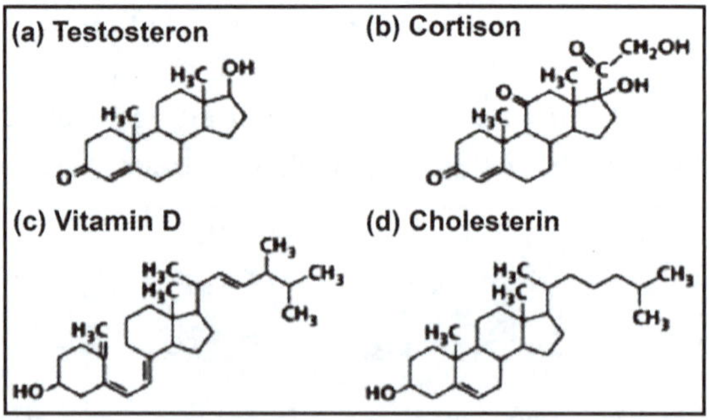

Vielleicht fällt Ihnen auf, dass bei allen dargestellten Strukturformeln am Außenrand **-CH_3**, **=O** und **-OH**-Verbindungen zu sehen sind – also alle drei Elemente, die sich positiv auswirken: eine Steroidhormon-Struktur, Methylgruppen und eine mögliche antioxidative Wirkung.

Sehen wir uns nun Resveratrol noch einmal an:

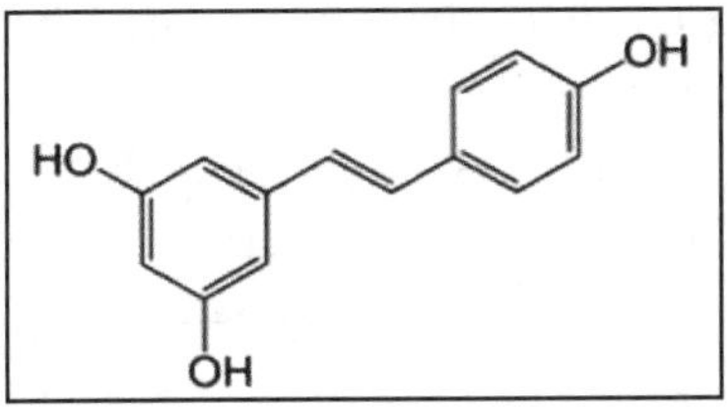

Die Strukturformel deutet darauf hin, dass eine DNS-Bindung möglich ist, während die drei **-OH** antioxidatives Potenzial zeigen.

Werfen wir nun einen Blick auf den chemischen Wirkstoff einer Pflanze namens Tragant. Er ist eine der wenigen chemischen Verbindungen, die nachgewiesenermaßen die Telomere verlängern können. Wissenschaftler haben die aktive Komponente aus Tragant ausgeschnitten und vermarkten sie heute unter dem Markennamen TA-65 als teure Anti-Aging-Nahrungsergänzung. Besorgen Sie sich lieber die Pflanze, die ist um einiges billiger …

So sieht die Strukturformel des Tragantextrakts aus – mit einer Steroidhormon-Struktur im Zentrum und jeder Menge **-OH** und **-CH_3** am Rand:

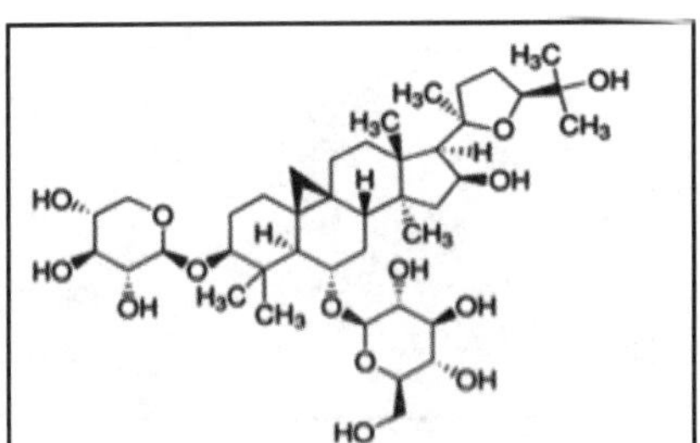

Zur Herstellung von TA-65 schnitten die Forscher einfach zwei der Kohlenstoffringe am Rand des Tragantextrakts ab. (Übrigens: Wenn in solchen Strukturformeln eine Verbindungslinie auftaucht, die ins Leere weist, dann wird das nur der Vereinfachung zuliebe so dargestellt und bedeutet, dass ein $\mathbf{CH_3}$ daran hängt.)

Aufgrund unserer drei oben aufgestellten Grundregeln können wir nun diverse Naturstoffe untersuchen, denen man seit Langem wundersame heilkräftige Eigenschaften nachsagt. Fangen wir mit Ginseng an, der dem oben dargestellten TA-65 sehr ähnlich ist:

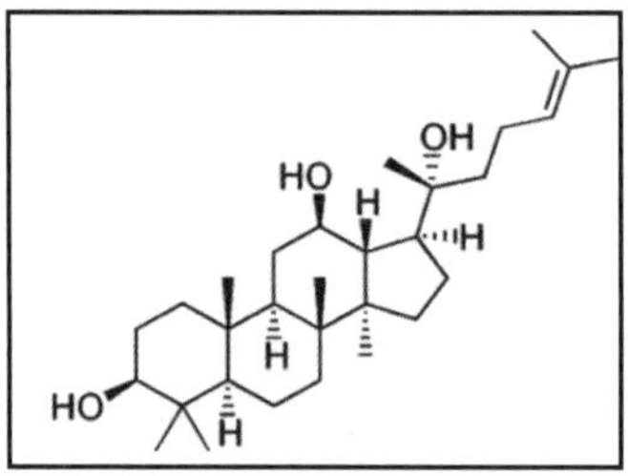

Ein weiteres berühmtes chinesisches Kraut ist Jiaogulan (*Gynostemma pentaphyllum* oder „Unsterblichkeitskraut"), das für die extreme Langlebigkeit einer kleinen Gruppe chinesischer Bauern verantwortlich sein soll, die es regelmäßig als Tee zu sich nahmen. Auch die Jiaogulan-Strukturformel hat viele Ähnlichkeiten mit Tragant und Ginseng – eine Steroidhormon-Struktur, umgeben von vielen Antioxidans- und Methylgruppen:

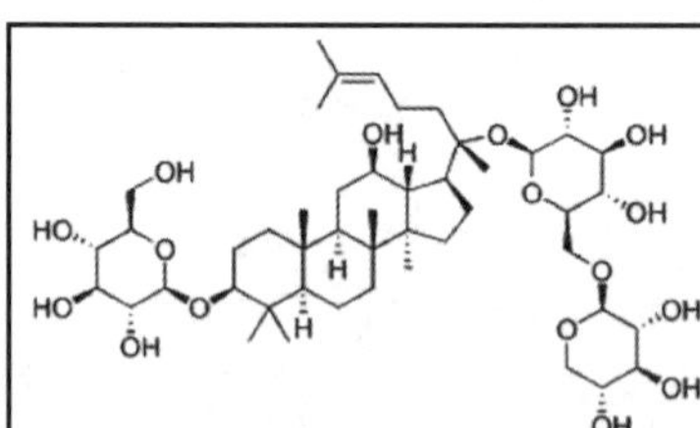

Es muss aber nicht immer eine Steroidhormon-Struktur sein. Als Nächstes möchte ich Ihnen ein Hormon namens Butylhydroxytoluol (BHT) präsentieren – einen häufig verwendeten Lebensmittelzusatzstoff, dem man eine antioxidative Wirkung nachsagt. BHT ist eine der wenigen Verbindungen, die im Laborversuch nachweislich die durchschnittliche und die maximale Lebensdauer von Mäusen verlängern konnten. Ich sehe es mehr als Methylspender denn als Antioxidans; es soll sich aber auch gut als Katermittel eignen. Hier die BHT-Strukturformel:

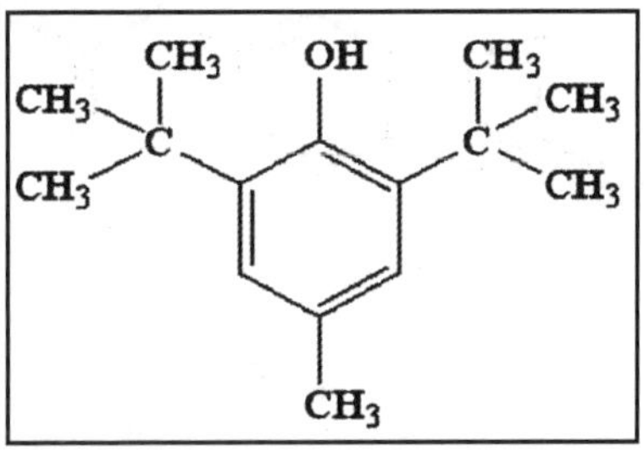

Grüner Tee wird in vielen Kulturen in der traditionellen Medizin eingesetzt. Auch moderne Studien haben den gesundheitlichen Nutzen dieses Tees bereits vielfach nachgewiesen. So sieht sein Wirkstoff Epigallocatechingallat (EGCG) aus:

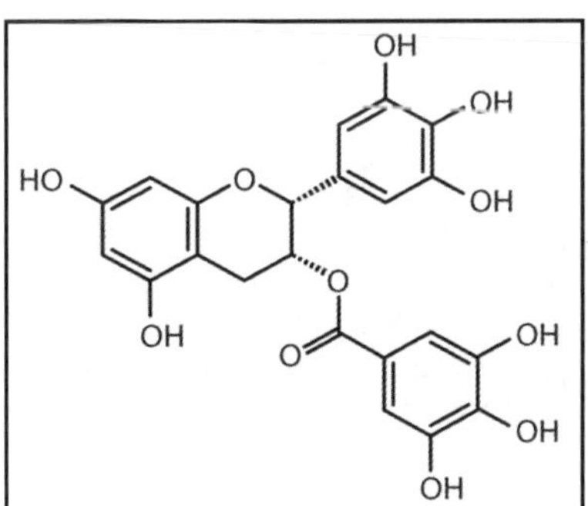

Auch hier erkennen wir eine den Steroidhormonen ähnliche Struktur und viele Anhängsel, die eine antioxidative Wirkung begünstigen.

Mit dem Wissen über die Strukturformeln ausgestattet kann man sich nun die Formeln diverser Medikamente, Hormone und Nahrungsergänzungsmittel ansehen und sie besser beurteilen. Nehmen wir zum Beispiel Ibuprofen:

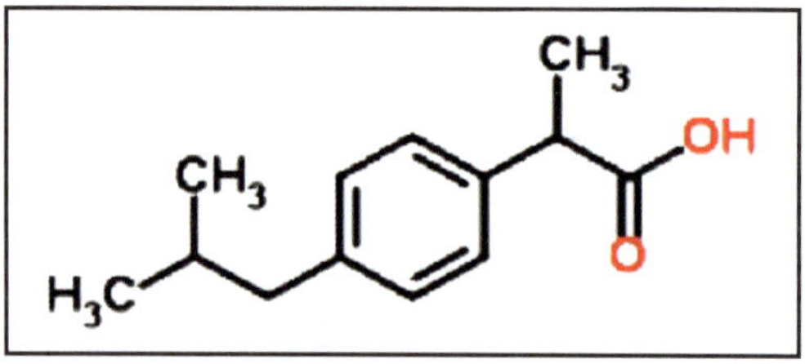

Das sieht doch gut aus! Auch Ibuprofen hat eine Struktur, die an Steroidhormone erinnert, und weist viele Methylgruppen und Antioxidans-Begünstiger auf. Wenn man sich näher über diesen Arzneistoff informiert, erfährt man auch, dass er laut relativ aktuellen Studien die Lebensdauer von Hefen, Würmern und Fliegen erhöht.

Im Folgenden möchte ich Ihnen noch einige Beispiele von Substanzen zeigen, deren Strukturformeln auf positive gesundheitliche Auswirkungen verweisen:

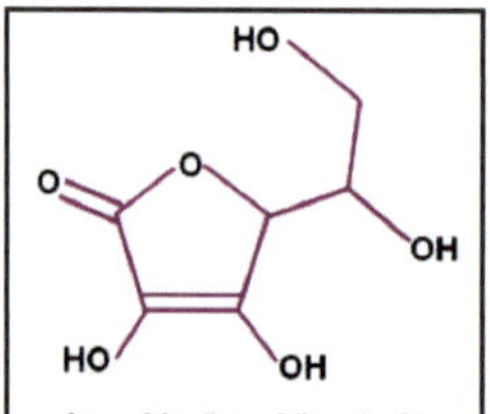

Ascorbinsäure (Vitamin C)

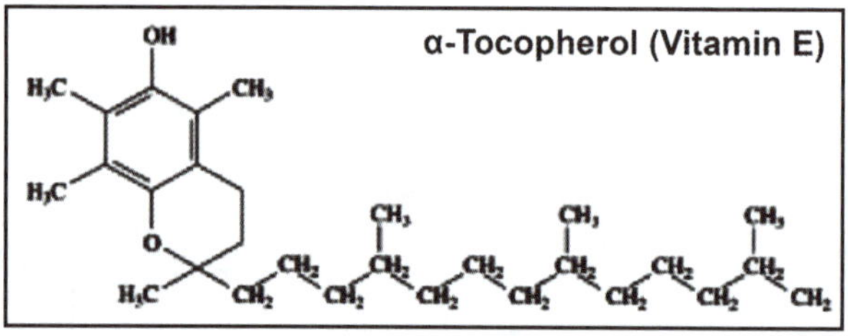

α-Tocopherol (Vitamin E)

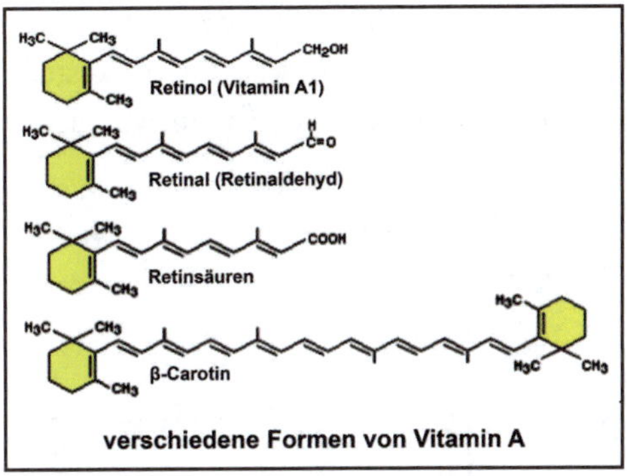
Retinol (Vitamin A1)
Retinal (Retinaldehyd)
Retinsäuren
β-Carotin
verschiedene Formen von Vitamin A

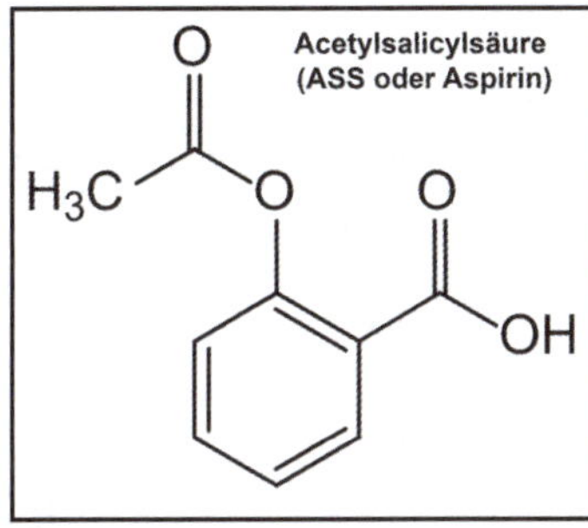
Acetylsalicylsäure
(ASS oder Aspirin)

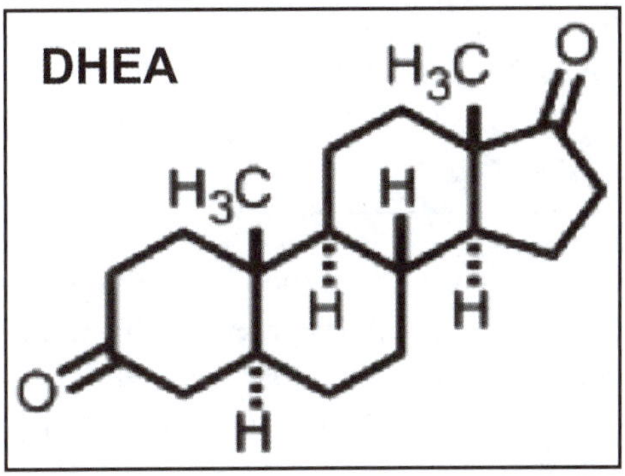
DHEA

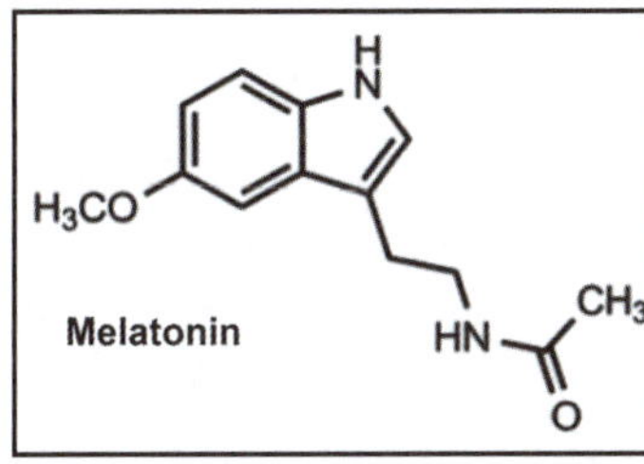
Melatonin

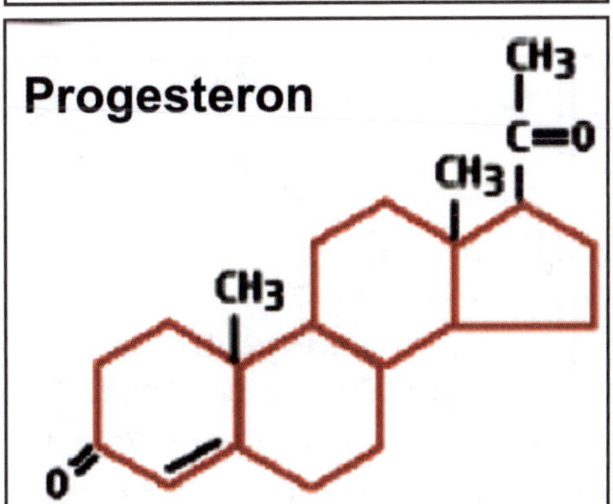
Progesteron

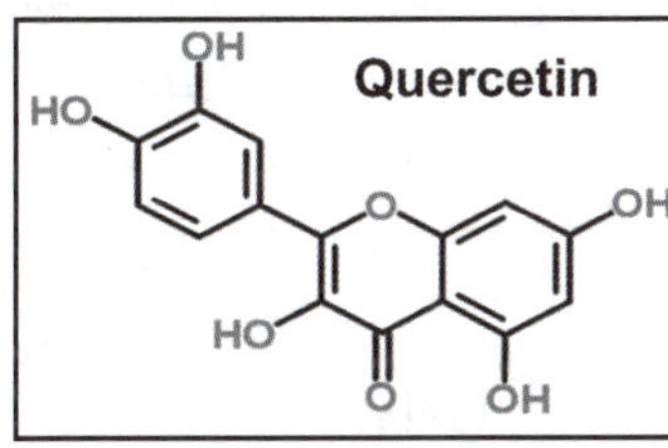
Quercetin

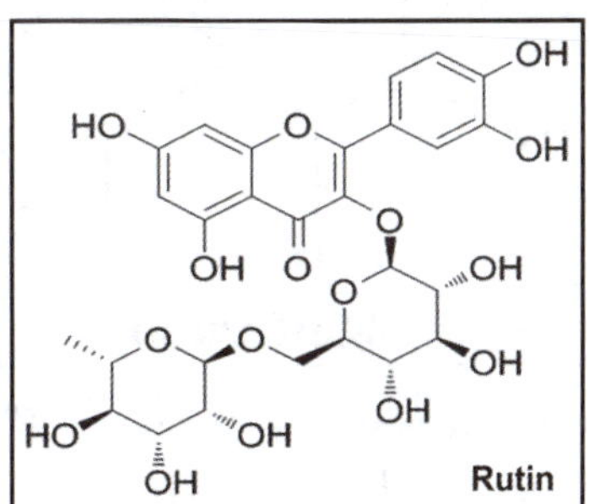
Rutin

Eine weitere Kategorie gesundheitlich positiv wirkender Substanzen folgt einer anderen Regel, die mir noch nicht ganz klar ist. Fest steht, dass sie über die meisten der chemischen Bausteine verfügen, aus denen ein Guanin besteht:

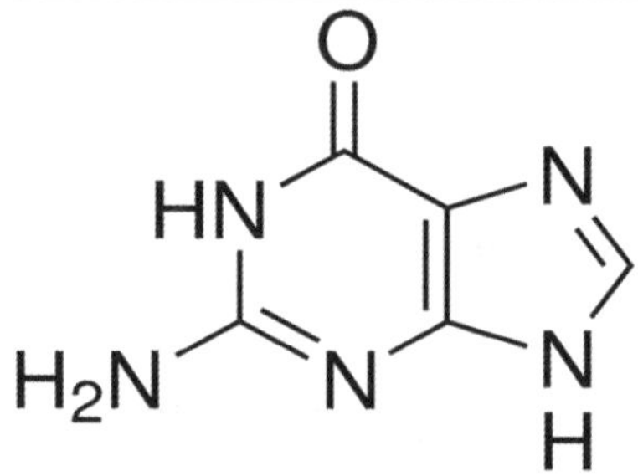

Guanin (G)

Man könnte nun behaupten, dass es sich hier um die Hälfte der Steroidhormon-Struktur handelt – aber ich bin der Ansicht, dass Verbindungen, die Guanin nachahmen, die Lebensdauer erheblich verlängern oder in Substanzen umgewandelt werden können, die diese Aufgabe erfüllen, zum Beispiel:

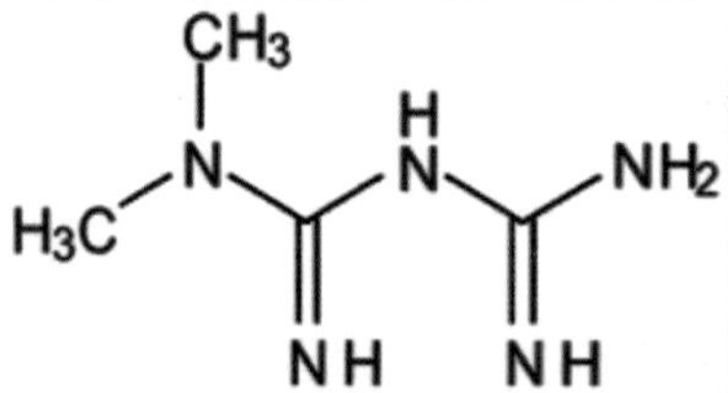

Metformin

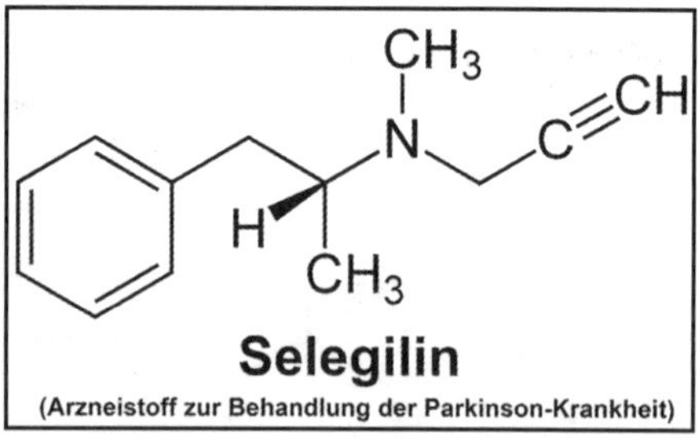

Selegilin
(Arzneistoff zur Behandlung der Parkinson-Krankheit)

Auch beim Allantoin (in Kosmetikprodukten, gut für die Wundheilung) wurde vor Kurzem eine lebensverlängernde Wirkung nachgewiesen.

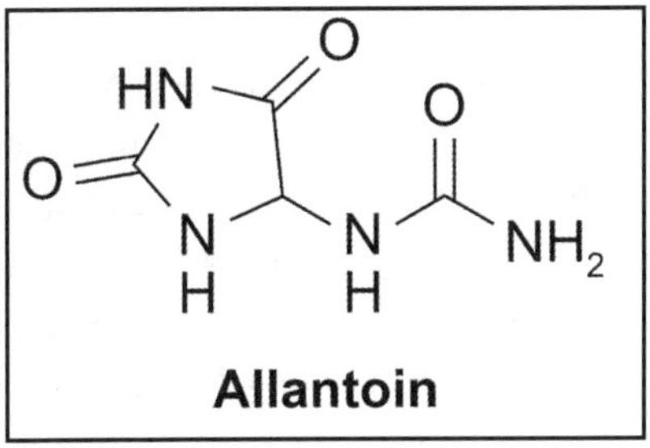

Wenn Sie die vorangegangenen Konzepte einem Mainstream-Wissenschaftler vorlegen, werden Sie aller Wahrscheinlichkeit nach auf große Skepsis stoßen. Das liegt daran, dass der herkömmlichen Denkweise zufolge jedes Hormon in einen bestimmten Rezeptor passt und keine andere Funktion hat als ein Schlüssel, der ein Schloss öffnet. Meiner Ansicht nach ist dies bei vielen Hormonen und Substanzen aber nur die halbe Wahrheit.

Nehmen wir beispielsweise Vitamin D_3: Es gibt Vitamin-D_3-Rezeptoren, an die das Vitamin bindet – und wo der Vitamin-Rezeptor-Komplex dann an die DNS bindet, um diverse Gene zu steuern. (Ich habe mich auf ein „gefährliches" Experiment eingelassen, das ein Jahr dauerte, um die Wirkungen des Vitamins D_3 zu untersuchen. Die empfohlene Dosis

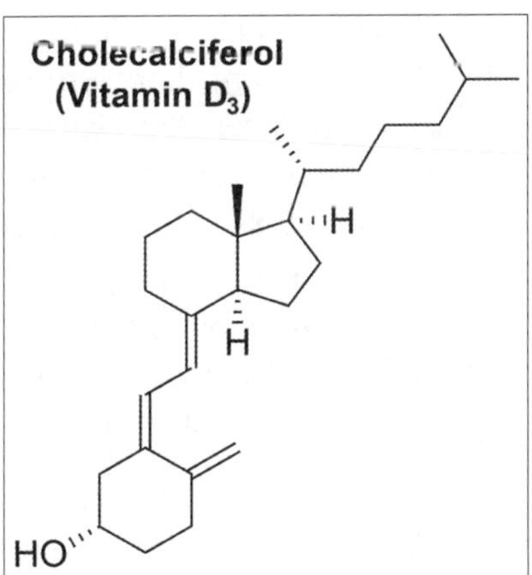

für D_3 beläuft sich auf 400 IE täglich; ich begann aber gleich mit 20.000 IE, also dem 50fachen davon. Nach etwa vier Monaten steigerte ich die Dosis auf 50.000 IE {das 125fache der angeblich „sicheren“ Dosis} und später dann auf 100.000 IE {250-mal so viel wie empfohlen}. Wie es mir in der Zeit ergangen ist? Bin ich gestorben? Krank geworden? Nein, ganz im Gegenteil. Meine hochdosierte Vitamin-D_3-Therapie über ein Jahr hinweg hat alle meine chronischen Leiden geheilt. Die Einzelheiten von den Folgen meines Experiments lesen Sie bitte in meinem Buch „Hochdosiert: Die wundersamen Auswirkungen extrem hoher Dosen von Vitamin D_3“.)[29] So weit, so gut.

Ich glaube jedoch, dass es mehrere Hormone gibt (vor allem Steroide), bei denen man feststellen wird, dass sie sich direkt und ohne die Notwendigkeit eines Rezeptors mit der DNS verbinden. Man könnte das als sekundäre Funktion bezeichnen, die nach und nach den Alterungsprozess beeinflusst, indem sie den Methylierungsgrad der DNS steuert. Es gibt auch etliche Arzneistoffe, die ohne Rezeptoren funktionieren und direkt an die DNS binden – also ist diese Idee gar nicht so spekulativ.

In meinem ersten veröffentlichten wissenschaftlichen Aufsatz aus dem Jahr 1998 stellte ich die Hypothese auf, dass die „guten“ Hormone mit der Methylierung der DNS zu tun haben. Ich nahm an, dass sie auf irgendeine Weise mit dem Transfer von Methylgruppen an die DNS zusammenhängen und dieser Transfer von Antioxidantien katalysiert wird. Damals wusste ich noch nicht, dass Steroidhormone genau dieselbe chemische Strukturformel haben wie DNS-Basenpaare; beide weisen an ihren Außenseiten Antioxidantien und Methylgruppen auf. Ursprünglich vermutete ich, dass drei unterschiedliche Substanzen in der Nähe der DNS zusammenkommen. Die obige Analyse macht jedoch deutlich, dass diese drei Substanzen häufig schon in Verbindung miteinander vorkommen.

29 Anm. d. Verlags: Liebe Leser, um Ihnen die Suchaktion (falls Interesse besteht) nach dem vom Autor erwähnten Werk zu ersparen, haben wir es diesem Buch hinzugefügt.

Es gibt noch ein paar andere lebensverlängernde Substanzen, die ich nicht so leicht einer Kategorie zuordnen kann, weil sie ziemlich groß sind und anscheinend ihren eigenen Regeln folgen. Nehmen wir zum Beispiel das Immunsuppressivum Rapamycin (Sirolimus), das in Studien die durchschnittliche und maximale Lebensdauer von Mäusen verlängert hat:

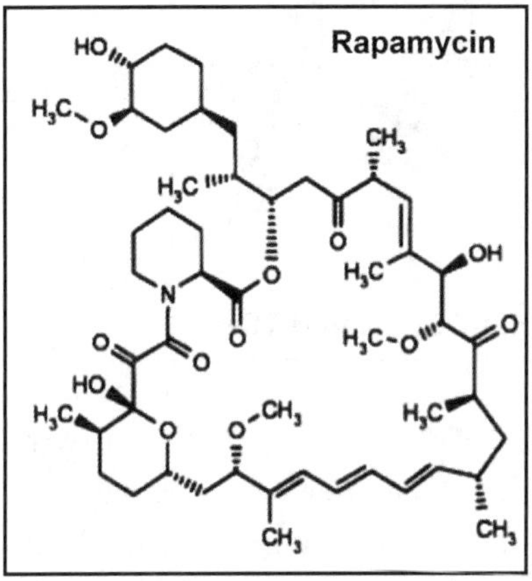

Möglicherweise nimmt Rapamycin nach seinem Abbau im Körper eine Steroidform an. Jedenfalls ist es mit einer Menge Antioxidantien und Methylgruppen ausgestattet. Vielleicht folgt es also ebenfalls den obigen Regeln.

Was haben die Hormone, deren Spiegel im Alter ansteigt und die uns altern lassen, nun gemeinsam? Zum jetzigen Zeitpunkt kann ich nur sagen, dass „schlechte" Hormone tendenziell recht groß sind. Ich bin schon längere Zeit der Meinung, dass die Größe eines Hormons mit seinem evolutionären Alter zu tun hat – je größer, desto älter. Schließlich musste sich bei jeder Vergrößerung des Hormons auch ein größerer Rezeptor entwickeln. Die untenstehende Grafik weist darauf hin, dass auch TSH als mögliches Alterungshormon untersucht werden sollte.

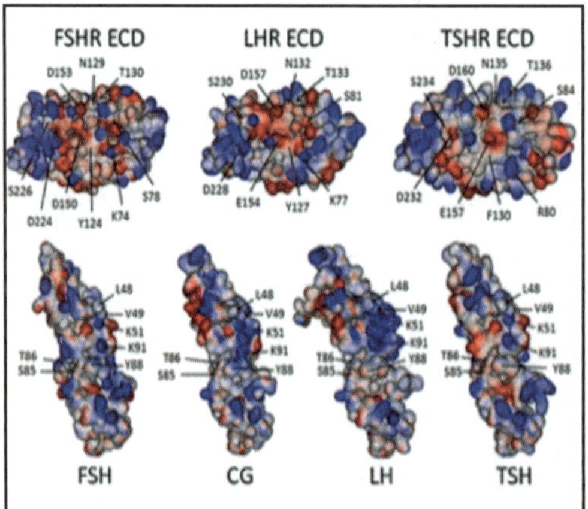

Die Hormone FSH, hCG, LH und TSH

Ich konnte über TSH aber nur herausfinden, dass der Prozentsatz der Bevölkerung mit einem erhöhten TSH-Spiegel im Alter von 19 bis 80 Jahren von 2 auf 14 Prozent ansteigt. Andererseits gibt es aber auch eine Bevölkerungsgruppe, in der der TSH-Spiegel mit zunehmendem Alter sinkt. Vielleicht ist TSH also ein großes Hormon, das sich nicht unbedingt schlecht auswirken muss.

Es gibt noch viele Rätsel zu lösen – aber bald wird auch die Mainstream-Wissenschaft erkennen, dass es ein genetisches Alterungsprogramm gibt. Und dann können wir darangehen, das Problem des Alterns gemeinsam zu lösen.

Kapitel 10

Jäger-Selektion: Warum die Evolution immer und überall zugunsten von Sex und Alterung selektiert

In diesem Kapitel werde ich auf das größte Problem eingehen, mit dem sich die Anhänger der Theorie vom egoistischen Gen herumschlagen: der Idee vom programmierten Altern und den Alterungsgenen.

Selbst wenn sich das Altern kurzfristig und per Zufall entwickelt hätte, ist es für sie völlig unverständlich, wie die Evolution auf lange Sicht *zugunsten* des programmierten Alterns und der Alterungsgene selektieren hätte können.

Für die Mainstream-Wissenschaft scheint es daher evident, dass die vom egoistischen Gen beherrschte Evolution sehr schnell Methoden entdeckt haben sollte, den Träger der Gene wieder von den Alterungsgenen und dem programmierten Altern zu befreien. Nur so sind schließlich eine höhere Fortpflanzungsrate und damit eine weitere Verbreitung der egoistischen Gene möglich. Die etablierte Forschung hält es schlicht für unmöglich, dass die Evolution zugunsten eines Mechanismus selektiert, der sich negativ auswirkt und die Verbreitung der Gene reduziert.

Einige Forscher haben dem entgegenzuhalten versucht, dass die Evolution sehr wohl zugunsten des für das Individuum negativen Alterns selektieren könne, weil sich dieser Prozess *positiv auf die Gruppe* auswirkt.

Biologen haben diese Idee als *Gruppenselektion* bezeichnet. Und wie bereits erwähnt, schrieb George C. Williams 1966 ein Buch, in dem er das gesamte Konzept dahinter der Lächerlichkeit preisgab. Nach Erscheinen des Werks traute sich lange Zeit kein einziger Biologe den Begriff der

Gruppenselektion auch nur zu erwähnen. Ich bin deshalb der Ansicht, dass Williams die Evolutionsbiologie um 50 Jahre zurückgeworfen hat, weil er mit seiner bösartigen Argumentation mindestens eine Generation junger Wissenschaftler davon abgehalten hat, an einen auf mehreren Ebenen funktionierenden Selektionsprozess zu denken. Man durfte nur über die Evolution auf genetischer Ebene sprechen.

Später sah Williams seinen Fehler ein und gab in seinem 1992 erschienenen Buch „Natural Selection: Domains, Levels, and Challenges" zu, dass er sich in der Zwischenzeit mit der Idee einer höheren Ebene der evolutionären Selektion angefreundet habe. Er sprach von der Kladenselektion, also im Grunde einer Selektion zwischen konkurrierenden Zweigen auf dem evolutionären Stammbaum – wobei jeder Zweig mehrere Arten enthält. Diese Ebene ist um einiges höher angesetzt als die der Gruppenselektion. Aber Williams' Einsicht kam ohnehin zu spät; er hatte mit seinen früheren Überlegungen schon zu viel Schaden angerichtet.

Bis heute glaubt die überwiegende Mehrheit der Evolutionsbiologen, dass Gruppenselektion nur in äußerst seltenen Fällen vorkommt, wie zum Beispiel im Falle des Bienenstocks, in dem es neben der Königin ausschließlich Individuen gibt, die sich nicht fortpflanzen. Doch diese Spezies ist für sie auch nicht mehr als ein Kuriosum, das man ruhig ignorieren kann.

An die Gruppenselektion, wie sie von den heutigen Mainstream-Theoretikern definiert wird (dazu später mehr), glaube ich übrigens auch nicht, sondern halte sie vielmehr für eine unbedeutende Triebkraft der Evolution.

Einige Theoretiker wie in letzter Zeit (2010) E. O. Wilson haben ihre Ansicht dargelegt, dass die Multilevel-Selektion – der heute erlaubte Ausdruck für Gruppenselektion – dazu diene, Defizite in der Erklärungskraft des egoistischen Gens auszugleichen. Doch auf jeden Evolutionsbiologen, der dieser Ansicht ist, kommen 100 Forscher, die sich strikt dagegen wenden.

Worum geht es eigentlich in dieser „neuen“ Theorie der Multilevel-Selektion? Im Prinzip handelt es sich dabei nur um die Idee, dass die Evolution auf verschiedenen Ebenen aktiv sein kann – von den Genen über die Zellen und Organismen bis hin zu Gruppen. Und manche Wissenschaftler vertraten die Ansicht, dass die Evolution auf allen diesen Ebenen funktioniert.

Wenn wir aber vom Gesamtbild ausgehen, das ich auf diesen Seiten skizziert habe, ist klar, dass keine der genannten Ebenen erklären kann, warum es geschlechtliche Fortpflanzung und Altern gibt. Die wichtigste, eine Stufe höher gelegene Ebene – die Artenselektion – bleibt dabei nämlich ausgespart.

An dieser Stelle muss ich selbst ein Geständnis machen: In meinem Aufsatz aus dem Jahr 1998 versuchte ich die Existenz des Alterns als gruppenselektiertes Merkmal zu interpretieren. Dazu erdachte ich das Beispiel zweier Gruppen von Kaninchen, die auf gegenüberliegenden Seiten derselben Insel leben und durch einen hohen, unüberwindbaren Berg voneinander getrennt sind. Nur ein sich weiterentwickelnder Prädator kann beide Seiten der Insel besuchen und dort die Kaninchen fressen. In meinem Szenario wies die Gruppe der alternden Kaninchen eine größere genetische und phänotypische Vielfalt aus. (Der Phänotyp ist das Erscheinungsbild, also der Körper mit allen seinen Merkmalen, der von den Genen erschaffen wird. Er ist die physische Manifestation, die sich durch die genetischen Instruktionen in der realen Welt ergibt.) Bei den alternden Kaninchen gab es in diesem Szenario ein paar schnellere Tiere, die dem Jäger entkommen, dadurch überleben und sich fortpflanzen konnten, während die nicht alternden und sich nicht geschlechtlich fortpflanzenden Kaninchen alle identisch waren, gefressen wurden und ausstarben.

Irgendwann erkannte ich aber, dass dieses Szenario lächerlich war. Die Gruppenselektion zwischen zwei Gruppen, die sich potenziell miteinander kreuzen können, wäre spätestens dann vorbei, wenn die zwei unterschiedlichen Gruppen doch zusammenkämen, sich untereinander vermehrten und so die Unterschiede beseitigten.

Doch dann ging mir ein Licht auf. Bei der Gruppenselektion, wie ich sie mir vorstellte, müssten zwei Gruppen in demselben lokalen Ökosystem um die vorhandenen Ressourcen wetteifern, sich aber nicht miteinander kreuzen können. Damit waren zwei Gruppen Kaninchen ausgeschlossen, aber man könnte sehr wohl zwei konkurrierende, nicht kreuzungsfähige Arten wie Kaninchen und Erdhörnchen in das Szenario einbauen. Daraus ergab sich für mich die Erkenntnis, dass nicht die Gruppenselektion zugunsten geschlechtlicher Fortpflanzung und Alterung selektiert, sondern die Artenselektion auf lokaler Ebene.

Ich korrigierte meinen Irrtum in der Abhandlung „Sex, Kings, & Serial Killers and other Group Selected Traits“ (2000). Allerdings wusste ich damals noch nicht, dass es den Ausdruck „Artenselektion“ überhaupt gab, weil dieser obskure Begriff in der wissenschaftlichen Literatur kaum vorkam; nur 1975 und dann wieder 1993 hatten Biologen mit dem Konzept gearbeitet. Doch bis heute – ich schreibe diese Zeilen im Jahr 2015 – kommt die „Artenselektion“ („species selection“) in der wissenschaftlichen Datenbank PubMed[30] nur ganze elf Mal vor. Stephen Jay Gould verwendete ihn erstmals 1993.

Jedenfalls erklärt die Artenselektion, wie jederzeit und überall auf der ganzen Welt zugunsten des Alterns und der geschlechtlichen Fortpflanzung selektiert wird. Sie ist somit eine subtile, aber auch sehr starke evolutionäre Kraft. Um ihre Wirkmächtigkeit zu begreifen, braucht man sich nur wieder zwei miteinander im Ressourcen- und Territorialwettbewerb stehende Gruppen vorzustellen – bleiben wir doch gleich bei den Kaninchen und Erdhörnchen. Wir nehmen an, dass sich eine dieser Gruppen geschlechtlich fortpflanzt (in Anbetracht ihrer Vermehrungsfreude sind dies in unserem Beispiel natürlich die Kaninchen) und altert, während die

30 https://www.ncbi.nlm.nih.gov/pubmed

andere Gruppe (die Erdhörnchen) nicht altert und sich ungeschlechtlich vermehrt. Was passiert nun, wenn ein sich evolutionär entwickelnder Jäger auftaucht? Wenn der es schafft, einen der geschlechtslosen Erdhörnchen-Klone zu töten, kann er sehr bald auch alle weiteren Mitglieder der Gruppe töten. Damit sterben die nicht alternden, geschlechtslosen Erdhörnchen auf lokaler Ebene schnell aus.

Die Kaninchen haben innerhalb ihrer Gruppe eine sehr viel größere Vielfalt; es gibt schnelle und langsame, intelligente und dumme, vorsichtige und mutige, schwarze und graue und so weiter und so fort. Wenn sie dem sich entwickelnden Prädator begegnen, ist die Wahrscheinlichkeit, dass wenigstens ein Zuchtpärchen der alternden, zweigeschlechtlichen Kaninchen überlebt, daher um einiges höher als bei den Erdhörnchen. Und man weiß ja, wie schnell ein Kaninchenpaar sich fortpflanzen kann …

Die meisten Evolutionsbiologen glauben, dass eine Selektion auf Artenebene nicht möglich ist. Nur der mittlerweile verstorbene Stephen Jay Gould hielt sie in seinen Schriften theoretisch für möglich, obwohl er weder reale Beispiele dafür anführen noch ihre Funktionsweise im Detail beschreiben konnte. Er merkte nur an, dass manche Arten möglicherweise Merkmale entwickelt hatten, die ihr Aussterben verhinderten – was anderen Arten nicht gelungen war. Auch wenn diese Merkmale nicht dazu beitrugen, die Verbreitung der egoistischen Gene einzelner Individuen zu verbessern, könnte die Evolution sie weiterentwickeln und als Schutz gegen das Aussterben in ihr Programm einbeziehen und bewahren. Gould beschäftigte sich vorwiegend mit Massenaussterben, die durch weltweite Katastrophen verursacht wurden, und spielte eher in diesem Zusammenhang mit der Idee der Artenselektion herum.

Stephen Jay Gould war der Ansicht, dass Arten mit breiter geografischer Streuung, breitgestreuten Lebensraumtoleranzen sowie Lebenszyklen, die sie nicht zu eng an eine bestimmte Art von Gemeinschaft binden, bessere Überlebenschancen hätten. Er schrieb also eindeutig über Artenselektion, obwohl es dazu keine gut ausgearbeiteten Fallstudien gab. Das Problem war, Merkmale zu finden, die auf Arten und nicht auf einzelne Organismen innerhalb dieser Arten zutreffen. Zudem mussten es Merkmale sein, die mit Aussterben sowie Überleben zu tun hatten und auf Tochter- und Enkelarten vererbbar sein sollten – „wobei die Vererbung auf Tochterarten besonders problematisch ist", wie Kim Sterelny in seinem Buch „Dawkins vs. Gould: Survival of the Fittest" festhielt.

Ich glaube, dass Gould hier auf einem guten Weg war, aber mit den „Merkmalen, die auf Arten und nicht auf einzelne Organismen innerhalb dieser Arten zutreffen" etwas danebenlag. Eine Arbeitsdefinition der Artenselektion wird man erst finden, wenn man nach Merkmalen sucht, die auf *miteinander in Konkurrenz stehende Arten* gemeinsam und nicht auf Individuen innerhalb dieser Arten zutreffen.

Zu solchen durch Artenselektion vererbten Merkmalen würden dieser Definition nach die geschlechtliche Fortpflanzung, männliches und weibliches Geschlecht (wobei die Männchen die Aufmerksamkeit der Prädatoren erregen) und das Altern gehören. Nicht dazu gehören würden Merkmale, die sich auf eine bestimmte Spezies beschränken, zum Beispiel Blätter und Wurzeln, die Anzahl der Zehen, bevorzugte Nahrung, Körperbau, Anzahl der Arme und Beine und Ähnliches.

Die durch Artenselektion bevorzugten Merkmale (geschlechtliche Fortpflanzung, zwei Geschlechter und Altern) haben alle mit durch Prädation verursachtem Aussterben und Überleben auf lokaler Ebene zu tun; ebenso können sie alle auf Tochterarten weitervererbt werden.

Gould beging meiner Meinung nach den Fehler, sich einzig und allein auf Massenaussterben durch weltweite Katastrophen zu konzentrieren. Ich sehe Aussterbeereignisse anders – und zwar so, dass sie zur ansonsten üblichen Funktionsweise der Evolution passen.

Ein Aussterben ist üblicherweise kein gewaltiges Ereignis auf globaler Ebene, sondern etwas, das sich die ganze Zeit auf vielen unterschiedlichen lokalen Ebenen abspielt. Man muss sich nur vorstellen, wie schwierig es ist, eine ganze Spezies sehr schnell weltweit aussterben zu lassen. Dieser

Vorgang müsste sich in jedem lokalen Ökosystem überall, wo diese Spezies existiert, praktisch gleichzeitig abspielen und jedes potenzielle Zuchtpaar auslöschen, damit sich die Spezies nie wieder von diesem Ereignis erholen kann. Bliebe nur ein einziges Zuchtpaar in einem einzigen lokalen Ökosystem (oder auch ein einziges Weibchen, das nach einer Geschlechtsänderung mittels Jungferngeburt Nachkommen hervorbringen könnte) übrig, dann fände das Aussterben nicht statt. Solange ein Paar oder ein Weibchen sein lokales Ökosystem mit Nachkommen bevölkert und diese Nachkommen irgendwann später in andere Ökosysteme auswandern, kann die Spezies überleben und sich in großem Maßstab erneut verbreiten.

Vom Standpunkt des Gesamtbilds aus ist ein Artensterben also etwas, das in einem lokalen Ökosystem stattfindet. Würden etwa im Yellowstone-Nationalpark alle Erdhörnchen getötet und diese Region stünde in keiner natürlichen Verbindung mit anderen kleinen Ökosystemen, weil sie beispielsweise von Wüste umgeben ist, dann könnte man sagen, dass Erdhörnchen im Yellowstone-Nationalpark ausgestorben sind. Für unsere Zwecke hat es keinerlei Relevanz, dass irgendwo anders auf der Welt weiterhin Erdhörnchen existieren. Sobald sie im Yellowstone-Nationalpark ausgerottet sind, kann die Nische, die sie dort besetzt haben, von einer konkurrierenden Spezies – zum Beispiel Kaninchen – erobert werden.

In unserem Beispiel pflanzen sich die Erdhörnchen auf ungeschlechtliche Art fort. Man kann sich also vorstellen, dass sie im Yellowstone-Nationalpark ausgerottet wurden, weil dort eine neue Jägerart – sagen wir Wölfe – auftauchte und sie alle finden und töten konnte, weil sie völlig identisch waren.

Die Wölfe schafften es jedoch nicht, alle sich durch geschlechtliche Fortpflanzung vermehrenden Kaninchen zu töten, weil diese Art eine sehr viel höhere Vielfalt aufwies. Ein Zuchtpaar, das sich gegen die Jäger verteidigen konnte, überlebte. Es pflanzte sich fort, vererbte seine Eigenschaften und vergrößerte so die Kaninchenpopulation, die schließlich die von den Erdhörnchen verlassene ökologische Nische besetzen konnte. Später werden diese alternden und sich geschlechtlich vermehrenden Kaninchen auch in andere Ökosysteme auswandern und dort um Territorien konkurrieren können, die wegen des lokalen Aussterbens von nicht alternden und sich nicht geschlechtlich vermehrenden Kaninchenpopulationen frei geworden sind. Ebenso verhält es sich naturgemäß mit Territorien und ökologischen Nischen, die dank des Aussterbens anderer nicht alternder, sich nicht geschlechtlich vermehrender Spezies, mit denen Kaninchen normalerweise nie im Wettbewerb stehen würden, nicht mehr besetzt sind.

Unterm Strich bleibt die Tatsache, dass sich evolutionär entwickelnde Prädatoren in aller Welt dafür sorgen, dass permanent asexuelle, nicht alternde Beutetierarten aussterben, wodurch nur alternde, sich geschlechtlich vermehrende Arten die Chance haben, auf lokaler Ebene zu überleben und später in andere Ökosysteme auszuwandern. Mit der Zeit führt dies zu einer Welt, in der fast alle Tiere in allen Ökosystemen geschlechtliche Fortpflanzer sind, die auch altern. Mit anderen Worten: *Die Evolution entscheidet überall auf der Welt, wo es sich entwickelnde Prädatoren gibt, fast immer zugunsten geschlechtlicher Fortpflanzung und Alterung*. Und da sich mein Konzept der Artenselektion so stark von dem eines Stephen Jay Gould unterscheidet, habe ich es auch mit dem Begriff „Jäger-Selektion" bezeichnet.

Wie die geschlechtliche Fortpflanzung in einer Beutetierspezies zu gesteigerter Vielfalt führen kann, ist offensichtlich: Verantwortlich dafür sind die schnelle, mit jeder neuen Generation stattfindende Vermischung und Neukombination von Genen. Man braucht sich nur einen Fall vorzustellen, in dem – völlig voneinander getrennt – zwei nicht zusammenhängende vorteilhafte Mutationen in zwei verschiedenen Individuen auftauchen. Bei einer Spezies, die sich ungeschlechtlich vermehrt, kommen diese zwei Mutationen höchstwahrscheinlich nie in einem Individuum zusammen, wenn nicht der Träger der einen Mutation zufällig auch die zweite vorteilhafte Mutation erfährt. Da die Wahrscheinlichkeit dafür äußerst gering ist, würde es wohl recht lange dauern, bis ein solcher Zufall eintritt. Bei einer Spezies mit geschlechtlicher Fortpflanzung könnten sich die Träger der unterschiedlichen vorteilhaften Mutationen oder ihre Nachkommen (die höhere Überlebenschancen haben) miteinander paaren. Es würde dann nicht lange dauern, bis beide Mutationen in ein und demselben Individuum zusammentreffen.

Doch wie sorgt das Altern dafür, dass sich die Vielfalt innerhalb einer Population erhöht?

Auf diese Frage gibt es zwei mögliche Antworten – und beide haben damit zu tun, dass der Einfluss des einzelnen Individuums auf den Genpool eingeschränkt wird. Das kann auf eine von zwei Arten oder auch auf beide Arten geschehen. Bei der ersten geht es darum, die Anzahl der Nachkommen zu reduzieren. Beim Menschen wird dies ganz offenkundig durch die weibliche Menopause bewirkt, die eine Obergrenze für den Beitrag der Frau zum Genpool setzt. Eine Frau kann im Alter von etwa 15 Jahren zu gebären beginnen und dies bis etwa zum 42. Lebensjahr fortsetzen (die meisten Frauen haben in diesem Alter, bevor die Wechseljahre mit etwa 50 Jahren richtig einsetzen, bereits Schwierigkeiten, schwanger zu werden). Rechnet man dann noch die Stillzeit von etwa sechs Monaten ein, in der eine Frau nicht schwanger werden kann, dann gelangt man zu folgender Gleichung: 42 minus 15 ist gleich 27 – also 27 Jahre, in der sich eine Frau fortpflanzen kann. Wenn man nun pro Kind 15 Monate für Schwangerschaft und Stillzeit ansetzt, kann man diese 27 Jahre mit 12 multiplizieren (für die Monate) und dann durch die besagten 15 Monate dividieren. Das Ergebnis lautet 21,6. Eine Frau kann also in ihrem Leben maximal 21,6 Kinder zur Welt bringen.

Gäbe es die Menopause nicht und wäre eine Frau beispielsweise bis zu ihrem 80. Lebensjahr fortpflanzungsfähig, dann könnte sie laut obiger Rechnung 52 Kinder haben – und das bei einer angenommenen „Wurfgröße" von eins. Bei Frauen, die regelmäßig Zwillinge oder Drillinge in die Welt setzen, vergrößert sich die Anzahl erheblich. Wie wir noch sehen werden, liegt der Weltrekord bei 69 Kindern.

Die Evolution könnte also entweder die Menopause dazu nutzen, eine Frau an weiterer Vermehrung zu hindern, oder sie einfach in einem bestimmten Alter töten, wie es bei den meisten Tierarten der Fall ist. Bei einem Großteil der nichtmenschlichen Arten sinkt die Wurfgröße der Weibchen mit zunehmendem Alter; fällt sie dann von eins auf null, stirbt das Weibchen üblicherweise auch.

Wenn wir nun die Männchen aller Tierarten betrachten, so sehen wir, dass ihre Fortpflanzungsfähigkeit praktisch unbegrenzt ist. Das ergibt auch durchaus Sinn, wenn Männchen nichts anderes sind als Mittel zur Erprobung der Gene gegen Prädation. Die wenigen überlebenden Männchen sollten dann die Möglichkeit haben, ihre von der Jäger-Selektion getesteten Gene so weit und häufig wie möglich zu verbreiten. Aber die Evolution schränkt auch sie ein, indem sie sie in einem bestimmten Alter umbringt. Bei den meisten Tierarten erfolgt dieser Tod in etwa demselben Alter, in dem das Weibchen unfruchtbar wird und an Altersschwäche stirbt. Beim Menschen kann sich der Mann jedoch weit über dieses Alter hinaus fortpflanzen.

Wie sieht es mit der theoretischen Obergrenze für die Anzahl der Kinder aus, die ein Mann im Lauf seines Lebens zeugen kann? Fangen wir wieder mit 15 Jahren an und beenden wir die fortpflanzungsfähigen Jahre des Mannes mit 90 Jahren. Und nehmen wir weiterhin an, dass besagter Mann so potent ist, dass er sich mit drei Frauen täglich paaren kann. (König müsste man sein ...) Und gehen wir schließlich davon aus, dass ein Achtel dieser Paarungen zu einer Schwangerschaft führt. Das Rechenbeispiel sieht dann so aus:

(90–15) x 365 (für die Tage des Jahres) = 27.375. Diese Zahl mal 3 (für die Anzahl der Geschlechtskontakte pro Tag) macht 82.125. Wenn wir nun durch 8 dividieren (weil nur jeder achte Geschlechtsverkehr zu einer Schwangerschaft führt), könnte unser Beispielmann im Lauf seines langen, sexuell erfüllten Lebens 10.265 Kinder zeugen. Das ist ein ganz schöner Unterschied zu den armseligen 21,6 Kindern, die eine Frau während ihrer fruchtbaren Lebensphase zur Welt bringen kann. Aufgrund dieser Rechnung könnte man sagen, dass Männer theoretisch 475-mal fruchtbarer sind als Frauen. Das spricht doch sehr für jene Männer, die sich lebenslang an die Monogamie halten …

Den realen Rekord für die meisten zur Welt gebrachten Kinder hält die erste Frau des russischen Bauern Fjodor Wassiljew (1707–1782) aus Schuja. Sie wurde 76 Jahre alt und gebar zwischen 1725 und 1765 bei 27 Schwangerschaften ganze 69 Kinder (16-mal Zwillinge, 7-mal Drillinge, 4 -mal Vierlinge), von denen 67 das Kindesalter überlebten. (In zweiter Ehe zeugte Wassiljew dann übrigens noch einmal 18 Kinder.) Für die meisten von einem Mann gezeugten Nachkommen ist allerdings Dschingis Khan verantwortlich, der angeblich zwischen 1.000 und 2.000 Kinder gehabt haben soll. Und der älteste Mann, der in moderner Zeit ein Kind gezeugt hat, war Zeitungsberichten zufolge der Australier Les Colley, der noch mit 92 Jahren seiner Frau einen Sohn schenken konnte.

Folgt man einer etwas komplexeren Betrachtungsweise, so kann man auch von der Annahme ausgehen, dass die Evolution – so sie eine möglichst hohe Vielfalt bei den Genkombinationen und Erscheinungsbildern (Phänotypen) begünstigt – auch eine jüngere fruchtbare Population einer älteren fruchtbaren Population vorzieht. Warum?

Sieht man sich die höheren Altersgruppen einer Population an, dann wird man feststellen, dass mit zunehmendem Alter die Anzahl der Individuen pro Altersgruppe abnimmt. Je älter man wird, desto höher ist die Wahrscheinlichkeit, durch Krankheit, Unfall, einen Jäger und Ähnliches ums Leben zu kommen. Die älteste fruchtbare Gruppe von Individuen innerhalb einer Population hat dieselben Selektionsereignisse überstanden und ähnelt demnach einander viel mehr als den jüngeren Mitgliedern der Population, die nicht durch eine lange Reihe tödlicher Zwischenfälle ausgesiebt wurden.

Man darf also damit rechnen, dass die ältesten Mitglieder durchweg die Fähigkeit besitzen, eine Epidemie zu überleben. Zudem haben sie einen Großbrand überstanden, wurden von Löwen gejagt und konnten entkommen, sind dem Hungertod entronnen und so weiter. Damit wird die Population nach jedem Sterblichkeits- und Selektionsereignis weniger vielfältig.

Dieser Vorgang ist etwa damit vergleichbar, dass man ein Ausgangsgemisch einer Gelfiltration unterzieht, wobei einzelne Stoffe des Gemisches nach Gewicht voneinander getrennt werden: Zu Beginn weist die Mischung noch eine relativ hohe Vielfalt auf, doch nach Durchlaufen des Gels bleiben nur Gruppen gleichartiger Moleküle übrig. Jedes Molekül, das durch die Gelfiltration ausgesondert wird, entspricht im Evolutionsprozess einer Gruppe verletzlicher Individuen, die einem Selektionsereignis zum Opfer fallen.

Gehen wir also davon aus, dass die Evolution zugunsten von Vielfalt selektiert, dann wird sie auch Mechanismen entwickeln, die Populationen mit einer Mehrheit an jüngeren Individuen bevorzugen. Ist es nicht die Umwelt, die durch tödliche Gefahren wie Prädation die Gruppe älterer Individuen ausdünnt, dann kann die Evolution diese Bevölkerungsverteilung auch erzwingen, indem sie Individuen mit zu langer Lebensdauer durch programmiertes Altern beseitigt. Ich bezeichne diesen Aspekt des Alterns als „Babysitter des Jägers“ – wenn keine Jäger da sind, die für eine jugendorientierte Population sorgen, dann übernimmt das Alterungsprogramm diese Rolle.

Wer das vorliegende Kapitel bis hierher gelesen hat, für den sollte offenkundig sein, dass ein sich weiterentwickelnder Jäger auf lokaler Ebene zugunsten alternder und sich geschlechtlich fortpflanzender Organismen selektieren kann. Er tötet nämlich sämtliche Organismen, deren Population nicht genügend Vielfalt aufweist, um rasch eine Verteidigungsstrategie gegen die immer raffinierteren Angriffe des Jägers zu entwickeln.

Dabei handelt es sich natürlich um eine recht vereinfachte Darstellung. Die reale Situation ist sehr viel komplexer, da jeder sich weiterentwickelnde Jäger natürlich auch das Beutetier einer anderen Spezies ist. Und jede Beuteart – abgesehen von Pflanzen – ist gleichzeitig auch ein sich entwickelnder Prädator, der es entweder auf andere Tiere oder auf Pflanzen und Samen abgesehen hat. Somit treffen wir also in jedem lokalen Ökosystem auf eine gewaltige Gleichung mit zahllosen Unbekannten und unglaublich vielen Wechselbeziehungen.

Ich vermute nun, dass geschlechtliche Fortpflanzung und Alterung nichts anderes sind als emergente Merkmale, die aus diesem gigantischen Durcheinander hervorgehen. Beide Merkmale werden von der Selektion begünstigt, weil jeder Organismus in einem Ökosystem mit allen anderen Organismen in direkter oder indirekter Konkurrenz um die verfügbare Biomasse steht, wenn er überleben will. Der Elefant hat Alterung und geschlechtliche Fortpflanzung entwickelt, weil der Löwe Alterung und geschlechtliche Fortpflanzung entwickelt hat, weil beide in Konkurrenz zu Ameisen mit denselben Merkmalen stehen, da diese wiederum mit Pflanzen konkurrieren, die auch altern und sich geschlechtlich fortpflanzen. Was alle Spezies gemeinsam haben, wie sehr sie sich auch voneinander unterscheiden mögen, sind Alterung und geschlechtliche Fortpflanzung, die folglich echte Merkmale auf Artenniveau sind.

Wer nicht weiß, wonach er in einem Ökosystem suchen muss, könnte diese Merkmale und die Wechselbeziehungen, die zu ihrer Entstehung führen, leicht übersehen. Bisher hat es meines Wissens nur ein mathematisches Modell gegeben, das auf der richtigen Spur ist – und das André Martins in seinem Aufsatz „Change and Aging Senescence as an Adaptation" [dt. etwa: „Alterung als Anpassung an Veränderung"] beschrieben hat.[31]

Dieses Modell sollte man eventuell dahingehend abändern, dass es acht verschiedene, voneinander getrennte Ökosysteme abbildet, deren Mitglieder sich nicht mit denen der jeweils anderen Ökosysteme vermeh-

31 Martins, A. C. R.: „Change and Aging Senescence as an Adaption" in *PLOS ONE*, 2011, 6(9):e24328

ren können. Dann wäre von den folgenden Grundbedingungen auszugehen: Manche der vertretenen Arten können in einem der Ökosysteme altern und sich geschlechtlich fortpflanzen, während ihre Artgenossen in einem anderen Ökosystem nicht altern und sich ungeschlechtlich vermehren. Das ist gar nicht so weit hergeholt, sondern kommt auch in der Realität vor. So haben beispielsweise Opossums, die auf einer Insel ohne lebensbedrohliche Jäger leben, eine im Vergleich zu Festland-Opossums 50 Prozent höhere Lebensdauer entwickelt; man kann sie daher in unserem Beispiel als nicht alternde Gruppe einstufen. Wir haben auch bereits die Schienenechsen kennengelernt, die sich ohne Männchen fortpflanzen, sowie die Blumentopfschlange, die sich auf sechs Kontinenten ausbreiten konnte – und das ohne geschlechtliche Vermehrung. Bevölkern wir also die postulierten Ökosysteme in unserem mathematischen Modell mit alternden/sich geschlechtlich vermehrenden und nicht alternden/sich ungeschlechtlich vermehrenden Arten, bringen wir dann einen sich weiterentwickelnden Jäger in jedes Ökosystem ein und warten wir ab, was passiert. Das Modell sollte auch die selten vorkommende Migration von Arten in ein anderes Ökosystem zulassen. Würden wir alle diese Parameter korrekt einbauen, dann hätten wir sicher bald den mathematischen Beweis dafür, dass die sich weiterentwickelnde Prädation so gut wie immer und überall zugunsten Alterung, geschlechtlicher Fortpflanzung, abnehmender Fruchtbarkeit und Menopause selektiert. Ich fordere alle Doktoranden auf, sich dieses Projekts anzunehmen!

Bevor wir fortfahren, sollten wir uns aber noch die gegenteilige Situation vorstellen, in der die Evolution zuungunsten der Alterung, geschlechtlichen Fortpflanzung und abnehmenden Fruchtbarkeit selektiert. Man denke nur an kleine Schildkröten, die 120 Jahre und älter werden können und mit jedem Jahr mehr Eier legen (obwohl Schildkröten sich geschlechtlich fortpflanzen, also nicht zur Gänze in dieses Beispiel passen). Würde man Blumentopfschlangen oder Schienenechsen genauer erforschen, dann könnte man bei ihnen sicher Ähnliches feststellen: vernachlässigbare Seneszenz und mit zunehmenden Jahren größere Fruchtbarkeit.

Kommen wir aber nun auf die Schildkröte zurück. Sie hat das Problem der sich weiterentwickelnden Jäger mit ihrem Ganzkörperpanzer endgültig gelöst. Jetzt kann sie nur mehr durch sich nicht weiterentwickelnde Sterblichkeitsursachen ums Leben kommen – Hungersnot, Dürre, Feuer, Kälte und so weiter. (Parasiten und Viren lasse ich hier außer Acht, weil es für sie keinen evolutionären Vorteil darstellt, wenn sie die Schildkröte töten.) Wenn die Todesursache der Schildkröte also immer dieselbe ist, sollten sich auf evolutionshistorisch kurze Sicht eine bestimmte genetische Kombination und ein optimaler Körperbau entwickeln, die das Tier dagegen schützen. Bei Schildkröten in freier Wildbahn wird sich die Altersverteilung innerhalb der Population wesentlich von der erwähnten jugendorientierten Population sowie den durch Prädatoren gefährdeten Beutetierpopulationen unterscheiden.

Die Altersverteilung bei den Schildkröten wird vielmehr eine gegenteilige Verzerrung der Kurve aufweisen, weil es bei dieser Art mehr ältere als jüngere Individuen gibt, auch nach Populationseinbrüchen, die durch Dürren oder Feuersbrünste verursacht wurden. Jene Schildkröten, die bereits Dürren oder Feuersbrünste überlebt haben, haben die besten Chancen, auch die folgenden derartigen Naturereignisse zu überleben. Nach dem Populationseinbruch sind es also die älteren, weniger verschiedenartigen und vielfältigen Tiere, die sich fortpflanzen, um das Ökosystem neu zu bevölkern. Genau in diesen Perioden, wenn sich die Gene einer weniger vielfältigen Gruppe von Individuen aus dem Genpool verbreiten, findet eine Selektion zuungunsten der Alterung, der abnehmenden Fruchtbarkeit, der geschlechtlichen Fortpflanzung und der Vielfalt statt. *Die meisten Sterblichkeitsursachen selektieren früher oder später zugunsten der ungeschlechtlichen Vermehrung und der Unsterblichkeit – mit einer Ausnahme: der sich weiterentwickelnden Prädation.*

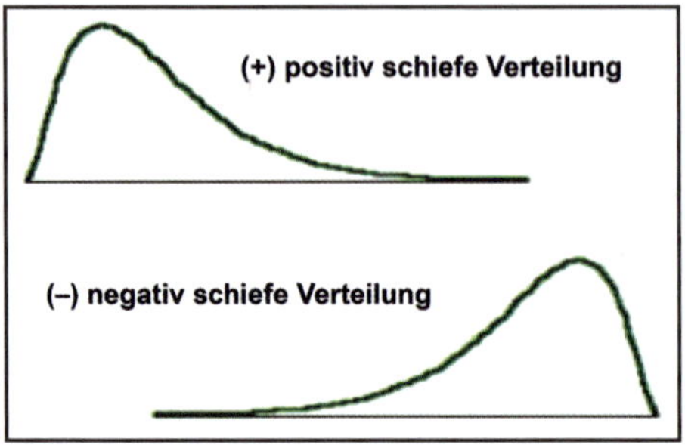

Die nach links ausgerichtete positive (+) Verteilung stellt die jugenddominierte Altersverteilung von Beutearten dar, die durch Jäger ausgedünnt werden.
Die nach rechts ausgerichtete negative (–) Verteilung stellt eine vor Jägern geschützte Art nach einem Populationseinbruch (durch Hungersnot oder Dürre) dar, die von älteren Individuen dominiert wird.

Wenn ich mir die zwei Kurven in der Grafik näher ansehe, scheint es mir durchaus möglich, dass die Altersverteilung einer Population auch mit den lebenslangen Fortpflanzungsmustern eines Individuums zu tun hat, was die Anzahl seiner Nachkommen in verschiedenen Altersstufen betrifft: abnehmende Fruchtbarkeit in von Prädatoren dominierten Populationen und zunehmende Fruchtbarkeit in Populationen, die gegen Prädatoren immun sind.

Eine schnelle Internet-Suche nach den Verteilungsmustern verschiedener Tierarten zeigt, dass kleinere Gruppen häufig isoliert von anderen kleinen Gruppen und größeren Populationen leben. Dadurch erhöht sich die Chance, dass an einem Standort zugunsten geschlechtlicher Fortpflanzung und Alterung selektiert wird und danach eine Auswanderung in andere Regionen stattfindet, wo dieselbe Spezies – die sich dort allerdings ungeschlechtlich vermehrte und nicht alterte – ausgestorben ist.

Kapitel 11

Der fortpflanzungsbeschränkende Mechanismus: die Verbindung zwischen Pubertät, Wurfgröße, Menopause und maximaler Lebensdauer (Alterung) zwischen allen Spezies?

Anmerkung: Bei den nichtmenschlichen Spezies nennen wir die Pubertät im Allgemeinen „Geschlechtsreife" und die Menopause „abnehmende Fruchtbarkeit".

Vor Kurzem entdeckte ich im Internet einen interessanten Artikel[32] über das älteste bisher bekannte Wirbeltier – den Grönlandhai. Ich schickte den Artikel an meine Freunde und Mitstreiter, die sich ebenfalls mit Theorien zum programmierten Altern befassen. Wir alle wunderten uns sehr über dieses interessante Tier, das mindestens 400 Jahre alt wird, aber erst mit 156 Jahren seine Geschlechtsreife erlangt.

Die meisten Mitglieder meiner „Gesprächsgruppe" stuften die Tatsache, dass ein Organismus erst in so hohem Alter geschlechtsreif wird, als evolutionären „Irrtum" ein. Ich erinnerte mich jedoch dunkel an einen Artikel aus meiner Studienzeit, in dem eine enge Verbindung zwischen dem Alter der sexuellen Reife und der Lebensdauer postuliert wurde. Diesen Artikel konnte ich leider nicht mehr finden, aber wenigstens war mir ein Licht aufgegangen, als ich wieder daran gedacht hatte.

32 Pennisi, Elizabeth: „Greenland shark may live 400 years, smashing longevity record" auf sciencemag.org, 11. August 2016; *http://www.sciencemag.org/news/2016/08/greenland-shark-may-live-400-years-smashing-longevity-record*

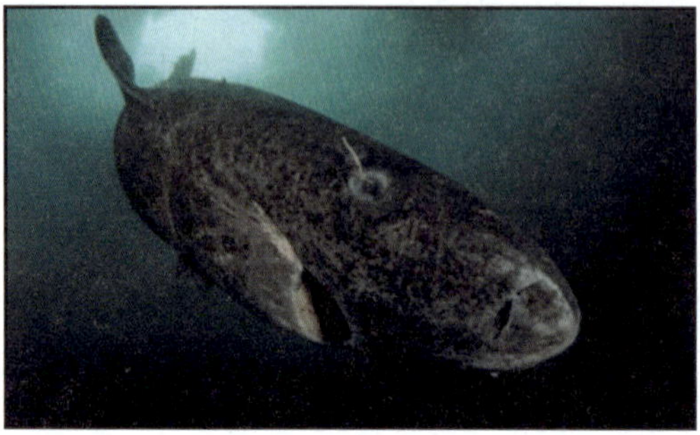

Grönlandhaie wachsen einen Zentimeter pro Jahr, leben aber jahrhundertelang.

Doch zuerst möchte ich ein paar Worte über meine Gesprächsgruppe verlieren.

Josh Mitteldorf ist zum Beispiel der Theoretiker, der es fast schon „begriffen" hat. Er hat erkannt, dass programmiertes Altern auf einer höheren evolutionären Ebene als das Gen existiert, glaubt aber, dass es das Populationswachstum kontrollieren soll. Dann wären da noch Ted Goldsmith und Giacinto Libertini, die der Wahrheit auch schon sehr nahegekommen sind. Giacinto war übrigens der Erste von uns, der die Idee des programmierten Alterns aufbrachte, lange vor mir und den anderen aus unserer Gruppe. Harold Katcher ist ein Theoretiker, der sich auf die kleinen unwiderlegbaren Tatsachen konzentriert und aus ihnen den Schluss gezogen hat, dass es das programmierte Altern tatsächlich gibt. Gelegentlich schaut auch Aubrey de Grey in unserem Chatroom vorbei, wirft ein wenig mit Affenscheiße um sich und will uns einreden, dass wir alle dumm sind und das Altern nur durch eine unbeabsichtigte DNS-Schädigung verursacht wird. Und vor nicht allzu langer Zeit erschien ein Artikel vom Mainstream-Altersforscher Tom Kirkwood, in dem er viele Mitglieder unserer Gruppe namentlich erwähnte und behauptete, dass wir ohnehin keine Ahnung hätten … Aber immerhin war dies das erste Mal, dass ein Vertreter der Schulwissenschaft öffentlich zugab, dass es uns Alterungsprogramm-Theoretiker überhaupt gibt.

Alle aus unserer Gesprächsgruppe sind der Wahrheit schon sehr nahegekommen, aber ich habe es als Erster geschafft, die große Gleichung auf einfache Art restlos zu lösen. Die anderen haben ihre eigenen Varianten der Theorie, um die es im vorliegenden Buch geht. Josh glaubt zum Beispiel, dass die Alterung existiert, damit sich Tierpopulationen nicht zu sehr vermehren, ihre Nahrungsmittelressourcen aufzehren und dann aussterben. Diese These konnte er auch mit mathematischen Modellen belegen. An der Idee könnte etwas Wahres sein, aber sie gilt ganz offensichtlich nicht für Pflanzen, die ebenfalls altern und denen es ganz sicher nie an Nahrung – also Sonnenlicht – mangelt. Würden Pflanzen ihre Populationsgröße durch Alterung eindämmen, um die Wasservorräte nicht aufzubrauchen, dann wären konkurrierende Pflanzen sehr schnell zur Stelle, um die ökologische Lücke zu füllen. Josh verfolgt zwar richtige Ansätze, sieht aber das Gesamtbild noch nicht: Das Altern hat einzig und allein den Zweck, die übermäßige Vermehrung jedes einzelnen Individuums einzuschränken.

Ted wiederum ist der Überzeugung, dass eine lange Lebensdauer vor Erreichen der Geschlechtsreife ein evolutionärer Tauglichkeitstest ist; nur wer den übersteht, ist zur Fortpflanzung geeignet. Ich halte diese Überzeugung für falsch (warum, das werde ich noch erläutern), doch Ted hat richtig erkannt, dass es beim Altern um die „Evolvierbarkeit" einer Spezies geht. Die Evolution fördert die Evolvierbarkeit hauptsächlich, indem sie für möglichst große Vielfalt im Genpool sorgt. Dazu gehört auch, dass ein einzelnes Individuum – so erfolgreich es auch sein mag – nicht zu viele Gene in den Genpool einbringen darf. Die Evolution verhindert das sowohl durch die geschlechtliche Fortpflanzung (reduziert den Beitrag zum Genpool um die Hälfte) als auch durch das Altern (Tote können sich nicht vermehren), durch die Menopause (keine Kinder mehr nach dem 50. Lebensjahr), durch ein Hinauszögern der sexuellen Reife (keine Kinder vor dem 14. Lebensjahr) sowie durch eine verlängerte Schwangerschafts-/Trächtigkeitsdauer (keine Kinder, während gerade ein Kind heranreift). Alle diese Maßnahmen verringern das Fortpflanzungspotenzial des Individuums, wirken sich aber nur angesichts einer sich weiterentwickelnden Prädation positiv aus. Wenn eine Spezies es hingegen schafft, eine perfekte Verteidigung gegen Jäger zu entwickeln, verschwinden diese Einschränkungen irgendwann, sodass sich das Individuum so oft wie möglich vermehren kann.

Der Grund, warum die Evolution das Vermehrungspotenzial des einzelnen Individuums verringern will, widerspricht der Logik vom egoistischen Gen, die Dawkins, Darwin und die Mainstream-Theoretiker vertreten. Sie behaupten ja, dass die Evolution ausschließlich von Genen und Individuen gesteuert wird, die möglichst viele Kopien ihrer selbst anfertigen wollen. Meiner Ansicht nach beschränkt die Evolution jedoch das Vermehrungspotenzial des einzelnen Individuums, um angesichts sich weiterentwickelnder Sterblichkeitsursachen – vor allem der Prädation – eine möglichst hohe Vielfalt im Genpool herzustellen. Nur so können neue Verteidigungsmechanismen entwickelt und als Schutz vor dem Aussterben auch an Nachkommen weitergegeben werden. Bestünde der Genpool nur aus identischen Klonen, dann wäre ein Jäger, der eines der Individuen töten könnte, auch dazu imstande, die gesamte Spezies (auf lokaler Ebene) auszurotten.

Diese Theorie erklärt geschlechtliche Fortpflanzung und Alterung vollständig und ohne Ausnahme. Tom Kirkwood ist einer der führenden Vertreter der These, dass Altern ein „Unfall der Evolution" sei. Wenn er in einem Artikel[33] darüber schreibt, dass die menschliche Langlebigkeit auf Kosten des Fortpflanzungserfolgs gehe, bestätigt er meine Ansichten aber nur.

---

33 Westendorp, R. G. und Kirkwood, T. B.: „Human longevity at the cost of reproductive success" in *Nature*, 24.–31. Dez. 1998, 396(6713):743–6

Kapitel 12

Eine Welt ohne Männer – die Zukunft der Evolution?

Wie lange es dauern wird, ist schwer vorherzusagen. Doch wenn dieses neue Gesamtbild die Evolution richtig darstellt, könnte es irgendwann zu einem schicksalhaften Tag der Menschheitsgeschichte kommen, an dem die erste Frau eine genetisch identische Tochter zur Welt bringt. Vater wäre dazu keiner nötig – es würde sich um die erste echte Jungferngeburt handeln.

Dieser Zeitpunkt wäre der Beginn vom Ende des männlichen Geschlechts. Er würde höchstwahrscheinlich erst dann eintreten, wenn die Menschen eine sehr viel längere Lebensdauer entwickelt haben, die an Unsterblichkeit grenzt. 1.000 Jahre oder mehr wären durchaus möglich. Gleichzeitig würde dieser Zeitpunkt die Theorie vom egoistischen Gen, wie sie Dawkins und Darwin postulier(t)en, endgültig bestätigen. Bis dahin sollten wir diese Theorie aber nicht als allein seligmachend betrachten, sondern nur als Teil des Gesamtbilds von der Evolution sehen, die viel stärker vom selbstlosen Genom angetrieben wird – zumindest, was die wichtigsten Bereiche der Evolution, nämlich geschlechtliche Fortpflanzung und Alterung, angeht.

Gäbe es die sich weiterentwickelnde Prädation nicht, dann würde die evolutionäre Ausrichtung für alle Organismen unweigerlich in eine Welt völlig identischer weiblicher Klone, eine Welt darwinscher weiblicher Monster führen. Es wäre eine im Wesentlichen ungefährliche Welt, wenn man von gelegentlichen Hungersnöten, Dürren oder Meteoreinschlägen absieht, die das Bevölkerungswachstum einschränken. Und es wäre eine langweilige Welt. Alle Forscher, die den Alterungsprozess studieren, weil sie das menschliche Leben drastisch verlängern wollen, sollten lieber aufpassen, wonach sie da streben …

Nach all meinen theoretischen Überlegungen vermute ich mittlerweile, dass die ungeschlechtliche Fortpflanzung auf unserem Planeten viel verbreiteter ist, als wir das heute wissen. Die Biologen sollten sich in ihrer Forschung viel mehr darum kümmern, ob die weiblichen Nachkommen diverser Tierarten vielleicht ein Produkt von „Jungferngeburten“ sind.

Da die Altersforschung derzeit so rapide Fortschritte macht, ist es durchaus möglich, dass die ersten Menschen, die ein Alter von mehr als 800 Jahren erreichen werden, heute schon auf der Erde leben. Ich habe einmal eine Statistik gesehen, die besagte, dass die durchschnittliche menschliche Lebensdauer auf etwa 800 Jahre steigen würde, wenn man alle Alterserscheinungen und Krankheiten beseitigte – irgendwann würde der Mensch dann eben durch einen unvermeidlichen Unfall ums Leben kommen.

Sollten wir es je schaffen, eine Lebensdauer von 800 Jahren zu erreichen, dann würde wahrscheinlich auch unser Sicherheitsbedürfnis bis ins Unermessliche zunehmen. Wer heute mit 50 Jahren in ein Flugzeug steigt, hat im Katastrophenfall vielleicht 30 Lebensjahre zu verlieren. Bei einer möglichen Lebensdauer von weiteren 750 Jahren würde man aber zweimal überlegen, ob man einen Absturz riskieren will. Ein derart langes Leben würde uns alle äußerst risikoscheu machen, also genau richtig für ein langweiliges Leben. Wir sollten also genau darüber nachdenken, ob wir wirklich ein „Heilmittel“ gegen das Altern finden und die zwei real existierenden Geschlechter ausmerzen wollen.

Kapitel 13

Zusammenfassung: Lassen sich die vielen Rätsel der Evolution auch anders lösen und erklären?

Werfen wir noch einen letzten Blick zurück und fassen alle Fakten zusammen, die gegen das Paradigma vom egoistischen Gen sprechen.

Die meisten der bisher noch nicht aufgedeckten Geheimnisse der Evolution haben mit jenen Faktoren zu tun, die die Reproduktionsleistung eines beliebigen Individuums einschränken.

Alle diese Geheimnisse lassen sich lüften, wenn man erkennt, dass die Evolution angesichts sich weiterentwickelnder Prädation ihren Schwerpunkt auf möglichst hohe Vielfalt im Genpool statt auf die Verbreitung der Gene einzelner Individuen legt. Der Ansatz, dass der Beitrag des Individuums reduziert werden soll, erklärt alle folgenden Tatsachen:

- die Existenz der geschlechtlichen Fortpflanzung
- die Existenz des Alterns
- die Existenz von Menopause sowie der mit zunehmendem Alter abnehmenden Fruchtbarkeit und sinkenden Wurfgröße
- die Existenz der verzögerten Geschlechtsreife
- die Existenz einer verlängerten Schwangerschafts-/Trächtigkeitsdauer
- die Existenz der Homosexualität

Eine Selektion zugunsten der Verteidigungsmechanismen gegen Jäger löst wiederum die folgenden Rätsel der Evolution:

- die Existenz des männlichen Geschlechts
- den Sinn und Zweck männlicher Geschlechtsmerkmale, die entweder die Aufmerksamkeit von Prädatoren wecken oder auf kämpferische Fähigkeiten (also eine Verteidigung gegen Prädatoren) hinweisen oder als Alterskennzeichen dienen, die dem Weibchen sagen, wie viele Begegnungen mit Prädatoren das Männchen wahrscheinlich schon überlebt hat

Die Abwesenheit einer effektiven, sich weiterentwickelnden Prädation erklärt:

- die Existenz von Tieren, die sich ungeschlechtlich vermehren

  (Zugunsten einer ausschließlich asexuellen Reproduktion wird nur dann selektiert, wenn es keine effektive, sich weiterentwickelnde Prädation gibt. Eine gelegentliche asexuelle Reproduktion unter Weibchen kann aber als Verteidigungsmechanismus gegen Jäger betrachtet werden, wenn sämtliche Männchen solche Prädatoren angelockt haben und von ihnen getötet werden.)

- Organismen/Tiere mit extrem langer Lebensdauer

  (wie Fledermäuse, manche Vogelarten, Tiefseefische, Höhlenbewohner, Muscheln, Land- und Wasserschildkröten, Hummer, Affen und Menschen. Diese Arten haben sehr wirksame Verteidigungsmechanismen gegen Jäger, zum Beispiel Flugfähigkeit, isoliertes Leben, Körperpanzerung oder hohe Intelligenz. Dadurch sinkt die Notwendigkeit, zugunsten der Alterung als Verteidigung gegen Prädation zu selektieren; deshalb entwickelt sich bei diesen Arten eine besonders lange Lebensdauer.)

Nur dann, wenn man die sich weiterentwickelnde Prädation als Hauptantrieb vieler evolutionärer Kräfte betrachtet, deren Konsequenzen sich nicht ohne Weiteres ins Egoistische-Gen-Paradigma einordnen lassen, sind alle noch verbliebenen Rätsel der Evolution gleichzeitig lösbar.

Mein Kollege Josh Mitteldorf betrachtet das Altern als ein Phänomen der Gruppenselektion, das als Verteidigungsmechanismus gegen ein Aussterben durch Überbevölkerung und Ressourcenverbrauch dienen soll. Mit dieser Interpretation würde er aber an einer simultanen Erklärung all der oben erwähnten evolutionären Anpassungen wie der geschlechtlichen Fortpflanzung, des männlichen Geschlechts, der Homosexualität, der langsameren Alterung von Höhlenlebewesen et cetera scheitern.

Meine Interpretation ist somit die einzig mögliche Vervollständigung der Evolutionstheorie, die alle natürlichen Vorkommnisse erklären kann.

Hochdosiert

Die wundersamen Auswirkungen extrem hoher Dosen von

VITAMIN D3

dem Sonnenschein-Hormon

Das große Geheimnis, das Ihnen die Pharmaindustrie vorenthalten will

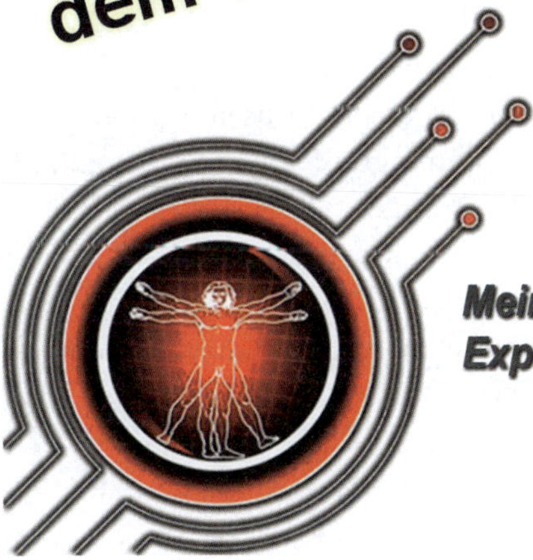

Mein 1 Jahr dauerndes Experiment mit 100.000 IE/Tag

Jeff T. Bowles

Inhalt

Worum es in diesem Buch geht

Die Schulmedizin ist – wenigstens für die Patienten – eine Mausefalle. Die meisten Ärzte studieren ein paar Jahre und üben dann ihren Beruf nur aus, um Geld zu verdienen. Lernen interessiert sie nicht.

Ich hingegen habe mehr als zwanzig Jahre lang Krankheiten und den Alterungsprozess studiert; die Hälfte dieser Zeit habe ich zwölf Stunden am Tag in der Bibliothek der medizinischen Fakultät verbracht, um dort klinische und wissenschaftliche Studien zu überprüfen. Ich habe drei wichtige wissenschaftliche Publikationen veröffentlicht – und zwar in einer Fachzeitschrift, deren Herausgeber insgesamt fünf Nobelpreise erhalten haben. Die Redakteure hielten meine Aufsätze für äußerst spannend und von großer Bedeutung für die Medizin. Soviel zu meinen Referenzen ... doch wovon handelt nun das Buch, das Sie in Händen halten?

Irgendwann wurde mir klar, dass 4.000 IE[1] Vitamin D_3 täglich nicht ausreichend für mich waren. Daher beschloss ich, mich auf ein „gefährliches" Experiment einzulassen, das genau dem ärztlichen Rat widersprach, den ich in den vorangegangenen Jahren so oft erhalten hatte:

„NEHMEN SIE NICHT ZU VIEL VITAMIN D_3 EIN – DAS IST GEFÄHRLICH!"

Die empfohlene Dosis beläuft sich auf 400 IE täglich; ich begann aber gleich mit 20.000 IE, also dem 50fachen davon. Nach etwa vier Monaten steigerte ich die Dosis auf 50.000 IE (das 125fache der angeblich „sicheren" Dosis) und später dann auf 100.000 IE (250 mal soviel wie empfohlen).

Wie es mir in den vergangenen zehn Monaten ergangen ist? Bin ich gestorben? Krank geworden? Nein, ganz im Gegenteil. Meine hochdosierte

1 IE steht für „internationale Einheiten".

Vitamin-D_3-Therapie über ein Jahr hinweg hat alle meine chronischen Leiden geheilt – und einige davon hatten mich mehr als 20 Jahre gequält.

1. Meine „schnappende Hüfte“ (coxa saltans), die mir 23 Jahre lang Schmerzen zufügte und gegen die kein Arzt etwas tun konnte, ist vollständig geheilt: kein Schmerz und kein Schnappen mehr!
2. Der gelbe Nagelpilz, den ich unter den Zehennägeln hatte, widersetzte sich 20 Jahre lang hartnäckig jeder Behandlung. Erst zehn Monate hochdosiertes Vitamin D_3 haben meinen Nägeln ihre gesunde Farbe zurückgegeben. Vollständig geheilt.
3. Ein Knochenvorsprung am Ellbogen, durch den ich aussah wie der Comic-Matrose Popeye, hat sich komplett aufgelöst. Mein Ellbogen sieht heute wieder aus wie vor 20 Jahren.
4. 15 Jahre lang haben mich meine schmerzhaften, knackenden und krachenden arthritischen Schultern daran gehindert, einen Baseball ordentlich zu werfen. Auch dieses Leiden ist verschwunden – und ich werfe den Ball heute viermal so weit wie zuvor.
5. Ein Überbein an meinem Handgelenk war fünf Jahre lang nicht zu beseitigen. Mittlerweile ist es von Golfball- auf Erbsengröße geschrumpft, fühlt sich steinhart an, schmerzt nicht und schrumpft weiter.
6. Eine kleine subkutane Zyste zierte mein Gesicht 20 Jahre lang – jetzt ist sie weg!
7. Dazu kommt, dass ich mein Gewicht ohne jede Diät von 92 auf 81 Kilo reduzieren konnte.

Auf den folgenden Seiten werde ich Ihnen in allen Einzelheiten von den Folgen meines Experiments berichten und Sie vor möglichen Gefahren warnen. Außerdem stelle ich Ihnen eine einfache und elegante neue Theorie vor, die besagt, dass sich eine Therapie mit hochdosiertem Vitamin D_3 vorbeugend oder heilend auf alle Epidemien und Gesundheitsprobleme auswirken kann, unter denen die Menschheit seit den 1980er Jahren leidet – seit der Zeit also, als Mediziner den Menschen erstmals rieten, nicht in die Sonne zu gehen und stets Sonnencreme zu verwenden. Genau das ist der Grund für die weitverbreiteten Volkskrankheiten, mit denen wir heute konfrontiert sind: Adipositas (Fettleibigkeit), Autismus, Asthma und viele andere.

Die Theorie ist alles andere als kompliziert: Vitamin D_3 ist ein Hormon, das von der menschlichen Haut erzeugt wird, wenn man sie der Sonneneinstrahlung aussetzt. Es handelt sich also gar nicht um ein Vitamin – man hat es bei seiner Entdeckung nur falsch benannt. Wenn man einen zu geringen Vitamin-D_3-Spiegel hat, dann versucht der Körper, sich durch Überfressen auf den Winter vorzubereiten; außerdem verlangsamt er sämtliche Vorgänge, um Energie zu sparen, und ruft sogar Depressionen hervor, die einen davon abhalten sollen, aus dem Haus zu gehen. Es ist übrigens genau diese Senkung des Vitamin-D_3-Spiegels, die einem Bären signalisiert, dass die Zeit für die Winterruhe gekommen ist.

Wenn der Körper mit einer durch den Winter verursachten Knappheit rechnet, dann wird er natürlich damit beginnen, alle wichtigen Ressourcen für später aufzusparen. Das führt zu einer Erscheinung, die ich das „Unvollständige-Reparatur-Syndrom“ genannt habe und die für die meisten menschlichen Erkrankungen verantwortlich ist – abgesehen von spontanen Genmutationen, die Krankheitsbilder erzeugen, sowie durch das Altern hervorgerufene Erkrankungen. Mit hochdosiertem Vitamin D_3 lässt sich eine Vielzahl von Erkrankungen vermeiden oder behandeln; unter anderem Multiple Sklerose, Asthma, 17 verschiedene Krebsarten, Lupus, Arthritis, Herzkrankheiten, Adipositas, Depression, die Parkinson-Krankheit und viele mehr.

Die erste Fassung dieses Buches wurde in nur vier Tagen niedergeschrieben!

Als ich mich hinsetzte, um dieses Buch zu schreiben, merkte ich sofort, dass die Arbeit daran schnell und einfach vor sich gehen würde - ohne

Schreibhemmung oder sonstige Störungen. Ich wusste von Anfang an, dass ich nur ein paar Tage dafür brauchen würde.

Das lag daran, dass ich absolut begeistert von der Idee war und bin, meinen Lesern über mein „gefährliches Experiment" (wie es die Ärzte nannten) und die daraus gewonnen Erkenntnisse zu berichten. Ich konnte es gar nicht erwarten, das alles aufzuschreiben.

Der Inhalt in aller Kürze

Ich möchte Ihnen gleich zu Anfang ein paar besondere Leckerbissen servieren, um Ihnen Appetit auf das Buch zu machen. Bei meinen Selbstversuchen und den vielen Recherchen und Überlegungen zum Thema bin ich zu einer sehr prägnanten Theorie über D_3 gelangt, die in ihrer Einfachheit durchaus elegant ist. Dazu habe ich einfach ein paar simple Fakten kombiniert und meinen gesunden Menschenverstand benutzt. Sie mag einfach sein, doch sie könnte die Ursachen vieler Erkrankungen und Gesundheitsprobleme der Menschheit erklären, die mit ihrer Hilfe eventuell auch zu vermeiden wären. Ausgenommen davon sind, wie gesagt, altersbedingte Krankheiten sowie Syndrome, die von Genmutationen herrühren. Alles andere scheint meinen Untersuchungen zufolge durch die gewissenhafte und gelegentliche Anwendung einer Vitamin-D_3-Therapie mit extrem hohen Dosierungen vermeidbar oder heilbar zu sein.

Im Folgenden werde ich die wichtigsten Fakten und Ideen zu dem darlegen, was ich als „Menschliches-Winterschlaf-Syndrom" bezeichne. Die Hauptursache dafür ist, dass der Körper nicht genug Sonne bekommt und sich daher so verhält, als müsse er sich auf den Winter vorbereiten.

Tatsache 1:

Vitamin D_3 ist gar kein Vitamin! In Wahrheit handelt es sich dabei vielmehr um ein Secosteroidhormon, das auf fast alle Körperzellen einwirkt, indem es eine Änderung der Genexpression hervorruft. Vitamin-D_3-Rezeptoren sind in sämtlichen Zellen vorhanden.

Tatsache 2:

Vitamin D_3 ist die aktive hormonelle Form von Vitamin D. Früher bekamen die Menschen den Großteil der notwendigen Vitamin-D_3-Dosis, indem sie ihre Haut der Sonne aussetzten. Die Sonne aktiviert eine inaktive Form des Vitamins, die dem D_3 sehr ähnlich ist und aus Cholesterin besteht, und wandelt sie in ein funktionsfähiges Hormon um. (Davor gibt es noch einige Zwischenschritte in der Leber und den Nieren, die uns aber in diesem Zusammenhang nicht interessieren müssen.) Vitamin D_2 und D_1 sind um einiges weniger wirksame, aus Pflanzen gewonnene Formen des Hormons, die man aus der Ernährung beziehen kann – unter anderem, indem man UV-bestrahlte Pilze zu sich nimmt. D_1 und D_2 werden allgemein als minderwertige, synthetische und schwächere Versionen des tierischen Hormons D_3 betrachtet. (Viele Hormone haben übrigens Cholesterin als Ausgangspunkt, weshalb man sie auch Steroide nennt – dazu gehören D_3, Testosteron, Östrogen, DHEA, Progesteron und Cortisol. Sie alle ähneln einander sehr bis auf ein paar winzige Abweichungen.)

Tatsache 3:

In den sonnigen Sommermonaten erzeugt die menschliche Haut im Allgemeinen viel mehr Vitamin D_3 als in den dunklen Wintermonaten.

Für viele Menschen ist die Nahrung heute die Hauptquelle von D3, früher jedoch bezogen sie den Großteil ihres D3-Bedarfs über das Sonnenlicht.

Tatsache 4:

Ein Mangel an Vitamin D_3 wird mit einer Unmenge von Erkrankungen und medizinischen Störungen in Verbindung gebracht. Befassen wir uns fürs Erste einmal mit Adipositas, Depression, Arthritis und der Anfälligkeit für Erkältungen.

Die Argumentation ist leicht nachvollziehbar: Im Frühling und im Sommer ist der menschliche Körper häufiger und stärker Sonneneinstrahlung ausgesetzt und hat daher einen hohen und stetig steigenden Vitamin-D_3-Spiegel. Evolutionsbedingt weiß der Körper, dass es in dieser Zeit reichlich Nahrung gibt, dass die Tage lang sind und dass alles gut ist. Das Sonnenlicht-Hormon D_3 teilt dem Körper mit, dass er ruhig eine Menge Energie verbrennen und sich in verschiedene Aktivitäten stürzen kann, weil genug Nahrung und Vitaminquellen vorhanden sind. Daher bezieht man aus D_3 sehr viel Energie; es steigert den Aktivitätslevel, vermindert Hungergefühle und hält uns gesund (worauf ich später noch ausführlicher eingehen werde).

Wenn in den nördlichen Breitengraden der Winter kommt, wird in den dort ansässigen Menschen eine drastisch verminderte Menge des Sonnenlicht-Hormonsignals D_3 produziert. Dank der Evolution weiß der Körper nun, dass ihm eventuell eine Nahrungsknappheit bevorsteht, wie das früher im Winter oft der Fall war. (Zum Thema „Nahrungsknappheit im Winter" fällt mir gleich die Donner Party ein. Diese Siedlergruppe geriet im Winter 1846/47 in den Bergen der Sierra Nevada in einen Schneesturm und wurde derart vom Winter überrascht, dass sie nicht mehr weiterziehen konnte. Um zu überleben, wurden die Siedler zu Kannibalen – und nur 48 der ursprünglichen 87 kamen durch.)

Wären Sie nun ein im Norden lebender Bär, dann würde ein abnehmender, niedriger D_3-Spiegel ihrem Körper mitteilen, dass er sich auf die Winterruhe vorbereiten soll. Beim Amerikanischen Schwarzbären zum Beispiel liegt der Vitamin-D_3-Spiegel im Sommer bei 23 nmol (oder 10 ng/ml) und geht während der Winterruhe auf 8 nmol/l (3 ng/ml) zurück. Die Abnahme von D_3 wird durch das starke Ansteigen einer inaktiven Form von Vitamin D kompensiert – im Fall des Bären durch das Pseudovitamin D_2. In Vorbereitung auf die Winterruhe frisst ein Bär soviel er kann, um möglichst viel Gewicht zuzulegen und so den Winter überstehen zu können. Bei Bärinnen beträgt die Gewichtszunahme vom niedrigsten Sommergewicht bis zum Winterruhegewicht oft 70 Prozent. Auch zahlreiche andere Säugetiere halten Winterruhe oder Winterschlaf – unter anderem Waschbären, Stinktiere, Waldmurmeltiere, Streifenhörnchen, Hamster, Igel und Fledermäuse. Die meisten Reptilien und Amphibien überdauern den Winter in Kältestarre (Winterstarre), während Krokodile und Alligatoren in der kalten, dunklen Jahreszeit monatelang ohne Nahrung auskommen. Anscheinend ist der Winterschlaf[2] eine Reaktion, die sich von Zeit zu Zeit in allen Tieren beziehungsweise deren evolutionären Vorfahren entwickelt hat. In diesem Zusammenhang ist es sehr wahrscheinlich, dass sich auch in uns Menschen ein uralter und teilweise unterdrückter Winterschlafmechanismus verbirgt, der in unserer DNS festgeschrieben ist.

2 *Anm. des Verlags:* Mit „Winterschlaf“ ist hier wie auch im ganzen Buch die Überwinterung von Lebewesen im passiven Zustand, wie Winterstarre, Winterruhe und Winterschlaf, gemeint. Der Autor benutzt den Begriff „Hibernation“. Wir haben uns für vereinfachte Variante entschieden.

Winterschlaf

Wenn Sie Zweifel daran hegen, dass der Mensch von einem Vorfahren abstammt, der Winterschlaf hielt, dann zweifeln Sie wohl auch daran, dass sich der Hund aus einem Urahnen entwickelt hat, der Winterschläfer war. Die Existenz des Marderhundes – eines primitiven Wildhundes, der evolutionär gesehen zwischen dem modernen Hund und dessen Vorfahren steht, aber bis heute existiert – wird Sie wohl vom Gegenteil überzeugen. In der englischen Wikipedia heißt es über dieses Tier:

> „Marderhunde sind die einzigen bekannten Hundeartigen, die Winterschlaf halten. Zu Beginn des Winters nimmt ihr subkutanes Fett um 18 bis 23 Prozent zu, während ihr Bauchfett 3 bis 5 Prozent zulegt. Tiere, die diesen Fettanteil nicht erreichen, schaffen es üblicherweise nicht, den Winter zu überleben. Während des Winterschlafs geht der Stoffwechsel um etwa 25 Prozent zurück. In Gegenden wie der russischen Region Primorje, wo diese Tiere eingewandert sind, schlafen sie nur während schwerer Schneestürme. Im Dezember nimmt ihre physische Aktivität ab, sobald eine Schneehöhe von 15 bis 20 Zentimeter erreicht ist; dann entfernen sie sich höchstens noch 150 bis 200 Meter von ihrem Bau. Ihr Aktivitätsgrad erhöht sich erst im Februar wieder, wenn die Weibchen brünstig werden und wieder mehr Nahrung vorhanden ist."

Es stellt sich daher die Frage, ob auch wir Menschen – wie viele andere Säugetiere – eine Winterschlafreaktion zeigen, sobald unser D_3-Spiegel sinkt, weil unsere Haut nicht mehr genug Sonnenstrahlung erhält. In dieser Zeit gelüstet uns dann vielleicht nach Kohlehydraten, wir nehmen stark zu und werden anschließend deprimiert, sodass wir uns verlangsamen und nicht mehr soviel wertvolle Energie verschwenden. Ist es möglich, dass die Evolution uns langsamer macht, indem sie unseren Körper an der normalerweise harmlosen Erkältung erkranken lässt (gegen die wir im Sommer üblicherweise immun sind)? Im Winter fesselt sie uns etwa eine Woche lang ans Bett – wodurch wir noch mehr Energie sparen. Will uns die Evolution vielleicht noch weiter verlangsamen, indem sie uns durch Arthritis verursachte Schmerzen beschwert, wegen denen wir das Haus nicht verlassen und so keine, möglicherweise knappen, Energiereserven aufbrauchen? Ich glaube, man kann diese Fragen mit einem deutlichen JA beantworten. (Eine alternative Erklärung für die Vorstellung, dass uns die Evolution durch Schmerzen und Beschwerden verlangsamt, ist die, dass uns die Evolution während des Winterschlafs nicht vollständig repariert, sondern gerade so weit, dass wir über die Runden kommen. Auf diese Art kann der Körper kritische Ressourcen einsparen, die er für eventuelle spätere Krisen braucht. Stellen Sie sich vor, Ihr Körper weiß, dass Ihnen eine dreimonatige Knappheit bevorsteht, und Sie brechen sich einen Arm. Wird der Körper da wirklich sämtliche Calziumreserven aufbrauchen, um Ihren Arm zu reparieren, oder ihn nur soweit wiederherstellen, dass er gerade so funktioniert? Und was, wenn Sie sich den Arm während der Hungermonate ein zweites oder drittes Mal brechen? Hätte Ihr Körper dann ausreichend Calzium auf Lager, um diese Brüche zu reparieren, wenn er beim ersten Mal alles aufgebraucht hätte? Auf diesen Gedanken werde ich später noch ausführlicher eingehen …)

Tatsache 5:

Die überwiegende Mehrheit fettleibiger, depressiver, an Arthritis leidender oder von Schmerzen im Bewegungsapparat geplagter Menschen hat nachgewiesenermaßen einen Mangel an Vitamin D_3.

Tatsache 6:

Experimente in Gefängnissen, in denen 100 Prozent der Insassen Winter für Winter an grippalen Infekten erkrankt waren, haben Folgendes ergeben: Wenn man den Häftlingen eines einzelnen Zellentraktes D_3-Vitaminzusätze verabreichte, wurde kein einziger von ihnen krank.

Tatsache 7:

Seit Anfang der 1980er Jahre, als die Ärzteschaft erstmals vor zu viel Sonne warnte, ist der Bevölkerungsanteil an übergewichtigen Erwachsenen sowie die Häufigkeit vieler anderer Krankheiten (darunter Asthma und Autismus) sprunghaft angestiegen.

Tatsache 8:

Ebenfalls Anfang der 1980er haben Ärzte uns zu raten begonnen, die Sonne zu meiden und im Freien stets Sonnenschutzmittel mit hohem Lichtschutzfaktor zu verwenden, um so dem Hautkrebs vorzubeugen.

Das „Menschliche-Winterschlaf-Syndrom"

Das Fazit, das wir aus all den erwähnten Tatsachen ziehen können, ist: Wenn man nicht genug Vitamin D_3 zugeführt bekommt, rechnet die Evolution mit einer demnächst eintretenden, den gesamten Winter anhaltenden Knappheit und versucht, eine Winterschlafphase auszulösen, die bis zum Frühling und der Rückkehr der Sommersonne anhält. Wenn Sie nach dem Winter nicht wieder in die Sonne gehen, dann werden Sie bald an einer chronischen Form der von mir als „Menschliches-Winterschlaf-Syndrom" bezeichneten Mangelerscheinung leiden.

Das „Unvollständige-Reparatur-Syndrom“

Daraus lässt sich auch eine Theorie ableiten, mit der sich die vielen anderen Erkrankungen und Leiden erklären lassen, die durch einen niedrigen Vitamin-D_3-Spiegel entstehen: das „Unvollständige-Reparatur-Syndrom“. Dieser von mir kreierte Begriff bezieht sich auf die Tatsache, dass die Evolution unseren Körper darauf eingestellt hat, knausriger mit seinen Reserven umzugehen und sie sparsam dazu einzusetzen, Verletzungen zu heilen, also nur die notwendigsten „Instandhaltungsarbeiten“ durchzuführen. Das führt dazu, dass die Reparaturvorgänge unvollständig bleiben und die Instandhaltung nur so weit stattfindet, dass wir gerade über die Runden kommen. Der Körper verharrt so lange in dieser Betriebsart, bis er wieder das Signal des Sonnenlicht-Hormons erhält, das ihm mitteilt, dass von nun an wieder Ressourcen im Überfluss zur Verfügung stehen. Von diesem Zeitpunkt an kann er die unvollständigen Reparaturen sowie die sparsame Instandhaltung rückgängig machen, um sie nochmals gründlich, richtig und komplett durchzuführen, mit allen dazu notwendigen Mitteln.

Das ist auch schon das ganze Geheimnis. Wenn Sie – wie die meisten Menschen – einen chronisch niedrigen Vitamin-D_3-Spiegel haben, das ganze Jahr über oder vielleicht sogar Ihr ganzes Leben lang, dann werden Sie mit der Zeit depressiv, fettleibig und krank. Ihr Körper wird mehr und mehr Verletzungen aufweisen, die nie ganz ausgeheilt sind, und unter Instandhaltungsproblemen leiden, die sich nie ganz beseitigen lassen. Seit 1980, als die Ärzteschaft uns erstmals riet, die Sonne zu meiden und stets Sonnenschutzmittel mit hohem Lichtschutzfaktor zu verwenden, leidet ein zunehmend größerer Teil der US-Bevölkerung an Adipositas. Auch weitere gesundheitliche Probleme wie Autismus, Asthma und sogar gefährliche Erdnussallergien machen sich immer stärker bemerkbar.

Soweit also in aller Kürze zur Theorie, die diesem Buch zugrundeliegt. Wenden wir uns jetzt den Hintergründen zu.

Die Geschichte von Vitamin D_3

Im Folgenden möchte ich in einigen Absätzen die Geschichte des Vitamin D_3 präsentieren – vielleicht weckt sie Ihr Interesse, mehr darüber zu erfahren:

Vermutlich wusste die Menschheit bereits im Altertum über die Existenz von Vitamin D Bescheid. Es wurde jedoch erst im Jahre 1650 erstmals ein Fall von Vitamin-D-Mangel wissenschaftlich beschrieben – damals nannte man die Erkrankung Rachitis. Und es dauerte gar bis 1920, bis die Eigenschaften von Vitamin D_3 bekannt wurden. Ein Wissenschaftler experimentierte damals mit Hunden, die zeit ihres Lebens in geschlossenen Räumen verbrachten und nie die Sonne sahen. Er fand heraus, dass die Tiere keine Rachitis bekamen, wenn man sie mit ein wenig Lebertran fütterte. Weiterhin wurde festgestellt, dass die Rachitis auch heilte, wenn man die Hunde dem Sonnenlicht aussetzte. Erst später entdeckte man, dass es sich bei dem im Lebertran enthaltenen Wirkstoff um Vitamin D_3 handelte.

Was ist nun Rachitis? Es handelt sich um eine Knochenerkrankung, die im 19. und frühen 20. Jahrhundert unter der Einwohnerschaft europäischer und amerikanischer Städte weitverbreitet war. Damals arbeitete ein großer Teil der Bevölkerung in Fabriken und damit in geschlossenen Räumen, wodurch die Menschen nicht ausreichend Sonne bekamen. Kinder, die an Rachitis litten, wiesen Wachstumsstörungen, krumme Beine und weiche, schwache Knochen auf; bei Frauen wurde durch die Erkrankung das Becken so stark deformiert, dass sie nur mehr per Kaiserschnitt gebären konnten. Wenn Erwachsene an Rachitis erkrankten, gab man der schmerzhaften Knochenerweichung den Namen Osteomalazie („schlechte Knochen“).

Da irgendein Bestandteil des Lebertrans diese Mangelerscheinung anscheinend kurierte, belegte man den Wirkstoff mit dem Namen „Vitamin D“ – da man kurz zuvor erst die Vitamine A, B und C entdeckt hatte. Man war sich der Tatsache nicht bewusst, dass es sich gar nicht um ein Vitamin handelt, sondern vielmehr um ein wichtiges Steroid (bzw. Secosteroid), das die meisten Lebensformen anscheinend für ihre Gesundheit benötigen. Vitamin D_3 ist nicht nur in Lebertran enthalten (auch die Dorsche, von denen diese Substanz stammt, erzeugen es), sondern kann auch von unserem eigenen Körper produziert werden, wenn wir in der Sonne sitzen und das Sonnenlicht auf unsere ungeschützte Haut einwirken lassen. Das gilt übrigens auch für Hunde, Katzen, Ratten und die meisten anderen Lebensformen. Irgendwie schafft es die Sonne es, durch ihr Fell zu gelangen und den Produktionsprozess von Vitamin D_3 anzukurbeln. (Wie ich später erfahren habe, sondern behaarte Säugetiere und Vögel eine ölige Substanz auf ihr Fell beziehungsweise ihre Federn ab, die in ihrer Zusammensetzung dem Vitamin D_2 sehr ähnelt und von der Sonne in Vitamin D_3 umgewandelt wird. Die Tiere erhalten das für sie notwendige D_3 dann, wenn sie sich putzen und dabei das aus der D_2-artigen Substanz hervorgegangene D_3 ablecken.) Vitamin D_3 ist also nicht nur für uns gut, sondern auch für unsere Hunde, Katzen und anderen Haustiere. Ich kann mir gut vorstellen, dass Vitamin D_3 (sowie Vitamin K_2 – mehr dazu später) auch für die großen Hunderassen gut ist, die so anfällig für Arthritis sind.

Es war eine bedeutende wissenschaftliche Erkenntnis, als die Forscher herausfanden, dass man nur etwa 400 IE Vitamin D täglich (oder ein wenig Sonnenlicht, das ein paar Minuten auf die Haut einwirkt) benötigte, um Knochenerweichung, Wachstumsstörungen oder Beckendeformationen zu verhindern. Bis vor zwei Jahren, als das amerikanische *Institute of Medicine* die empfohlene tägliche Vitamin-D_3-Dosis auf 800 bis 2.000 IE erhöhte, wurde davon abgeraten, mehr als 400 IE täglich zu konsumieren ... 400 IE! Das ist gerade genug, um den Tod oder einen äußerst kräftezehrenden Knochenschwund abzuwenden. Und bis 2011 war in den gebräuchlichen Multivitaminpräparaten auch nicht mehr enthalten – also bekam man eine höhere Dosis nur, wenn man ein Sonnenbad nahm, und zwar ohne Sonnenschutzmittel.

Aus 20 mg Vitamin D in den 1920er Jahren werden 1.000.000 IE in den 1930ern

Die Angabe IE (= Internationale Einheit) ist einfach nur eine Maßgröße in der Pharmazie, so wie cm (= Zentimeter) bei Längenangaben. Nach der ersten Auflage dieses Buches erfuhr ich, dass die großen Pharmakonzerne angeblich hinter der Einführung der Einheit IE steckten, um die Öffentlichkeit davon abzuhalten, selbständig hohe Dosen Vitamin D_3 einzunehmen, statt die teuren Medikamente der Pharmafirmen zu kaufen (20 Milligramm D_3 = 1.000.000 IE!). Dies würde auf eine Verschwörung der Pharmakonzerne hinweisen. Sie wollen den Konsumenten Angst machen, sich selbst zu medikamentieren. Darauf werde ich später noch eingehen.

Toxizität

Kurz nach der Entdeckung des Vitamin D entdeckte die Wissenschaft auch die Toxizität dieses Vitamins. Man nahm an, dass es deshalb giftig sein müsse, weil es nicht wie Vitamin C wieder aus dem Körper ausgespült wird, sondern sich im Fettgewebe ansammelt. Wenn man eine SEHR GROSSE Menge Vitamin D im Körper gespeichert hat, kann dies tatsächlich zu Problemen führen. In den schlimmsten Fällen (von denen kaum welche bekannt sind) kann die Toxizität des Vitamins Herzprobleme verursachen, die Gelenke angreifen, Nierenschäden hervorrufen, Bluthochdruck erzeugen und an verschiedenen Stellen im Körper zu Verkalkungen führen. Das kann einem schon Angst machen, nicht wahr?

Andererseits führen Rachitis und Vitamin-D-Mangel dazu, dass den Knochen Calzium entzogen wird, das dann im Blutkreislauf landet. Auch auf diese Art können die Gelenke durch arthritische Verkalkung angegriffen werden; zudem kann es zu Herzleiden und erstaunlich vielen anderen Erkrankungen kommen – wie Sie im Folgenden sehen werden. Offenbar macht man es also so oder so falsch. Aber vertrauen Sie mir: Wenn Sie dieses Buch gelesen haben, dann werden Sie erkennen, dass es für jeden Menschen den „genau richtigen" Vitamin-D_3-Spiegel gibt und die Chancen etwa hundert zu eins stehen, dass Ihr Spiegel um einiges zu niedrig für einen optimalen Gesundheitszustand ist. Die Wahrscheinlichkeit, dass Sie unter einem Vitamin-D_3-Mangel leiden, beträgt fast 99 Prozent – wenn schon nicht nach heutigen Kriterien, dann sicher nach zukünftigen.

Wie sich anhand der vorliegenden Daten zeigt, kam (und kommt) Vitamin-D-Toxizität äußerst selten vor – und zwar nur dann, wenn ein normal gesunder Mensch extrem hohe Dosen Vitamin D einnimmt, also etwa eine Million IE täglich, und das über einige Monate hinweg. Wenn diese Personen dann plötzlich die Einnahme der extrem hohen und meistens versehentlich konsumierten Dosen beendeten, kehrten sie zu ihrem Normalzustand zurück; manche jedoch litten dann an einer eingeschränkten Nierenfunktion und erhöhtem Blutdruck, was möglicherweise auf eine Verkalkung der Nieren und Arterien zurückzuführen ist. Das mag manchem riskant erscheinen – doch die Risiken, die mit einem verminderten Vitamin-D_3-Spiegel einhergehen, sind wesentlich bedrohlicher.

Soweit bekannt ist, hat sich noch nie ein Fall von Vitamin-D-Toxizität durch zuviel Sonnenstrahlung ereignet. Ein Arzt schreibt auf seiner Website: „Die gesundheitlichen Bedenken gingen aus ein paar frühen Fällen von Vitamin-D-Toxizität hervor, die aber großteils auf Ursachen wie Verunreinigungen in der Vitamin-D-Produktion, die Verwendung synthetischer Vitamin-D-Analoga, die versehentliche Einnahme extrem hoher Dosen oder Personen mit Vitamin-D-Überempfindlichkeit zurückzuführen waren. Aus verschiedenen Gründen löste das Thema Vitamin-D-Toxizität dann eine übertriebene Sorge aus, deren Ausmaß wir erst heute erkennen. Im Rückblick muss die Forschung zugeben, dass Vitamin-D-Toxizität selten vorkommt und im Allgemeinen aus der oralen Einnahme extrem hoher Dosen, nie jedoch aus Sonneneinstrahlung resultiert." (Quelle: „Nutrition & bone health. Vitamin D: An old bone builder takes on new importance" von Susan E. Brown, PhD)

Ich habe selbst ein wenig über Vitamin-D-Toxizität nachgeforscht und sämtliche seit 1967 in wissenschaftlichen Fachzeitschriften erschienenen Artikel zum Thema in der „Pub-Med"-Datenbank[3] studiert. Dabei fand ich heraus, dass Vitamin-D_3-Toxizität selbst bei sehr hohen Dosen so gut wie nie vorkommt; in den meisten Artikeln wird berichtet, dass Menschen extrem hohe Dosen eingenommen haben, ohne irgendwelche Schäden davonzutragen. Die Beiträge wurden deshalb veröffentlicht, weil die Ärzte über diese Ergebnisse so verblüfft waren – sie widersprachen nämlich allem, was sie während ihrer Ausbildung über die Nachteile von Vitamin D gelernt hatten. Ich entdeckte aber auch, dass eine kleine Minderheit von etwa fünf Prozent der Gesamtbevölkerung auf sehr hohe Vitamin-D-Dosen empfindlicher reagiert als der Rest.

Die Bedeutung von Vitamin K_2 (nicht K_1)

Die neue, vorherrschende Theorie besagt, dass Vitamin-D-Toxizität auf den Abbau von Vitamin K_2 im Körper zurückführen sei, weil hohe Dosen von Vitamin D angeblich körperliche Reaktionen hervorrufen, bei denen das Vitamin K_2 verbraucht wird. Vielleicht leiden die fünf Prozent der Bevölkerung, die ungünstig auf Vitamin D_3 reagieren, also nur an einer besonders unzulänglichen Vitamin-K_2-Versorgung. Daher sei an dieser

3 http://www.ncbi.nlm.nih.gov/pubmed

Stelle extra darauf hingewiesen: Sollten Sie sich dazu entschließen, einen „gefährlichen" Selbstversuch mit Vitamin D_3 zu beginnen, dann denken Sie unbedingt daran, zwei oder drei Kapseln mit Vitamin-K_2-Nahrungsergänzung täglich einzunehmen. Bedenken Sie bitte auch, dass Vitamin K_1 kein Ersatz für K_2 ist, weil es zur Blutgerinnung beiträgt, während K_2 dafür sorgt, dass das Calzium in Ihren Knochen erhalten bleibt und nicht ins Blut und die Weichteilgewebe gelangt. Außerdem gibt es zwei Arten von K_2: MK-4 aus Tierprodukten und MK-7 aus Bakterien. Angeblich ist MK-7 die gesündere Form, und da bisher keine K_2-Toxizität nachgewiesen wurde, können Sie soviel davon nehmen, wie Sie wollen (mit Vorbehalten – aber dazu später mehr).

Achtung! Ich möchte noch einmal ausdrücklich auf den vorangegangenen Punkt hinweisen, da ich immer wieder E-Mails von Menschen erhalte, die hochdosiertes D_3 einnehmen wollen, ohne sich dabei auch mit Vitamin K_2 zu versorgen: Tun Sie das auf keinen Fall! Der Konsum hoher Dosen D_3 ohne die zusätzliche Einnahme einer ausreichenden Menge Vitamin K_2 wäre äußerst unklug!

Ich nehme auf je 10.000 IE Vitamin D_3 eine Tablette der Vitamin-K-Kombination namens „Super K" von **www.lef.org**. Dabei bin ich zwar nur von einer Schätzung ausgegangen, aber ich hatte immerhin ein ganzes Jahr lang keine Probleme damit. Alles klar? Nehmen Sie bitte keinen hohen D_3-Dosen ein, ohne für eine Ergänzung mit Vitamin K_2 zu sorgen. Die Super-K-Tablette, die ich mit jeweils 10.000 IE Vitamin D_3 einnehme, enthält 1.000 µg K_1 (das wahrscheinlich gar nicht notwendig ist) und 1.000 µg K_2 der MK-4-Variante sowie 100 µg K_2 der MK-7-Variante. Wenn Sie mehr über die Bedeutung von Vitamin K_2 erfahren wollen, kann ich Ihnen das großartige Buch „Vitamin K_2 and the Calcium Paradox: How a Little-Known Vitamin Could Save Your Life" nur dringend ans Herz legen – nach der Lektüre werden Sie mehr über das Thema wissen als beinahe jeder Arzt. Dieses Werk öffnet dem Leser wirklich die Augen.

Das Wichtigste, das mir aus dem erwähnten Buch in Erinnerung geblieben ist: Der weitverbreitete K_2-Mangel ist auf unsere moderne Ernährungsweise zurückzuführen. Wir brauchen K_2, um das Calzium in unseren Knochen zu erhalten und es nicht ins Blut und die Weichteilgewebe gelangen zu lassen. Eine häufige Folge des aktuellen K_2-Mangels ist Zahnkaries bei Kindern, die zudem öfter als früher Zahnspangen brauchen. Tiere und „unzivilisierte" Völker haben hingegen perfekte Zähne, leiden nicht an Karies, putzen sich nicht die Zähne und kommen ganz ohne Zahnspangen aus. „Schlechte Zähne" sind darauf zurückzuführen, das der Kieferknochen zu schmal ist, weil dort im entscheidenden Entwicklungsalter zu wenig Calzium abgelagert wird. Dank des K_2-Mangels in unserer modernen Ernährung haben wir zu viele Zähne für unsere verkümmerten Kieferknochen! Schiefe Zähne und Karies sind in der unzivilisierten Welt, wo die Menschen ausreichend mit K_2 versorgt werden, weder natürlich noch normal.

Vitamin K_2 ist in vielen Bioläden und über das Internet erhältlich. Ich selbst kaufe meine Vitamine D_3 und K_2 bei **www.lef.org**, dort wird für beste Qualität und faire Preise garantiert. Aber ich will hier keine Werbung für die Vitaminpräparate dieses Versands machen – ich habe auch schon die anderer Hersteller verwendet und war so gut wie immer zufrieden.

■ ***Letzte Meldung!*** Wie vor kurzem bekannt wurde, reagieren manche Menschen empfindlich auf zu viel Vitamin K_2, vor allem auf die MK-7-Variante. Wenn man die Begriffe „Vitamin K_2" und „Herzrasen" googelt, stößt man auf einige Fallbeispiele. Ich habe über dieses Problem nachgedacht und recherchiert, bis mir klar wurde, dass die Symptome von zu viel Vitamin K_2 dieselben sind wie die von Calziummangel. Anscheinend wirkt sich die Einnahme von großen Mengen Vitamin K_2 auf manche Menschen so aus, dass ihrem Blut und ihren Weichteilgeweben zu viel Calzium entzogen wird, wodurch Symptome eines Calziummangels ausgelöst werden – unter anderem Herzklopfen und starke Blutdruckschwankungen. Denken Sie also an diese mögliche Nebenwirkung und schränken Sie gegebenenfalls Ihren K_2-Konsum ein, beziehungsweise steigen Sie auf die MK-4-Variante um, wenn es bei Ihnen zu den erwähnten Problemen kommt. Allerdings hat nur eine von 100 „Versuchspersonen" über diese Auswirkung von Vitamin K_2 geklagt – und dieser Mann nahm 25 mg (also 25.000 µg) täglich davon ein, während ich nie mehr als 10.000 µg täglich genommen habe, zu einer Dosis von 100.000 IE D_3.

Toxizität

Zur Information meiner geschätzten Leserschaft zitiere ich im Folgenden die in „Pub Med" gefundene Zusammenfassung einer wissenschaftlichen Arbeit, in der ein möglicher Zusammenhang zwischen Vitamin-D-Toxizität und Vitamin-K-Mangel näher erläutert wird. Denken Sie bei der Lektüre aber bitte daran, dass der Autor der folgenden Zeilen nicht zwischen Vitamin K_1 und K_2 unterscheidet – nach weiteren Recherchen habe ich herausgefunden, dass es der durch hochdosiertes D_3 verursachte K_2-Mangel ist, der gefährliche Auswirkungen haben kann.

Quelle: Vitamin D toxicity redefined: Vitamin K and the molecular mechanism. (dt.: „Eine Neudefinition der Vitamin-D-Toxizität: Vitamin K und der molekulare Wirkmechanismus") **Masterjohn C. Weston A. Price Foundation, 4200 Wisconsin Ave., NW, Washington, DC 20016, United States. ChrisMasterjohn@gmail.com**
Med Hypotheses 2007; 68 (5):1026–34. Epub Dez. 2006

Kurzbeschreibung

„Die von manchen Forschern als therapeutisch optimal empfohlene Vitamin-D-Dosis ist doppelt so hoch wie die offiziell als sicher anerkannte Dosis. Es ist daher notwendig, den genauen Mechanismus zu bestimmen, der bei überhöhter Dosierung von Vitamin D eine Toxizität hervorruft, damit Ärzte und andere im Gesundheitswesen tätige Personen einschätzen können, wie man dieses Vitamin therapeutisch optimal dosieren kann, ohne dabei nachteilige Auswirkungen zu riskieren. Üblicherweise wird die Toxizität von Vitamin D zwar darauf zurückgeführt, dass hohe Dosen Hyperkalzämie auslösen, doch im Tierversuch hat sich gezeigt, dass die bei Hypervitaminose D beobachteten toxischen Endpunkte – wie Anorexie, Lethargie, Wachstumshemmung, Knochenresorption, Verkalkung der Weichteilgewebe und Tod – getrennt von der Hyperkalzämie betrachtet werden können. Das bedeutet, dass eine alternative Erklärung für den Wirkmechanismus der Vitamin-D-Toxizität gefunden werden muss.

Die in dieser Arbeit vorgestellte Hypothese soll eine neuartige Sichtweise anregen, derzufolge Vitamin D seine toxische Wirkung ausübt, indem es einen Vitamin-K-Mangel hervorruft. Das Wirkmodell geht davon aus, dass Vitamin D die Expression von Proteinen erhöht, an deren Aktivierung die Carboxylierung durch Vitamin K beteiligt ist; je mehr Carboxylierung erforderlich ist, desto stärker nehmen die Vitamin-K-Reserven im Körper ab. Da Vitamin K für das Nervensystem unerlässlich ist und eine wichtige Funktion beim Schutz vor Knochenschwund und der Verkalkung der peripheren Weichteilgewebe hat, führt ein Vitamin-K-Mangel zu genau den Symptomen, die mit Hypervitaminose D in Zusammenhang gebracht werden.

Diese Hypothese kann durch Beobachtungen belegt werden, nach denen Tiere mit Vitamin-K-Mangel oder einem Mangel an von Vitamin K abhängigen Proteinen bemerkenswert ähnliche Symptome aufweisen wie Tiere, an die toxische Vitamin-D-Dosen verfüttert wurden. Zudem hat sich erwiesen, dass Vitamin D und der Vitamin-K-Antagonist Warfarin ähnliche Toxizitätsprofile haben und ihre toxische Wirkung synergistisch ausüben, wenn sie kombiniert werden. Der vorliegenden Hypothese zufolge schützt Vitamin A ebenfalls vor der toxischen Wirkung von Vitamin D, indem es die Expression von Proteinen reduziert, die von Vitamin K abhängig sind – und damit den Abbau von Vitamin K vermindert. Wenn die Hypothese im Tierversuch bestätigt werden kann, müssen neue Modelle zur Berechnung der als sicher anerkannten Maximaldosis erstellt werden. Danach könnten Ärzte und andere im Gesundheitswesen tätige Personen ihre Patienten mit Vitamin-D-Dosen behandeln, die eine bessere therapeutische Wirkung erzielen als die derzeit eingesetzten. Nachteilige Auswirkungen werden vermieden, indem das Vitamin D gemeinsam mit den Vitaminen A und K verabreicht wird.“

Mein Kommentar dazu: Meiner Ansicht nach könnte man Vitamin A auch weglassen, da es nur den körpereigenen Vitamin-K_2-Bedarf herunterschraubt. Ich habe K_2 ohne Probleme eingenommen, also braucht man da nichts zu reduzieren, sondern kann ruhigen Gewissens mehr davon konsumieren.

Megadosierung

Als ich einer Medizinstudentin, die im dritten Jahr an der *Northwestern University* studierte, am Beginn meines Selbstversuchs erzählte, dass ich meine Vitamin-D_3-Dosis von 4.000 IE im Tag auf 20.000 IE erhöhen wollte, hielt sie mich für total verrückt und warnte mich vor den vielen Gefahren, die mir dank Vitamin-D-Toxizität bevorstünden. Mein Vater, ein mittlerweile pensionierter Arzt, der an der *Stanford University* studiert hatte, stellte mir ebenfalls das Attest aus, „völlig irre" zu sein und mich mit dieser Dosis binnen kurzer Zeit umzubringen. (Übrigens habe ich mit den erstaunlichen Ergebnissen meines Selbstversuchs meinen Vater davon überzeugen können, selbst 7.000 IE im Tag einzunehen – was meiner Meinung nach immer noch zu wenig ist.) Sollten Sie aber einem normalen Arzt von einem solchen Vorhaben berichten, dann wird er Sie garantiert von diesem „Risiko" abzubringen versuchen. Die Angst vor Vitamin D_3 ist beinahe reflexhaft und wird Medizinern bereits am Anfang ihres Studiums eingetrichtert. Dabei braucht man sich im Internet nur die Schriften von Dr. John J. Cannell, dem Gründer und Leiter des amerikanischen Vitamin-D-Council [einer gemeinnützigen Organisation, die über Vitamin D informiert], durchzulesen. Sie wirken sofort beruhigend, da Cannell seinen Lesern rät, beim ersten Anzeichen einer Erkältung drei Tage lang je 50.000 IE einzunehmen. Er ist weiterhin der Ansicht, dass die Erhöhung der empfohlenen Tagesdosis Vitamin D_3 von 400 auf 800 bis 2.000 IE im Tag, wie sie vor kurzem durch eine von der US-Regierung sanktionierte Kommission erfolgte, geradezu lächerlich und eigentlich fast schon kriminell ist. Seiner Ansicht nach wären 10.000 IE für beinahe jeden Menschen eine gute Tagesdosis. (Bei jemandem mit meinem Gewicht – etwa 90 Kilo – würde ich bis zu dreimal soviel empfehlen.)

■ ***Später hinzugefügte Notiz***: Von meinem heutigen Wissensstand ausgehend, würde ich nach einem Jahr hochdosiertem D_3 einen Bluttest empfehlen und danach die Dosis so weit reduzieren, dass Ihr Spiegel bei 90 bis 100 ng / ml liegt. Ohne Blutuntersuchung – die, wie wir noch sehen werden, sowieso billig, einfach durchzuführen und im Prinzip schmerzfrei ist – lässt sich eine solche Dosiseinstellung kaum bewerkstelligen.

Wenn Sie in Sachen hochdosiertes Vitamin D_3 nach wie vor Bedenken haben, werden Sie später noch einige beruhigende Argumente zu lesen kriegen. In der Zwischenzeit sollten Sie stets an einen Fall aus dem Jahr 1966 (der auch im Internet dokumentiert ist) denken, bei dem mehrere Schwangere ein genetisch bedingtes Calziumproblem in ihren Babys verhindern wollten und zu diesem Zweck während der gesamten neun Monate ihrer Schwangerschaft eine Tagesdosis von 100.000 IE Vitamin D einnehmen – und das ohne nachteilige Auswirkungen auf die Mütter und die Neugeborenen, die völlig gesund zur Welt kamen. Dabei sollten Sie allerdings bedenken, dass es sich bei dem Präparat um die schwächere Vitamin-D-Variante namens D_2 gehandelt haben könnte …

■ ***Neue Information!*** Vor kurzem habe ich von einem meiner Leser eine großartige E-Mail mit für mich neuen Fakten erhalten, die ich hier auszugsweise zitieren möchte:

> „Ich glaube, Ihre D_3-Dosis könnte immer noch zu niedrig sein. Die Pharmakonzerne und die *American Medical Association* [US-Ärztevereinigung] haben stark übertrieben, was die Toxizität von D_3 angeht. Wie Sie wissen, hat man diese Substanz sehr lange und sehr genau untersucht und getestet. Als Beweis dafür kann die Schaffung der ‚Internationalen Einheit' IE dienen, mit der man die Menschen nur verwirren wollte. Auch die Herstellung der rezeptpflichtigen, in der Krebsbekämpfung eingesetzten Medikamente Dalsol, Deltalin und Drisdol [Vita-

min D_2-Präparate], als gerade die positiven Auswirkungen von Vitamin D entdeckt wurden, war mit Sicherheit kein Zufall … Bei allen dreien handelte es sich nämlich schlicht und einfach um tägliche 50.000-IE-Dosen Vitamin D. Wenn es irgendwo Geld zu verdienen gibt, wie eben in der Krebsindustrie, sind die üblichen Verdächtigen sofort zur Stelle und übernehmen die Kontrolle.

Als Ende der 1920er Jahre Vitamin D heiß diskutiert wurde, gab die US-Regierung beim Medical College der University of Illinois in Chicago eine neunjährige Studie über die Toxizität von Vitamin D in Auftrag. Diese 1937 publizierte Studie, in deren Rahmen 63 Hunde und 773 Menschen getestet wurden, ist unter dem Namen ‚Steck Report' bekannt. In ihr heißt es: ‚Unter den 773 Versuchspersonen, denen über Zeiträume von sieben Tagen bis zu fünf Jahren routinemäßig Tagesdosen von 200.000 IE aufwärts verabreicht wurden, gab es keinen einzigen Todesfall.' Und weiter: ‚Einer der Autoren der vorliegenden Studie nahm selbst 15 Tage lang 3.000.000 IE täglich ein, wobei keinerlei schädlichen Nebenwirkungen festgestellt werden konnten.'

Steck, I. E., M.D.; Deutsch, H., A.B. und Reed, C.I., PhD (College of Medicine, University of Illinois, Chicago): ‚Further Studies on Intoxication With Vitamin D' in *Annuals of Internal Medicine*, 1937, Vol. 10, No. 7, Jan."

(Denken Sie auch hier bitte daran, dass bei den Versuchen Vitamin D_2 eingesetzt wurde, das nur ein 1/4 bis 1/16 der Wirksamkeit von Vitamin D_3 besitzt.)

Mein „gefährliches“ Experiment

Also gut – das mit der Geschichte des Vitamins D und seinen angeblichen „Gefahren“ haben wir jetzt abgehandelt; wenden wir uns also endlich dem Thema zu, über das Sie wirklich etwas erfahren wollten: Was war denn nun so wunderbar an meinem Selbstversuch mit extrem hochdosiertem Vitamin D_3? Die folgenden paar Zeilen sollen Sie gleich motivieren, auch den Rest dieses Buches zu „verschlingen“.

Als ich dies schreibe, bin ich 51 Jahre alt. Etwa ab meinem 27. Lebensjahr sammelten sich bei mir Verletzungen und andere Wehwehchen an, die nie heilen oder ganz weggehen wollen. Das alles waren keine schlimmen Beschwerden, aber eben diese ärgerlichen Dinge, die von den Ärzten nie richtig ernstgenommen und behandelt werden (weil sie vielleicht auch gar nicht wissen, was man dagegen tun soll), obwohl man sie eigentlich gern los wäre. Mit 27 war mir natürlich noch nicht klar, dass diese lästigen gesundheitlichen Probleme, die ich da anhäufte und später noch weiter anhäufen würde, wahrscheinlich alle miteinander zusammenhingen. (Später werde ich Ihnen dann übrigens noch von all den anderen damit in Zusammenhang stehenden Problemen berichten, die ich bereits im Kindesalter hatte – zum Beispiel Asthma, Aufmerksamkeitsdefizit- / Hyperaktivitätsstörung (ADHS) und Sklerodermie. Auch von den gesundheitlichen Problemen meiner Mutter – wie rheumatoide Arthritis, Depression, Krampfadern, chronisches Erschöpfungssyndrom, Knieprothese und Fehlgeburten –, die wahrscheinlich auch allesamt durch einen Vitamin-D_3-Mangel verursacht oder zumindest begünstigt wurden, wird später noch die Rede sein.)

Wenn das alles noch nicht Ihre Aufmerksamkeit geweckt hat, interessieren Sie sich vielleicht für die Möglichkeit, einer Unmenge von Erkrankungen *vorzubeugen*: Fettleibigkeit, Morbus Crohn, Reizdarmsyndrom,

Colitis ulcerosa, Diabetes 1 und 2, Schuppenflechte, Hautschuppen, Arthritis, Autismus (und höchstwahrscheinlich auch ADHS sowie Aufmerksamkeitsdefizitstörung), multiple Sklerose, Amyotrophe Lateralsklerose (ALS), viele Krebsarten (darunter auch Leukämie), Herzerkrankungen, Herzversagen, hypertrophe Kardiomyopathie, Schlaganfälle, Bronchitis, Tuberkulose und andere Lungenprobleme, Schizophrenie bei Kindern (die sich später zu der bei Erwachsenen verbreiteten Form weiterentwickelt), chronisch obstruktive Lungenerkrankung (COPD) und die damit einhergehende Bronchitis beziehungsweise das zentrilobuläre Emphysem, Herpes Zoster, Lupus und alle anderen Autoimmunerkrankungen, Erkältung, Akoholismus, Magengeschwüre, Gastritis, wahrscheinlich auch Akne, Schwangerschaftskomplikationen, Allergien, Karies bei Kindern und Erwachsenen und viele mehr – zum Beispiel auch der Fersensporn oder die Osteopenie, die Knochen nicht mehr zusammenheilen lässt. Auch wenn Sie meine Erlebnisse also nicht besonders interessieren, werden Sie im Folgenden sehr viel Interessantes entdecken. Und wenn Sie dieses schmale Bändchen fertiggelesen haben, sollten auch Sie davon überzeugt sein, dass fast alle der häufigsten Krankheiten der Menschheit nicht etwa durch angeborene genetische Mutationen verursacht werden oder auf die verbreitetsten Folgen des Alterns zurückzuführen sind, sondern dass durchweg ein zu geringer Vitamin-D_3-Spiegel hinter ihnen steckt.

Erstaunliche Ergebnisse

Schluss jetzt mit der Theorie – wahrscheinlich wollten Sie schon längst Fakten sehen. Lesen Sie also weiter; Sie werden hoffentlich genauso verblüfft sein, wie ich es bis heute bin!

- Im College hatte ich sehr erfolgreich Fußball und Rugby gespielt - zwei Sportarten, bei denen mein rechter Fuß häufig belastet wurde. Später, mit 28 Jahren, lernte ich Thaiboxen. Dabei muss man sehr oft mit seinem rechten Fuß zutreten. Im selben Alter begann dann auch mein Hüftleiden, ich litt an einer „schnappenden Hüfte". Von dem dazugehörigen Krankheitsbild hatte ich noch nie etwas gehört und war der Ansicht, dass es ziemlich selten sein müsste. Heute glaube ich, dass man es wahrscheinlich nur deshalb für so „selten" hält, weil die Mediziner keine funktionierende Behandlungsmethode dafür auf Lager haben. Bei ehemaligen Sportlern kommt die schnappende Hüfte sehr häufig vor; viele Menschen leiden darunter. Als ich in meinem Wohnort darüber zu reden begann, gestanden mir viele Leute, dass sie das Problem aus eigener Erfahrung kennen würden. Es ist meist auf sportliche Aktivitäten zurückzuführen, und man kann wirklich etwas dagegen tun. Wenn die Ärzteschaft diese Erkrankung mit einer Tablette oder einen einfachen Operation bekämpfen könnte, wäre diese Behandlungsmethode garantiert so bekannt wie Viagra …

  Ich versuchte mich selbst zu behandeln – mit Tiefenmassage, chiropraktischen Verfahren, Akupunktur und so weiter. Aber das alles half nicht, und als ich meinen 40. Geburtstag hinter mir hatte, wurde es schlimmer: Meine Hüfte begann zu schmerzen, sobald ich mehr als einen Häuserblock weit zu Fuß gegangen war. Etwa 19 Jahre lang hatte ich keine Schmerzen verspürt, sondern nur ein deutlich vernehmbares dumpfes Geräusch gehört, wenn ich meine Beine wie Flügel weit auseinanderspreizte. Erst als ich ungefähr 47 Jahre alt war, begann ich unter extrem starken Krämpfen zu leiden und musste Dehnungsübungen machen, weil ich sonst vor lauter Schmerzen nicht mehr hätte gehen können. Irgendwann beschloss ich, ernst zu machen und etwas dagegen zu unternehmen. Also informierte ich mich bei diversen Quellen und fand heraus, dass die Mediziner eine Operation empfahlen, mit der sie den Tractus iliotibialis – einen Sehnenstrang, der ihrer Meinung nach in zu geringem Abstand über den Oberschenkelknochen gleitet – zu „entspannen" versuchen. Leider hasse ich Operationen, und als ich mir die „Erfolgsberichte" von Patienten ansah, die sich diesem Eingriff unterzogen hatten, stellte ich fest, dass viele von ihnen unzufrieden mit dem Ergebnis waren. Ich probierte also andere Methoden aus … und da fing ich mit meinem D_3-Selbstversuch an.

Nach neunmonatiger Einnahme von hochdosiertem D_3 war der Fluch meines Erwachsenenlebens, diese schnappende und später so schmerzende Hüfte, von mir genommen! Was auch immer schuld daran war, hatte sich anscheinend aufgelöst; ich hatte einige Monate lang Hüftschmerzen, während die Heilung von statten ging und dann der Heilungsprozess eintrat; manchmal musste ich ein paar Ibuprofen-Tabletten schlucken, wenn ich den Tag überstehen wollte. Ich glaube, dass dieser Schmerz durch eine Art Auflösungs- und Neuaufbauvorgang verursacht wurde, aber darauf werde ich später noch zurückkommen.

War das alles nur Zufall, wie die bereits erwähnte Medizinstudentin im dritten Jahr mir nahelegte? Lesen Sie bei meinem nächsten gesundheitlichen Problem weiter, wenn Sie das glauben …

- Im Alter von zirka 29 Jahren animierte uns der Ausbilder im Thaibox-Kurs, auf harte Gegenstände mit den Ellbogen einzuschlagen, um letztere dadurch härter und zu gefährlicheren Waffen zu machen. Eine Zeit lang stieß ich also mit meinem linken Ellbogen Löcher durch Trockenbauwände, schlug damit auf Sandsäcke ein und konnte zusehen, wie er langsam größer und knochiger wurde. Das war lange her – doch als ich etwa 35 wurde, hatte sich ein Knochensporn an meinem linken Ellbogen gebildet. Dabei handelt es sich um eine knochige Erweiterung, die über den ursprünglichen Knochen wächst; man sieht so etwas vor allem bei älteren Männern, die richtige Höcker an einem oder beiden Ellbogen haben. Bei mir stand diese Erweiterung so weit vor, dass sich viele Leute darüber lustig machten und der Sohn meiner Freundin den Sporn dauernd angrapschte. Kurz und gut: Das Ding war hässlich! Im neunten Monat meines Selbstversuchs mit hochdosiertem D_3 begann ich plötzlich einen leichten Schmerz zu spüren, wenn ich mich auf die Armlehne meines Autos stützte. Ich dachte nicht weiter darüber nach, da die Stelle ja schon lange nicht mehr schmerzfrei gewesen war, und überprüfte auch nie, ob sich an meinem Ellbogen etwas verändert hatte. Erst vor kurzem bemerkte ich im Spiegel, dass der verdammte Knochensporn einfach verschwunden war – wenigstens zu 90 Prozent. Vielleicht war das Verschwinden meiner schnappenden Hüfte also doch kein Zufall … OK, gehen wir zum nächsten Problem weiter.

- Es ergab sich daraus, dass ich, als ich 28 Jahre alt war, in den Duschen der Sporthallen und Trainingsstudios immer barfuß herumlief. Als Kind und Jugendlicher war ich in Umkleideräumen und Schwimmbädern dauernd barfuß gegangen und hatte nie ein Problem damit gehabt. Fußpilz war in meinen Augen etwas, was nur anderen passierte. Und dann hatte ich ihn eines Tages – im erwähnten kritischen Alter – auf einmal selbst: einen dieser ekelhaften Nagelpilze, der sich unter dem Zehennagel einnistet, ihn verdickt, gelblich verfärbt und rissig macht. Man wird ihn einfach nicht los, weil er sich eben unterhalb des Nagels verbirgt. Bald hatte eine Zehe alle anderen angesteckt. Eine Pediküre erzählte mir, dass man dieses Problem nur los wird, wenn man sich alle Zehennägel operativ entfernen lässt. Nein, danke – zu schmerzhaft! Später kam eine Tablette auf den Markt, die zwar als Nebenwirkung gelegentlich Leberversagen auslöst, aber, wenn man das giftige Präparat drei Monate lang einnehmen und so in seinen Blutkreislauf schleusen würde, angeblich den Pilz unter den Zehennägeln beseitigen könnte. (Ich glaube, das Medikament heißt Lamisil.) Ich probierte es fünf Tage lang aus, aber die Sehnen in meinem Handgelenk begannen so zu schmerzen, dass ich es wieder absetzte. Der zweite Versuch verlief ähnlich, und so musste ich mich weiterhin für meine Zehen schämen. Irgendwann hörte ich auch von einer 450 Dollar teuren Laserbehandlung - ebenfalls mit eher zweifelhaften Ergebnissen. Auf die verzichtete ich zwar, doch brachte sie mich immerhin auf die Idee, meine Zehennägel mittels einer Lupe und Sonnenstrahlen zu erhitzen. Diese Methode mag bei manchen funktionieren, bei mir richtete sie jedoch wenig aus.

Dann ging ich es ernsthaft an und probierte etliche Hausmittelchen zur Heilung meiner Zehennägel aus: Ich feilte sie ganz ab und weichte sie in Bleichmittel ein; ich machte Fußbäder mit Mischungen aus Oregano und Teebaumöl oder Apfelessig; ich lackierte sie mit Regaine (Minoxidil), das normalerweise als haar- und nagelwuchsförderndes Mittel eingesetzt wird. Ja, ich schnitt sogar die Daumen von Gummihandschuhen ab und zog sie über meine behandelten Zehen, damit das Gift 24 Stunden lang ungestört einwirken konnte – das hat zwar bei mir nicht wirklich funktioniert, ist aber eine gute Idee, die andere vielleicht aufgreifen könnten. Ganze zwei Jahre probierte ich herum, aber im Endeffekt war keine der Methoden erfolgreich. Am ehesten erweckte noch das Abfeilen der Nägel den Eindruck, dass sich etwas geändert hatte, weil ich dadurch die am stärksten verfärbte äußere Nagelschicht wegschliff. Ich wandte sogar den gifthaltigen Nagellack PenLac [Wirkstoff: Ciclopirox; in Deutschland unter verschiedenen Handelsnamen erhältlich] an, den ich vier Monate lang streng nach Vorschrift auf meine gewissenhaft abgefeilten Nägel auftrug – ebenfalls ohne Erfolg.

Sie werden es vielleicht schon erraten haben: Erst mein gefährlicher Vitamin-D_3-Selbstversuch beseitigte das Problem meiner gelben Nägel, und zwar nach etwa zehn Monaten. Ich brauchte überhaupt nichts dazu zu tun. Das passt übrigens auch ganz gut zu dem, was ich im Internet über andere Leute gelesen habe, die hochdosiertes D_3 einnehmen; einige von ihnen berichten, dass sie einen gelben Nagelpilz unter den Fingernägeln gehabt hätten, der durch hochdosiertes D_3 verschwunden sei. Bei den meisten Menschen tritt dieser Nagelpilz allerdings nicht an den Händen, sondern an den Füßen auf. Warum? Wahrscheinlich liegt es daran, dass Zehennägel seltener ans Tageslicht kommen. Sie sind daher eher von einem Vitamin-D3-Mangel betroffen als die Fingernägel, die häufig der Sonneneinstrahlung ausgesetzt sind. Momentan führe ich gerade ein Experiment mit meinem handwerklichen Faktotum durch – der Mann behauptet von sich, die ekelhaftesten, gelbsten Zehennägel der Welt zu haben. Selbst habe ich sie zwar noch nie gesehen, aber ich werde ihn gleich morgen bitten, ein Foto davon zu machen. Und dann setze ich ihn auf eine Dosis von 30.000 IE D_3 täglich. (Wie Sie später lesen werden, hat er zwar gelegentlich hochdosiertes D_3 eingenommen, aber nie regelmäßig.) In einem Jahr werden wir sehen, was dabei herausgekommen ist – jetzt schämt er sich so für seine Zehennägel, dass er sie mir nicht zeigen will.

- Vor ungefähr acht Jahren verletzte ich mich am Handgelenk, als ich große Holzscheite eine Leiter hinaufschleppte. Schon tagsüber, während der Arbeit, schmerzte es, am Abend bildete sich dann eine Geschwulst von Golfballgröße, die mit Flüssigkeit gefüllt zu sein schien. Diese Geschwulst ging nie wieder ganz zurück. Wenn sie gereizt wurde, schwoll sie an, und in Ruhephasen entleerte sie sich.

Nach vier Jahren gab ich auf und suchte die besten Orthopäden und Handspezialisten auf, die ich finden konnte (einer der Vorteile, wenn man privat versichert ist – das hat sich im Lauf der Jahre sehr für mich gelohnt, also kann ich es nur empfehlen). Die Ärzte untersuchten mich und diagnostizierten ein Ganglion oder Überbein; das ist eine Art Zyste, die entsteht, wenn man zu viel Druck auf die Sehnenscheide ausübt. Das Resultat ist ähnlich wie bei einem Fahrradschlauch, der eine Schwachstelle hat und sich dort vorwölbt. Die Ärzte versuchten die Flüssigkeit abzusaugen, spritzten Cortison in das Überbein, verrechneten 450 Dollar dafür und sagten, sie könnten es mir für 4.000 Dollar auch herausschneiden, falls keine Besserung eintreten sollte.

Da ich jetzt die richtige Diagnose hatte, recherchierte ich im Internet und fand heraus, dass man solche Überbeine in den USA auch „Bible Bumps" [Bibelbeulen] nennt, weil die Leute sie früher behandelten, indem sie mit einer Bibel oder einem anderen dicken Buch draufschlugen, bis die Zyste unter der Haut zerplatzte und daraufhin manchmal verheilte. Außerdem stellte ich fest, dass die Operation in vielen Fällen schmerzhafter und schlimmer war als das Ganglion selbst und häufig auch nicht zu einem Heilerfolg führte. Oft kam die Zyste nach der Operation sogar wieder. Vor zirka drei Jahren, als mein Ganglion wieder einmal stark angeschwollen war, schlug ich mit einem Gummihammer, wie man ihn normalerweise zum Ausklopfen von Dellen am Auto verwendet, darauf ein. Sie platzte, die Stelle am Handgelenk wurde flach, und der Schmerz war sofort verschwunden. Leider tauchte sie nach einigen Monaten wieder auf. Glücklicherweise startete ich jedoch bald darauf meinen „gefährlichen" Selbstversuch mit hochdosiertem Vitamin D_3. Jetzt, nach etwa neun Monaten mit Tagesdosen von 20.000 bis 100.000 IE (derzeit bin ich dank regelmäßigen 25.000 bis 30.000 IE gesundheitlich stabilisiert), hat sich die Zyste verhärtet und ist stark geschrumpft. Sie ist zwar nicht ganz verschwunden, aber sie schwillt auch nicht mehr an, tut nicht mehr weh und fühlt sich nicht mehr wie ein fleischiger Golfball unter der Haut an, sondern ist hart wie Stein und nur noch etwa erbsengroß (schrumpft aber noch weiter). Wenn ich Metformin (u. a. unter dem Namen Glucophage erhältlich) einnehme, scheint sie stärker zu schrumpfen. Metformin ist ein Diabetes-Medikament, das nicht nur den Blutzuckerspiegel senkt, sondern auch lebensverlängernd wirken soll. Im Tierversuch hat sich gezeigt, dass Ratten und Mäuse damit länger leben; beim Menschen wirkt es auch gegen Übergewicht. Das Medikament ist in diversen Online-Apotheken rezeptfrei erhältlich. Bei **www.lef.org** ist man ganz begeistert davon, weil es auch vorbeugend gegen alle möglichen Krebsarten wirken soll und man es wie ein Vitamin einnnehmen sollte. (Übrigens, auch wenn es schwer zu glauben ist: Ich bin kein Teilhaber von LEF und profitiere auch sonst in keiner Weise von dieser „Werbung".)

- Mit etwa 27 Jahren manifestierte sich in meinem Gesicht etwas, von dem ich später herausfand, dass es eine subkutane Zyste war. Sie war nicht groß, aber lästig – etwa so wie ein Pickel unter der Haut, der nie richtig aufgeht und sich gelegentlich entzündet. Ein Jahr nach dem Auftauchen dieser Zyste suchte ich einen Hautarzt auf, der zuerst versuchte, sie aufzustechen und den Inhalt herauszuquetschen; danach spritzte er Cortison hinein. (Das erinnert in manchem an das soeben erwähnte Ganglion.) Die Wirkung war gleich null. Der Arzt erzählte mir zwar, dass sich so etwas meist bei älteren Männern manifestiert, aber ich hatte es eben schon damals und litt viele Jahre lang darunter – bis ich mein „gefährliches" Vitamin-D_3-Experiment begann. Die Mediziner konnten mir als alternative „Heilmethode" nur eine Stanzbiopsie vorschlagen. Dabei wird ein kleines Loch ins Zentrum der Zyste gestanzt und die sogenannte „Kapsel" der Zyste ausgeschabt. Die ausgestanzte Stelle füllt sich dann mit Narbengewerbe, und der Eingriff hinterlässt eine lebenslang sichtbare Narbe. So etwas ist unschön. Doch nach etwas mehr als einem Jahr mit hochdosiertem Vitamin D_3 platzte die Zyste endlich von selbst auf. Ich griff mir ins Gesicht und spürte, dass sich im Bereich der Zyste eine Menge ausgetretener Talg befand. Die Stelle war von da an völlig flach, und die Erhebung war verschwunden. Danke, Vitamin D_3!

- Als ich ungefähr 34 war, verletzte ich mich ausgerechnet beim Paintball-Spielen. Meine Freundin übte mit ihren Bekannten diesen Sport aus, und da ich ihr imponieren wollte, kroch ich am Boden herum, rannte, ging in Deckung und mühte mich solange ab, bis ich die gegnerische Flagge erobert hatte. Dabei fügte ich mir aber unwissentlich eine Verletzung zu, die mir erst am nächsten Tag auffiel, als ich wegen extrem starker Schulterschmerzen meine Arme nicht mehr heben konnte. Daraufhin schonte ich meine Schultern, doch sie erholten sich nie wieder ganz, sondern krachten und knackten wie verrückt. Mein Zustand war so schlimm, dass eine Masseurin, bei der ich seit Jahren Stammkunde war, sich fortan weigerte, meine Schultern zu massieren, weil sie Angst hatte, damit etwas zu beschädigen. Dieser Zustand hielt vielleicht zehn Jahre lang an. Ich suchte die Sportärzte der Basketballmannschaft *Los Angeles Lakers* auf, die meine Schultern röntgten und die Diagnose stellten, dass sich Knochenpartikel darin befanden. Von einer Operation rieten sie mir ab, da ich kein Sportler war. „Sie müssen einfach lernen, damit zu leben“, sagten sie nur. Als ich erwiderte, dass ich aber weiterhin Gewichte und andere Dinge heben wollte, meinten sie nur lakonisch: „Na ja, solange es nichts allzu Schweres ist.“ Ein paar Jahre später suchte ich ein HMO-Zentrum [*Health Maintenance Organization*; eine Form der amerikanischen Krankenversicherung, die auf Erhaltung der Gesundheit setzt] auf, weil ich das Problem noch einmal angehen wollte. Der dortige Arzt diagnostizierte eine Rotorenmanschettenruptur [Risse in den Muskeln im Schulterbereich] und verordnete eine Ultraschalltherapie, die sich aber nach einigen Monaten als erfolglos erwies. Das einzige, was mir half, war – ob Sie es glauben oder nicht – die Behandlung durch einen „Wunderheiler", der mit Methoden der chinesischen Medizin arbeitete. Der rieb einfach meine Schulter und behauptete, seine Energie in sie zu übertragen. Danach fühlte ich mich tatsächlich zwei Tage lang besser, doch dann stellte sich der übliche üble Zustand wieder ein.

Ich wollte fast schon aufgeben, als ich auf einen nur wenige Absätze langen Artikel in der Zeitschrift *Life Extension* (suchen Sie im Web danach) der LEF stieß. Darin hieß es, dass etwa 80 Prozent aller Menschen, die über Knochen- oder Gelenkschmerzen klagen, einer Untersuchung zufolge einen Vitamin-D_3-Mangel aufweisen. Kaum hatte ich das gelesen, bestellte ich mir D_3 und nahm 4.000 IE täglich ein. Vorher hatte meine Tagesdosis, die ich mir über Multivitaminpräparate zuführte, 400 IE betragen, doch das war anscheinend viel zu wenig. Mit der neuen Dosis dauerte es – fast unglaublich – nur einen Monat, bis das Krachen, Knacken und Schmerzen in meiner Schulter verschwunden war. Meine Masseurin Luba war absolut verblüfft, und ich konnte wieder problemlos Fitnesstraining betreiben.

Damit waren aber nur meine offensichtlichen Blessuren geheilt. Zusätzlich zu meinen Schulterschmerzen litt ich seit einiger Zeit auch an einer Verletzung im unteren Rückenbereich, die ich mir mit vielleicht 32 Jahren durch eine falsche Rückenhaltung beim *Military Press* [= Frontdrücken; eine Hantelübung] zugezogen hatte. Von Zeit zu Zeit hatte ich deshalb quälende Schmerzen, und die Schädigung bestand bis vor kurzem. Bei längeren Autofahrten spürte ich sie besonders stark. Ein Chiropraktor half mir gegen die schlimmsten Schmerzen, doch nach wenigen Wochen kehrte das Leiden stets zurück. Auch diese Verletzung verschwand einen Monat nach meiner Selbstbehandlung mit 4.000 IE täglich. Ich blieb sechs Jahre lang bei dieser Dosis, weil ich davon überzeugt war, dass ich mit dem Zehnfachen der empfohlenen Tagesmenge ohnehin schon hart an der Grenze war. Deswegen blieben mir auch die schnappende Hüfte, die Zysten, der Knochensporn und die gelben Zehennägel so hartnäckig erhalten …

- Ach ja, noch was: Nach zirka sechs Monaten meines gefährlichen Experiments stellte ich plötzlich fest, dass eine Eigenheit, die mich mein Leben lang begleitet hatte, mit einem Mal völlig verschwunden war. Seit meinem fünften Lebensjahr oder sogar früher hatte ich schwache Knöchel, die ich mir oft verstauchte – und wenn ich mit den Füßen wackelte, konnte ich meine Knöchel jedes Mal knacksen hören. Ich hielt das bei mir für normal, und abgesehen von gelegentlichen Verstauchungen war es auch kein echtes Problem. Als ich mich im Kindesalter als Eishockey-Spieler versuchte, war ich mental ganz gut drauf und schaffte es auch leicht, den Puck an mich zu bringen. Aber damit hatte es sich auch schon, da mich die Kinder mit den stärkeren Knöcheln problemlos überholen konnten. Sie kennen das vielleicht vom Eislaufen, wenn die Knöchel eines Kindes plötzlich nachgeben und die Kufen in verschiedene Richtungen zeigen, als ob das Kind auf seinen Knöcheln ginge und nicht auf Schlittschuhen stünde. Das war bei mir der Fall.

  Wie gesagt – nach etwa einem halben Jahr meines Selbstversuchs konnte ich auf einmal meine Knöchel nicht mehr knacksen lassen; für meine Fingerknöchel galt dasselbe. Warum knacksen diese Knöchel eigentlich bei gewissen Menschen? Ich schätze, dass ich diese Frage anders beantworten würde als ein Arzt. Ein Mediziner würde antworten, dass es sich um überschüssigen Stickstoff handle, der aus den Gelenken entweicht. Ich vermute eher, dass jeder knacksende

Knöchel und jedes krachende Gelenk uns darauf hinweist, dass wir unter einem D_3-Mangel leiden.

- Ein weiterer wichtiger Punkt, den ich fast vergessen hätte: In den vergangenen sieben Jahren – seit ich mit der Tagesdosis von 4.000 IE angefangen hatte – hatte ich keine Erkältung, die länger als einen Tag dauerte. Mit hochdosiertem D_3 fühlte ich mich schlimmstenfalls nicht ganz auf der Höhe, aber die Krankheit konnte nie ausbrechen, und die leichten Beschwerden waren binnen 24 Stunden weg. Das mag ungewöhnlich scheinen, ist für mich aber mittlerweile zum Normalzustand geworden. Das war nicht immer so. Ich kann mich noch gut an die bösen fiebrigen Erkältungen mit Husten, Schnupfen und Kurzatmigkeit erinnern, bei denen ich mich schrecklich fühlte und am liebsten eine Woche lang im Bett geblieben wäre. Davon bin ich seit den frühen 2000er Jahren anscheinend befreit.

- Mir sind noch ein paar andere wundersame Dinge aufgefallen, von denen ich Ihnen berichten möchte. Mit etwa 31 Jahren hatte ich in Steamboat Springs, Colorado einen Skiunfall, als ich gerade einen Abschneider durch den Wald nahm, um auf eine andere Piste zu gelangen. Dazu musste ich einen schmalen Pfad herunterfahren und danach ein wenig aufsteigen, um den nächsten Hang zu erreichen. Anscheinend mochten die für die Piste Verantwortlichen aber keine Leute, die eine Abkürzung nahmen – daher hatten sie am tiefsten Punkt des Pfades eine etwa einen Meter tiefe und einen Meter zwanzig breite Grube mit senkrechten Wänden ausgehoben. Da ich zu schnell unterwegs war, um noch rechtzeitig zu bremsen, musste ich über diese Grube springen, wenn ich nicht direkt hineinfahren wollte. Ich sprang also so hoch, wie ich konnte, doch meine Skier kamen trotzdem flach auf der gegenüberliegenden Wand auf, und ich stauchte mir die Knie, als wäre ich von einem sechs Meter hohen Gebäude gesprungen und auf dem Bürgersteig gelandet. Mein linkes Knie schwoll sofort an, und ich humpelte danach eine Zeit lang. Als ich wieder zu Hause war, suchte ich den Unfallchirurgen des Eishockeyteams Chicago Blackhawks auf, der sich mein Knie ansehen sollte. Der Arzt stellte mich vor die Alternative, 800 Dollar für ein MRT zu zahlen – oder ihn für 3.000 Dollar eine Arthroskopie vornehmen zu lassen, in deren Rahmen er das Problem auch gleich beseitigen würde. Ich entschied mich für die dritte Möglichkeit: weiterhumpeln und abwarten. Erstaunlicherweise wurde mein Knie mit der Zeit besser, obwohl es in den Jahren danach gelegentlich mit einem Schnalzlaut verrutschte und dann wieder anschwoll und mir eine Woche Humpelei bescherte. Neun Monate nach Beginn meines gefährlichen Experiments begann auch dieses Knie ziemlich wehzutun, so wie meine Schultern und meine Hüfte, als ich mit der Einnahme von hochdosiertem D_3 begonnen hatte. Wie alle anderen meiner alten Verletzungen scheint jedoch auch diese mittlerweile komplett verheilt zu sein.

- Ich weiß nicht, ob ich mir das nur einbilde oder nicht – aber kurz, bevor ich meinen Selbstversuch startete, hatte ich das Gefühl, dass ich bald eine Lesebrille benötigen würde. Wie fast jeder um die vierzig musste ich Kleingedrucktes immer weiter von mir weghalten, um es noch lesen zu können. Das ist heute noch so, aber ich schätze, das Problem hat sich um etwa 30 Prozent gebessert. Im Vergleich zu den anderen Verbesserungen ist das nicht viel, deshalb bin ich mir auch nicht sicher, ob der Eindruck auf Tatsachen beruht. Auf einer Website, die ich demnächst einrichten werde, und in weiteren Auflagen dieses Buches werde ich Sie darüber informieren, was in dieser Hinsicht passiert. (Einige Monate nach der ersten Buchauflage fing ich mit einem Experiment an, bei dem ich mir einen Monat lang jeden Tag Vitamin D_3 ins linke Auge träufelte – wenn sich negative Auswirkungen zeigten, würde ich natürlich sofort damit aufhören. Ich wollte sehen, ob ich meine Augen so weit neugestalten konnte, dass sich mein Sehvermögen wieder besserte. In einer der kommenden Auflagen werde ich über das Ergebnis dieses Versuchs, den ich zum Zeitpunkt dieser Neubearbeitung erst vor wenigen Tagen gestartet habe, ausführlicher berichten. Bisher habe ich nur bemerkt, dass sich nach der Anwendung meine Sicht ein wenig trübt, was aber bald wieder aufhört.)

- ***Später hinzugefügte Notiz***: Ich habe das Experiment nach einer Woche ohne bestimmten Grund beendet. Es schien zwar zu funktionieren, aber da mein Sehvermögen ohnehin ganz in Ordnung ist, werde ich noch eine Weile abwarten und später darüber berichten; eventuell sogar, nachdem ich eine Zeit lang kein Vitamin D_3 eingenommen haben werde. Ich werde meine Leser anschließend über das Ergebnis informieren.

- Zu guter Letzt möchte ich noch über ein Phänomen berichten, das mich gar nicht so sehr betrifft, aber vielleicht Leser interessieren könnte, die gern abnehmen würden. Als ich vor zirka neun Monaten begonnen hatte, meine tägliche D_3-Dosis von 4.000 auf 20.000 IE und dann noch mehr zu steigern, brachte ich etwa 92,5 Kilo auf die Waage. Nach einiger Zeit der erhöhten D_3-Einnahme fiel mir auf, dass ich manchmal während der Arbeit bis fünf Uhr nachmittags völlig aufs Essen verzichtete. Wenn ich mit Freunden in unsere üblichen Stammlokale ging, konnte ich die normalen Portionen nicht mehr aufessen und ließ immer etwas übrig. Ich hatte meine Ernährungsweise nicht umgestellt, verlor aber dennoch ein wenig Gewicht – dabei aß ich immer noch Pizza mit Käse, trank sehr oft Rotwein, frühstückte Omeletts und konsumierte eine ganze Menge Schokolade. Nach einigen Monaten hatte ich den Eindruck, dass mein Gewicht bei etwa 89 Kilo stabil blieb, also hörte ich auf, mich auf die Waage zu stellen. Erst vor ein oder zwei Wochen dachte ich zufällig wieder daran, auf die Waage zu steigen: 81 Kilo! Dabei hatte ich nicht einmal abzunehmen versucht. In späteren Auflagen dieses Buches werde ich berichten, ob ich noch mehr Gewicht verloren habe. (Falls es Sie interessiert: Ich habe festgestellt, dass 50.000 bis 60.000 IE täglich meinen Appetit stark reduzieren; jetzt wiege ich 81 Kilo, und es wird immer noch weniger. Wenn ich also der Normalfall bin, dürfte die richtige Vitamin-D_3-Dosis zur Gewichtsabnahme bei 55.000 IE für 100 Kilogramm beziehungsweise 550 IE pro Kilogramm Gewicht liegen. Am besten, Sie lassen Ihren Vitamin-D_3-Spiegel testen. Bei mir lag er nach 25.000 IE täglich bei 122 ng / ml; später habe ich die Dosis für zwei Monate auf 50.000 bis 60.000 IE täglich gesteigert – das heißt, der für Gewichtsabnahme relevante Vitamin-D_3-Spiegel dürfte bei etwa 150 ng / ml liegen. (Bei einem späteren Test hatte ich einen Spiegel von 165 ng / ml. Ich werde bald wieder eine Blutuntersuchung machen und spätere Auflagen dieses Buchs im Hinblick auf die Gewichtsabnahme entsprechend aktualisieren.)

Ach ja, übrigens: Mir ist aufgefallen, dass ich mehr Gewicht verlor, wenn ich jeden Morgen einen Liter fettarme Milch trank und dazu ein Stück Gebäck oder einen Doughnut aß. Vielleicht ist die Kombination aus hochdosiertem D_3 und calziumreicher Ernährung für die gesteigerte Gewichtsabnahme verantwortlich – der Doughnut dürfte es wohl nicht gewesen sein. Wenn Sie mehr darüber wissen wollen, sollten Sie das Buch „The Healing Power of Sunlight & Vitamin D" von Dr. Holick lesen, in dem er beschreibt, wie Fettzellen das körpereigene Vitamin D_3 aufnehmen können, sodass es im Hormonsystem nicht aufscheint. Wenn jemand also stark übergewichtig ist und viele große Fettzellen hat, muss er vielleicht eine viel höhere D_3-Dosis einnehmen, um seinen Vitaminspiegel sichtbar aufzubessern.

Dr. Holicks Buch ist derzeit vergriffen, kann aber gratis heruntergeladen werden: **www.naturalnews.com/SpecialReports/Sunlight.pdf**

■ ***Randbemerkung***: Nachdem ich die vorangegangenen Absätze niedergeschrieben hatte, fiel mir auf, dass ein bestimmtes Alter immer wieder auftauchte. Ich war 27 oder 28 Jahre alt, als diverse gesundheitliche Probleme bei mir auftauchten, die danach chronisch wurden. Da stellte sich natürlich die Frage, was sich im Alter von 27 bis 28 Jahren in meinem Leben verändert hatte, um mich so zu beeinträchtigen. Der normale Alterungsprozess ist natürlich ein Aspekt – aber dann wurde mir klar, dass ich mit 27 beschlossen hatte, vegetarisch zu leben (allerdings nicht vegan – auf Eier, Milch und Käse könnte ich nicht verzichten). Davor hatte ich regelmäßig Fisch und Huhn gegessen. Es ist also durchaus möglich, dass der Verzicht auf Fisch ab meinem 27. Lebensjahr meine Ernährung um soviel Vitamin D_3 reduzierte, dass dadurch das „Unvollständige-Reparatur-Syndrom" ausgelöst wurde. Ich nahm damals schon viele Nahrungsergänzungsmittel zu mir und tue das bis heute, nehme aber an, dass ich trotzdem weniger als 1.000 IE Vitamin D_3 täglich konsumierte und dadurch diese Probleme bekam.

Sie sind immer noch nicht von D_3 überzeugt? Dann glauben Sie mir doch bitte, was ich bei meinen extensiven Recherchen festgestellt habe: D_3 kann wahrscheinlich fast jeder hartnäckigen chronischen Krankheit vorbeugen, die nicht zu 100 Prozent durch den Alterungsprozess oder eine Genmutation verursacht wurde – oder sie sogar heilen! Was das Altern betrifft, so ist anzunehmen, dass auch der Alterungsprozess durch die Einnahme der richtigen Dosis Vitamin D_3 zu verlangsamen ist. ***Wenn Menschen altern, verlieren sie nämlich zunehmend die Fähigkeit, D_3 zu erzeugen, wenn sie ihre Haut der Sonne aussetzen.***

Warum Sie mir das glauben sollten? Weil ich seit 1988 den Alterungsprozess studiert habe – von der biochemischen über die hormonelle bis hin zur evolutionären Ebene. Ich habe zu diesem Thema drei relativ bedeutende Arbeiten publiziert; so erschien 1998 beispielsweise: „The Evolution of Aging. A New Approach to an Old Problem of Biology" (in *Medical Hypotheses*, Sept. 1998), zwei weitere Aufsätze wurden im Jahr 2000 veröffentlicht. Der Artikel von 1998 erregte ziemliches Aufsehen, und Hunderte eminente Wissenschaftler aus aller Welt und von den wichtigsten Institutionen fragten an, ob sie ihn nachdrucken dürften. Die zwei Arbeiten von 2000 waren weniger beliebt, da ich darin einen wichtigen Glaubenssatz der Mainstream-Wissenschaft in Frage stellte – nämlich, dass Gruppenselektion unmöglich ist. In allen drei Aufsätzen lieferte ich Argumente und Beweise dafür, dass das Altern programmiert ist und die einzelnen Schritte durch hormonelle Veränderungen ausgelöst werden, die sich mit zunehmendem Alter ereignen. Wenn man bedenkt, dass wir von der Wiege bis mindestens zum Eintritt der Wechseljahre von Hormonen gesteuert werden, ist das keine bahnbrechende Erkenntnis. Ich habe aus dieser offenkundigen Tatsache einfach nur den Schluss gezogen, dass Hormone auch für den Alterungsprozess und schließlich den Tod verantwortlich sind. Das mag Ihnen und mir nachvollziehbar erscheinen – aber für die etablierten Evolutionsbiologen ist diese Idee viel zu radikal.

Altern und Vitamin D_3

Bevor ich mit diesem Kapitel anfange, sollte ich vielleicht noch etwas thematisch Passendes aus meinem Leben erzählen. Ich denke nun seit beinahe 25 Jahren über Altern, Evolution und Gesundheit nach und entwickle immer neue Ideen und Theorien. Auch als ich das Prinzip der Kalorienrestriktion und die dadurch bewirkte höhere Lebenserwartung bei allen untersuchten Spezies studierte, kam mir so ein Gedanke. Ich stellte mir die Frage: Warum will die Evolution, dass man während einer Hungersnot länger lebt? Meine Antwort darauf: Die Evolution möchte sicherstellen, dass wenigstens ein Paar jeder Gruppe überlebt, um sich nach Ende der Hungersnot (vor allem einer lang andauernden) fortpflanzen zu können. Sonst würde die Gruppe nämlich aussterben.

Kalorienreduktion (die gleichbedeutend mit einer Hungersnot ist) hält also nicht nur den Alterungsprozess auf und unterbindet die Fortpflanzung, die während einer Hungersnot für Mutter wie Kind tödlich sein könnte – sondern sie verjüngt auch, wie im Tierversuch bei Ratten und Mäusen festgestellt wurde. Seit dem ersten einschlägigen Experiment, in dem Clive McCay 1933 (im *Journal of Nutrition* – suchen Sie einfach im Internet danach) eine höhere Lebenserwartung bei hungernden Ratten nachwies, konnte dieses Versuchsergebnis oft reproduziert werden. Die etablierte Wissenschaft verhält sich hier besonders stereotyp, da sie die lebensverlängernde Wirkung der Kalorienrestriktion anscheinend bis heute immer wieder aufs neue nachweisen muss.

Nun fragte ich mich, wodurch Hungersnöte eigentlich verursacht werden. Die Antwort kam mir schnell: Dürreperioden! Diese Phasen dauern meistens länger als eine Hungersnot; zudem gehen sie der Hungersnot voraus und verursachen sie auch.

Meine Methusalem-Ratte

Wenn es eine evolutionär bedingte lebensverlängernde Reaktion auf eine Hungersnot gibt, so fragte ich mich dann, müsste es dann nicht eine noch stärkere und länger anhaltende, evolutionär bedingte, lebensverlängernde Reaktion auf eine Dürreperiode geben (weil die ja länger dauert und die Hungersnot erst verursacht)?

Ich überprüfte diese Idee im Tierversuch anhand zweier kleiner Gruppen von Ratten: Eine bestand aus zwei Tieren, die ich einer Wasserrestriktion unterzog, die andere aus acht normal ernährten Tieren – sie fungierte als Kontrollgruppe. Erstaunlicherweise lebte eine meiner durstenden Ratten länger als jede Ratte, die man je (dokumentierterweise) einer Kalorienrestriktion unterzogen hatte: 47 Monate – das muss der Weltrekord sein! Die älteste aus den Aufzeichnungen über derartige Versuche bekannte Ratte wurde nur 45 Monate alt; dabei muss es Tausende von Ratten gegeben haben, die man im Experiment halb verhungern ließ. Die meisten Tiere aus den Kontrollgruppen werden nicht älter als 23 Monate.

Ich habe ein kleines Video auf YouTube gestellt, das Sie sehen können, wenn Sie **www.youtube.com/watch?v=skLVAQgWx60&feature=youtu.be** in Ihren Webbrowser eingeben (oder Sie suchen bei YouTube nach dem Begriff „longest living rat in the world", das müsste auch funktionieren – der Name des Uploaders lautet Tony Clifton). Ich wollte das nur erwähnt haben, um zu zeigen, dass ich schon öfter neuartige und ungewöhnliche Theorien entwickelt habe, deren Vorhersagen sich dann im wissenschaftlichen Experiment bestätigten.

Ich habe auch der Leiterin des „Methusalem-Projekts" der amerikanischen Gesundheitsbehörde NIH (*National Institutes of Health*) von den Ergebnissen meines Wasserrestriktionsversuchs berichtet. Im Rahmen des Methusalem-Projekts sollen Forscher verschiedene experimentelle Ansätze liefern, mit denen sich die Lebenserwartung von Ratten und Mäusen möglichst lange steigern lässt; der vielversprechendste Ansatz wird dann staatlich unterstützt – in der Hoffnung, dass man die Methode irgendwann auch auf den Menschen anwenden kann. Die Reaktion der Dame lautete im Wesentlichen: „Aha, sehr interessant. Aber einen solchen Versuch können wir nicht durchführen, weil Dehydration ja schädlich ist." Dieser „Wissenschaftlerin" war es völlig egal, dass meine Ratte in Sachen Lebenserwartung einen absoluten Rekord aufgestellt hatte! Schon der Begriff „Wasserrestriktion" brachte ihre inneren Alarmglocken zum

Klingeln, weil sie immer nur gehört hatte, wie gesund und lebenswichtig Wasser ist. Wieder einmal ein Beweis dafür, wie traurig es um unsere Wissenschaft steht – sie wird von Halbautisten betrieben, die schon durchdrehen, wenn man die Möbel in ihren Büros verrückt. Aber darauf werde ich später noch zurückkommen.

Ich leitete meine Versuchsergebnisse auch an einige Wissenschaftler weiter, die in der Altersforschung tätig sind. Doch die wollten ebenfalls nichts davon wissen und suchten nur nach Gründen, warum man mein Experiment unbedingt ignorieren sollte. Die fanden sie auch recht schnell, weil ich meinen Tierversuch zu Hause in einem Schrank durchgeführt hatte, statt in einem anerkannten wissenschaftlichen Labor. Außerdem hatte ich nur zwei Versuchstiere, die ich auf Wasserrestriktion setzte; da interessierte es anscheinend niemanden, dass eine der beiden Ratten den Weltrekord in Sachen Lebenserwartung für diese Art (weibliche „Sprague-Dawley"-Ratten) aufgestellt hatte.

Eine alternative / logische Erklärung für das Altern

Kehren wir aber wieder zum Thema zurück: Wie ich zuvor schon erläutert habe, ist es für uns Laien völlig einleuchtend, dass unsere Hormone daran beteiligt sein könnten, den Alterungsprozess gezielt voranzutreiben. Nur unsere geschätzten Wissenschaftler können diese Idee leider nicht akzeptieren.

Die von den Mainstream-Evolutionsbiologen allgemein anerkannte Theorie über die Ursachen des Alterns geht davon aus, dass wir dank eines evolutionären Fehlers einfach langsam auseinanderfallen. Die Forscher sind der Ansicht, dass wir „verschleißen", wenn wir lange leben. Dem liegt der simple Gedanke zugrunde, dass die Evolution keine Merkmale weitergeben würde, die für das Individuum ungünstig sind. Warum? Weil der einzelne seine Gene nicht an so viele Kinder weitergeben könnte, wenn er früher stirbt. Für die Evolutionsbiologen geht es bei der Evolution ausschließlich darum, dass man seine Gene so weit möglich verbreitet; nie würde sie ihrer Ansicht nach etwas dulden, dass die Verbreitung der Gene einschränkt. Oberflächlich betrachtet scheint das durchaus logisch; wenn Sie jedoch meine oben erwähnten veröffentlichten Arbeiten lesen, werden Sie erkennen, dass es sich dabei vielleicht um eine grobe Vereinfachung handelt.

Aus meiner Sicht ist die Evolution viel raffinierter und komplizierter, als es dieses einfache Mainstream-Modell erklären kann. Ich habe das in meinen Schriften auch herausgearbeitet und gezeigt, dass die Evolution den Alterungsprozess sehr wohl begünstigt und selektiert haben könnte, obwohl er für das Individuum ungünstige Auswirkungen hat. Ich möchte das an dieser Stelle nicht weiter vertiefen – abgesehen davon, dass ich auch der Ansicht bin, dass schädliche Hormone von der Evolution nicht selektiert werden. Anderseits könnten ungünstige hormonale Muster, die einem Individuum zufälligerweise Schaden zufügen, evolutionär weitergegeben werden, wenn sie in einem Alter auftauchen, das man normalerweise in einer gefährlichen Lebensumgebung nicht erreicht; und sie könnten durch zufällige Mutationen in Genen entstehen, die normalerweise nie aktiviert werden. Sobald die Lebensumgebung so ungefährlich wird, dass die Lebenserwartung des Individuums steigt, könnten sich diese zufälligen schädlichen Hormonmuster / Genexpressionen bemerkbar machen, indem sie das Individuum altern lassen. Wenn diese zufällig entwickelten schädlichen Hormonmuster / Genexpressionen das Individuum umbringen, aber sich als nützlich für die Gruppe erweisen, dann kann die Evolution sie sehr wohl aufgreifen und dazu verwenden, das Überleben der Gruppe zu sichern, obwohl das zum Nachteil des Einzelnen ist. (Bei der Lektüre dieser Zeilen kriegen Sie vielleicht glasige Augen – aber glauben Sie mir, dieses simple Konzept ist unerlässlich, wenn man den Alterungsprozess verstehen will. Lesen Sie es also bitte immer und immer wieder durch, bis Sie es begriffen haben! Genau daran scheitern unsere Wissenschaftler und Theoretiker nämlich immer, weil ihr Verstand blockiert. Sobald Sie begriffen haben, worum es hier geht, sind Sie also all den Wissenschaftlern da draußen überlegen – vorausgesetzt natürlich, ich habe recht; aber dessen bin ich mir sicher.)

Wie könnte es nun für die Gruppe nützlich sein, wenn man die Fähigkeit jedes Einzelnen einschränkt, sich möglichst oft zu vermehren? Ganz einfach: Wenn man verhindert, dass nur ein Individuum den gesamten Nachwuchs einer Gruppe zeugt oder gebärt, sorgt man dafür, dass die genetische Vielfalt der Gruppe nicht durch lauter Klone oder eineiige Zwillinge abnimmt. Oder, anders ausgedrückt: Wenn alle Individuen identisches Genmaterial hätten und plötzlich dank Evolution ein neuer Prädator oder ein neuer Krankheitserreger auftauchte, der ein Individuum töten könnte, dann wären davon all diese identischen Individuen betroffen, und die Gruppe würde komplett aussterben. Erzeugt man jedoch innerhalb der Gruppe eine genetische Vielfalt, indem man (durch das Altern) dafür sorgt, dass ein beliebiges Individuum sich nicht zu oft fortpflanzen kann, dann schafft man damit eine Abwehr gegen neue Todesarten – die ansonsten alle Klone umbringen und so eine hundertprozentige Auslöschung der Gruppe herbeiführen würden. Durch die Schaffung genetischer Variabilität unterscheiden sich wenigstens einige Mitglieder einer bestimmten Population ausreichend vom Rest, sodass sie eine neue Krankheit oder einen neuen Prädator überleben können.

Das Alzheimer-Rätsel – gelöst?

Ein Hinweis darauf, dass meine Theorie über das Altern stimmt, ist eine Vorhersage in meinem Aufsatz aus dem Jahr 1998. Darin schrieb ich, dass das luteinisierende Hormon (LH) in sehr hoher Konzentration die Alzheimer-Krankheit, jede Form der Schrumpfung oder Atrophie von Organen sowie altersbedingte Krebserkrankungen verursacht. Der enorme Anstieg des LH um Tausende Prozent ereignet sich sowohl bei Männern als auch bei Frauen nach dem 40. Lebensjahr. LH ist das Hormon, das bei Frauen den Follikelsprung auslöst, indem es die Zellen des Follikelgewebes zerstört, wodurch das Ovarialfollikel aufplatzt und die Eizelle ausstößt, die nun von einem Spermium befruchtet werden kann. Wenn die LH-Werte nach dem 40. Lebensjahr ansteigen, wird das Hormon bioaktiver und ist dann imstande, jedes Gewebe im Körper anzugreifen, als wäre es ein Follikel. Vor kurzem – 13 Jahre, nachdem ich diese Idee formuliert hatte – schlossen sich plötzlich auch die NIH meiner Ansicht an: 2011 veröffentlichten sie eine Studie, in der LH als einer der Verursacher neurodegenerativer Erkrankungen genannt wird. Und schon vorher, im Jahr 2002, hatte eine weitere Studie aufgezeigt, dass sich in den am stärksten geschädigten Hirnarealen von Alzheimer-Patienten eine starke Konzentration des luteinisierenden Hormons befindet – obwohl man davor stets angenommen hatte, dass LH nur Gewebe in den Fortpflanzungsorganen angreift.

Wenn Sie oder ein Ihnen nahestender Mensch an der Alzheimer-Krankheit leiden / leidet, dann schicken Sie mir doch eine E-Mail (**jeffbo@aol.com**), damit ich Ihnen berichten kann, wie man den Krankheitsverlauf stoppen kann. Es gibt da einige vielversprechende Ansätze, die funktionieren könnten, von denen Sie aber wahrscheinlich in den nächsten zehn Jahren – solange dauern nämlich die klinischen Tests – offiziell nichts hören werden.

■ ***Später hinzugefügte Notiz***: Ich habe beschlossen, ein Buch zu schreiben, aus dem Sie erfahren werden, wie man Alzheimer zum Stillstand bringen kann. Sein Titel: „Alzheimer-Behandlungen, die sich in kleinen Studien als erfolgreich erwiesen haben – gestützt auf neue, innovative und richtige Theorien. Die Therapien, von denen Ihnen Ihr Hausarzt und die Pharmakonzerne nie erzählen werden, weil man sie auch nie medizinisch testen wird“. Es wird Informationen darüber enthalten, wie man Alzheimer stoppt – nämlich dadurch, dass man den Alterungsprozess stoppt (und ich verrate auch, wie das funktioniert). Das mag verrückt klingen, aber lesen Sie es einfach und bilden Sie sich selbst ein Urteil.

Nun habe ich mich aber lange genug mit diesem Aspekt aufgehalten. Meinen aktuellen Erkenntnissen zufolge wird Vitamin-D_3-Mangel in erster Linie durch unsere Lebensweise verursacht und nicht durch das Altern. Der Alterungsprozess ist zwar zu einem Teil dafür verantwortlich, da die Altershaut bei Sonneneinstrahlung nicht soviel Vitamin D_3 erzeugen kann wie junge Haut, aber das soll uns jetzt weniger interessieren. Tun wir also so, als wäre Vitamin-D_3-Mangel nur eine völlig altersunabhängige Folge von zu wenig Sonnenlicht oder der Einnahme von zu wenigen Vitaminpräparaten. Im Folgenden werde ich Ihnen schildern, wie ich es in letzter Zeit geschafft habe, den erstaunlichen Nutzen von Vitamin D_3 zu entdecken.

Die Gefahren des Vitamin-D_3-Mangels

Bevor ich aber dazu komme, die Gefahren des Vitamin-D_3-Mangels darzulegen, möchte ich noch schnell alle Krankheiten zusammenfassen, die mit einem niedrigen Vitamin-D_3-Spiegel zu tun haben – zumindest, soweit ich das aus meinem Studium von 52.000 Zusammenfassungen oder Titeln von Beiträgen zum Thema „Vitamin D“ in wissenschaftlichen Zeitschriften erschließen konnte. (Die meisten dieser Beiträge stammen aus den Jahren 1967 bis 2011; doch es gab auch schon 1922 Artikel über Vitamin D.)

Ein niedriger Vitamin-D_3-Spiegel wird mit den folgenden Erkrankungen in Zusammenhang gebracht, beziehungsweise immer öfter als Verursacher dieser Erkrankungen angesehen:

1. **Adipositas**: Fast alle fettleibigen Menschen leiden an einem Vitamin-D_3-Mangel. Es war erst der seit den 1980er Jahren erteilte ärztliche Rat, nicht mehr in die Sonne zu gehen oder stets Sonnenschutzmittel zu verwenden, der die heutige Adipositas-Epidemie verursacht hat! Nicht falsche Ernährung oder Mangel an Bewegung sind an der weitverbreiteten Fettleibigkeit schuld, obwohl diese Aspekte vielleicht auch eine Rolle spielen – Adipositas wird durch einen Mangel an Sonne / Vitamin D_3 verursacht, der das „Menschliche-Winterschlaf-Syndrom" auslöst – und nicht etwa durch Junkfood oder zu wenig Fitnesstraining! Der unersättliche Hunger auf Fett und Kohlenhydrate wird erst durch einen Vitamin-D_3-Mangel ausgelöst.

2. **Depression**: Die Winterdepression tritt auf, wenn wir am wenigsten Sonnenlicht bekommen. Zu ihrer Behandlung eignen sich 100.000 IE D_3 wesentlich besser als die übliche Lichttherapie.

3. **Arthritis**: Wenigstens 80 Prozent aller Patienten mit Knochen- und Gelenksbeschwerden leiden an einem Vitamin-D_3-Mangel. Die Zahl wird wahrscheinlich auf 100 Prozent steigen, wenn dieser „Mangel" erst einmal neu definiert wird.

4. **Autismus**: Nach heutigem Erkenntnisstand dürfte der enorme Anstieg an Autismusfällen seit den 1980er Jahren ebenfalls auf den ärztlichen Rat zurückzuführen sein, die Sonne zu meiden. Viele autistische Kinder werden in den Monaten März und November geboren, wenn die Sonneneinstrahlung am geringsten ist; allgemein kommen in den Wintermonaten mehr Autisten zur Welt als im Sommer, die Spitzenwerte werden aber dennoch im März und November erreicht.

Das liegt vielleicht daran, dass von Dezember bis Februar Sonnenlicht vom Schnee auf die Haut reflektiert wird. Diese Theorie erklärt auch, warum Autismus in den nördlichen Breiten häufiger vorkommt als in den südlichen – und eher bei dunkelhäutigen als bei hellhäutigen Menschen. Dunkelhäutige benötigen etwa sechsmal mehr Sonnenlicht als Hellhäutige, um über die Haut eine vergleichbare Menge an Vitamin D_3 zu erzeugen. (Laut dem Vitaminexperten Dr. Holick, dessen E-Book ich weiter oben erwähnt habe, sogar dreißigmal mehr ...) Es gibt übrigens auch ein kurzes E-Book mit dem Titel „Emily's Story", in dem beschrieben wird, wie positiv sich eine Therapie mit hochdosiertem Vitamin D_3 auf manche autistische Kinder auswirkt.

5. **Multiple Sklerose**: Auch MS scheint durch einen Vitamin-D_3-Mangel verursacht zu werden, kommt vorwiegend in nördlichen Breiten vor und ist in der Äquatorregion so gut wie unbekannt.

■ ***Letzte Meldung!*** Soeben habe ich von einem Leser aus Brasilien einen YouTube-Link zu einem Video erhalten, das brasilianische Ärzte dabei zeigt, wie sie MS mit hochdosiertem Vitamin D_3 heilen (ja, heilen – genau, wie ich vermutet habe!). Es ist etwa 30 Minuten lang und unbedingt sehenswert: **www.youtube.com/watch?v=erAgu1XcY-U**

6. **ALS**: Ist der niedrige D_3-Spiegel in Patienten mit Amyotropher Lateralsklerose eine Folge der Krankheit oder der Grund dafür? (Bei meinen Studien fand ich später heraus, dass ALS sehr der Alzheimer-Erkrankung ähnelt und eine altersbedingte Krankheit ist, die nicht auf Vitamin-D_3-Mangel zurückzuführen ist.)

7. **Schizophrene Babys** haben einen niedrigen Vitamin-D_3-Spiegel.

8. **Asthma**: Auch die Asthma-Häufigkeit hat seit den 1980er Jahren gewaltig zugenommen, was Grund zur Annahme gibt, dass ein D_3-Defizit dafür verantwortlich ist. (Ich hatte als Kind selbst Asthma.)

Vor kurzem habe ich erfahren, dass derzeit an verschiedenen Orten der Welt Versuchsreihen laufen, bei denen Asthma-Patienten zur Behandlung ihrer Krankheit „hohe" Dosen Vitamin D_3 verabreicht werden.

- ***Zusätzliche Anmerkung***: Eine Dame aus Alaska, die mein Buch unter dem Namen „Alaska Dancing Bear" auf Amazon rezensierte, hat in ihrem Beitrag beschrieben, wie sie durch die Einnahme von 20.000 bis 30.000 IE Vitamin D_3 täglich von ihrem lebenslangen Asthmaleiden so gut wie völlig erlöst wurde. Aufgrund dieser Rezension habe ich gleich noch ein Buch für Asthmatiker geschrieben, mit sechs zusätzlichen Seiten, die am Beginn des vorliegenden Werks eingefügt wurden. Darin beschreibe ich ein „Lungenumbildungs-Hormon" – und gebe am Schluss der sechs Seiten zu, dass ich dieses Hormon nur erfunden und in Wahrheit über Vitamin D_3 geschrieben habe. Außerdem zitiere ich in dem Buch Leser von Dr. Cannells Schriften, die ebenfalls mit hochdosiertem Vitamin D_3 ihr Asthma geheilt haben.

9. **Sklerodermie**: Menschen, die an dieser Kollagenose leiden, haben üblicherweise auch einen zu geringen Vitamin-D_3-Spiegel. (Ich hatte als Kind eine gutartige Form der Sklerodermie.)

10. **Allergien** – vielleicht sogar die gefährlichen Erdnussallergien! Von denen habe ich in jungen Jahren (also in den Siebzigern) nie gehört; heute scheinen sie weit verbreitet zu sein.

11. **leichtere Autoimmunerkrankungen** wie Hautschuppen, Schuppenflechte etc.

12. **viele Krebsarten**, darunter Prostata-, Brust-, Bauchspeicheldrüsen- und Darmkrebs, Leukämie usw. usf.

13. **Tuberkulose**

14. **Erkältungen**, die im Winter viel häufiger auftreten als in den Sommermonaten

15. **Nagelpilze** an den Zehen- und Fingernägeln: Einige Leute (ich inklusive) haben nach Einnahme von hochdosiertem Vitamin D_3 berichtet, dass die Symptome dieser Infektion verschwunden sind.

16. **Typ-1-Diabetes**: Diese Erkrankung tritt bei Kindern auf, wenn ihre insulinproduzierenden Zellen vom Immunsystem zerstört werden – und alle diese Kinder haben niedrige Vitamin-D_3-Werte.

■ Weiter hinten in diesem Buch werden Sie einige spannende neue Erkenntnisse zu diesem Thema finden, auf die ich nach Veröffentlichung der ersten Auflagen gestoßen bin. Es geht dabei um den evolutionären Zweck von Diabetes und dem metabolischen Syndrom; eine absolut faszinierende Untertheorie zum „Menschlichen-Winterschlaf-Syndrom“. Wie gesagt – später mehr dazu.

17. **Typ-2-Diabetes**: eine Erkrankung, die vor allem bei älteren und übergewichtigen Erwachsenen auftritt – natürlich durchwegs solchen mit einem niedrigen Vitamin-D_3-Spiegel (siehe dazu auch Anm. bei Punkt 16)

18. **Metabolisches Syndrom** im Zusammenhang mit Insulinresistenz und Diabetes 2 (siehe dazu auch Anm. bei Punkt 16)

19. **Bluthochdruck** (siehe dazu auch Anm. bei Punkt 16)

20. **rheumatoide Arthritis**

21. **Morbus Crohn, Reizdarmsyndrom** und **Colitis ulcerosa**

22. **Alkoholkrankheit**: eine Abhängigkeit, die vielfach als Reaktion auf eine Depression betrachtet wird. Alkoholismus kommt in nördlichen Breitengraden häufiger vor. Ich hatte einen nahen Verwandeten, der

schwerer Alkoholiker war, seit 20 Jahren Tag für Tag um 13 Uhr mit dem Schnapstrinken angefangen hatte und einfach nicht aufhören konnte. Nach etwa einem halben Jahr mit einer erhöhten Dosis Vitamin D_3 gab er das Trinken eines Tages ganz von selbst auf. Heute konsumiert er höchstens gelegentlich noch ein Bier.

23. **Ganglien** (wie sie bei mir und einigen Lesern auftraten)

24. **subkutane Zysten** (bei mir)

25. **Akne**: Interessanterweise konkurriert der Vitamin-D_3-Rezeptor nicht nur mit dem Triiodthyronin(T3)-Schilddrüsenhormon-Rezeptor, sondern auch mit dem Retinsäuren-Rezeptor; die 13-cis-Retinsäure (Isotretinoin) wird in den USA zur Akne-Therapie (und als Mittel gegen Falten) eingesetzt. Wenn man sich in der Sonne bräunen lässt (und damit die Vitamin-D_3-Konzentration in den betroffenen Hautstellen erhöht), hilft das auch gegen Akne.

26. **Herzerkrankungen, Herzversagen** und **hypertrophe Kardiomyopathie**

27. **chronisch obstruktive Lungenerkrankung** (COPD) und die damit einhergehende Bronchitis beziehungsweise das zentrilobuläre Emphysem

28. **andere Lungenprobleme**

29. **Lupus**

30. **Makuladegeneration**: Eine Person, die hochdosiertes Vitamin D_3 angewendet hat, will diese Erkrankung damit geheilt haben (siehe dazu auch Anm. bei Punkt 16).

31. **Wachstumsschmerzen** bei Kindern

32. **Nierenerkrankungen**: hängen durchwegs mit einem niedrigen Vitamin-D_3-Spiegel zusammen (siehe dazu auch Anm. bei Punkt 16)

33. **Frühgeburten**: haben in den vergangenen 25 Jahren um 36 Prozent zugenommen – eventuell auch wegen der häufig verwendeten Sonnenschutzmittel? Bei Schwangeren, die 4.000 IE D_3 täglich einnehmen (meiner Ansicht nach zu wenig), reduziert sich die Häufigkeit um die Hälfte. Stillende Mütter sollen laut offizieller Empfehlung 6.400 IE täglich nehmen (ebenfalls zu wenig!).

34. **zu kleine Babys**, **Säuglinge mit Erkältungen** oder **Ekzemen** und **Mütter, die oft an Infektionen leiden**

35. **Schwangerschaftskomplikationen** wie Präeklampsie, erhöhter Blutdruck und Schwangerschaftsdiabetes: Auch hier sinkt die Häufigkeit durch erhöhte D_3-Dosen.

36. **Fehlgeburten**, weil das Autoimmunsystem der Mutter den Fötus attackiert

37. **Magengeschwüre** und durch Helicobacter pylori verursachte **Gastritis**

38. **Tod der Mutter bei der Geburt**

39. **Lernschwächen** und **Gehirnmissbildungen** bei Kindern

40. **Anorexia nervosa**: tritt bei im März geborenen Menschen viel häufiger auf

41. **bipolare Störung** (manisch-depressive Erkrankung): Das ist relativ leicht zu erklären, da Schlafmangel zur Manie und zuviel Schlaf zur Depression führen kann. Da fällt einem doch gleich der veränderte

Vitamin-D_3-Spiegel bei hoher und geringer Sonneneinstrahlung ein, oder?

42. **Schlaganfall während und nach der Schwangerschaft**: Seit 1994 ist hier ein Anstieg um 54 Prozent festzustellen!

43. **Schlaganfälle im Allgemeinen**: Eine aktuelle Studie wies nach, dass in Gegenden mit weniger und schwächerem Sonnenlicht das Schlaganfallrisiko um 56 Prozent höher ist.

44. unspezifische **Knochenschmerzen**

45. **exzessive Tagesmüdigkeit** (einer der Rezensenten meines Buches behauptet, diese Störung mit D_3 geheilt zu haben)

46. Ich nehme die **Aufmerksamkeitsdefizit- / Hyperaktivitätsstörung** (ADHS) in die Liste auf, weil ich als Kind neben meinem Asthma darunter gelitten habe – und vor kurzem erfahren habe, dass viele Kinder mit dieser Störung auch sehr anfällig für Asthma sind. Bisher habe ich zwar keine Studien gefunden, die einen Zusammenhang zwischen Müttern mit Vitamin-D_3-Defizit und Kindern mit ADHS nahelegen – doch es dürfte nur eine Frage der Zeit sein, bis dieser Zusammenhang nachgewiesen werden kann. Ein weiterer Hinweis auf eine solche ursächliche Verbindung ist die Tatsache, dass einige der autismusauslösenden Gene auch für die Auslösung von ADHS verantwortlich sind. Da wir wissen, dass Autismus mit einem Vitamin-D_3-Defizit mütterlicherseits zu tun hat, können wir annehmen, dass dieses Defizit auch für ADHS verantwortlich ist.

47. **Glaukom** (Grüner Star): Dr. Kaufman vom amerikanischem *Glaucoma Institute* hat herausgefunden, dass der Augeninnendruck bei Affen, die mit Vitamin-D_3-Augentropfen behandelt werden, um 25 bis 30 Prozent sinkt. (Warten wir ab, was passiert, wenn die Ver-

suchstiere erst eine Dosis von 30.000 IE erhalten …; siehe dazu auch Anm. bei Punkt 16.)

48. **Migräne**

49. **Parkinson-Krankheit**: Diese Krankheit tritt bei Menschen, die im Freien arbeiten, seltener auf.

50. **Harnwegsinfekte**

51. **prämenstruelles Syndrom**

52. **Menstruationsbeschwerden**

53. **Gicht**: Erhöhte Harnsäurewerte senken den Vitamin-D_3-Spiegel – das heißt im Umkehrschluss: Ein niedriger Vitamin-D_3-Spiegel verursacht Gicht.

54. Folgendes wurde mir gerade klar: Da v**erschiedene psychische Störungen** mit einem niedrigen Vitamin-D_3-Spiegel in Verbindung gebracht werden, können wir annehmen, dass auch zwei weitere Störungen durch diesen Mangel verursacht werden: das **Messie-Syndrom** und die damit oft einhergehende und sehr ähnliche **Zwangsstörung**. Warum? Nun ja, wenn uns die Evolution auf eine winterliche Hungerperiode mit geringer D_3-Zufuhr vorbereitet, ist es nur logisch, dass man alle möglichen Dinge – einschließlich Nahrung – zu sammeln und anzuhäufen beginnt.

55. **Zahnkaries**, vor allem in den Milchzähnen: Ich hatte aus einer Nachrichtensendung erfahren, dass die Häufigkeit von Karies in den Milchzähnen stark zugenommen hat. Bei meinen anschließenden Recherchen stellte sich heraus (u. a. aus einer Studie von Dr. Cannell vom *Vitamin D Council*), dass schon die Gabe von 1.000 IE D_3 täglich die Zahnkariesbildung bei Kindern verhindert.

56. **Psoriasis**: Es ist wirklich verblüffend. Lesen Sie bitte bei Amazon die Rezension meines Buches, die der Augenarzt Dr. Donn Carroll verfasst hat. Der Mann litt zeit seines Lebens unter unheilbarer Psoriasis, die so schlimm war, dass er auf dem Bauch schlafen musste. Nach nur zwei Monaten mit 50.000 IE täglich war er vollständig geheilt und fühlte sich „pudelwohl".

57. **Fersensporn**: Daran litt ich etwa ein Jahr lang, doch der Fersensporn war noch vor meinem großen Experiment wieder verschwunden, als ich mit 4.000 IE täglich auskam. Ein Leser aus Brasilien teilte mir mit, dass er zwei Jahre lang einen Fersensporn hatte – und als er 25.000 IE täglich einnahm, war das Leiden binnen zwei Wochen verschwunden.

58. **Osteopenie**: Eine andere Rezensentin schrieb, dass ein gebrochener Knochen in ihrem Fuß sechs Monate lang nicht zusammenheilte, obwohl sie die Anweisungen ihres Arztes befolgte. Erst durch Einnahme von hochdosiertem D_3 und K_2 wuchs der Knochen wieder zusammen.

59. **Vertigo** (Schwindel) **mit Migräne**: Aus der Mail einer schottischen Leserin erfuhr ich, dass hochdosiertes D_3 die Migräne mit Schwindelgefühl, unter der sie seit einiger Zeit litt, schnell wieder zum Verschwinden gebracht hatte.

60. **chronische Wunden** und **Geschwüre**, die nicht verheilen: Eine Dame, die lange an einer chronischen, nicht verheilenden Wunde litt, teilte mir via Mail mit, dass sie 75.000 IE D_3 einnahm und sich der Heilerfolg daraufhin bald einstellte. Den Text dieser Mail finden Sie im Schlussteil des vorliegenden Buches.

61. **Kniegelenksarthrose**, die eine Knieprothese erfordert: Vor kurzem habe ich die Mail einer Leserin erhalten, die berichtet, dass ihre Ärzte

ihr rieten, sich beide Kniegelenke durch Prothesen ersetzen zu lassen. Nachdem sie 60 Tage lang 2.000 IE D_3 und dann einen Monat lang 10.000 IE eingenommen hatte, sind ihre Knie – wie sie berichtet – vollständig wiederhergestellt. Auch diese Mail finden Sie im Schlussteil des Buches.

62. **Kurzsichtigkeit / Weitsichtigkeit**: Dieselbe Leserin, die über ihre Knieprobleme berichtete, merkte auch an, dass sich ihre Sehkraft im rechten Auge von +2,25 auf +0,75 und im linken Auge von +7,5 auf –0,25 (was auch immer diese Zahlen bedeuten) verbessert hatte. Die Arzthelferinnen ihres Augenspezialisten fragten sie, ob sie sich einem operativen Eingriff unterzogen hätte. Mir ist selbst ebenfalls aufgefallen, dass meine Weitsicht klarer geworden zu sein scheint – so, als ob ich vorher in tiefes, etwas getrübtes Wasser geblickt hätte, das nun kristallklar ist. Auch meine Tiefenwahrnehmung ist jetzt viel ausgeprägter als zuvor. Ich bin mir nicht ganz sicher, ob ich mir das nur einbilde, doch angesichts der Tatsache, dass D_3 verschiedene Gewebeformen neu gestaltet und ausbessert, kann es durchaus sein, dass auch die Linse des Auges davon betroffen ist.

63. **aktinische Keratose**: Ein Leser mit roten Haaren und heller Haut erzählte mir, dass er sein Leben lang an aktinischer Keratose gelitten habe – dabei wird die Oberhaut durch Sonnenlicht dick und verhornt. Die betroffenen Stellen gehen mit zwanzigprozentiger Wahrscheinlichkeit später in Krebs über. Auch seine Mail kann man im Schlussteil des Buches nachlesen.

64. **Sonnenbrand**: Offensichtlich sind manche besonders Sonnenbrand gefährdete Menschen während der Einnahme von hochdosiertem D_3 weniger anfällig. Siehe dazu die letzte Mail im Schlussteil des Buches.

65. **Knochensporne**: Durch Einnahme von hochdosiertem D_3 brachte ich den Knochenvorsprung an meinem Ellbogen binnen neun Monaten zum Verschwinden. Vor kurzem erhielt ich die Mail eines Mannes, der 20 Jahre lang zwei Knochensporne an den Fußknöcheln hatte, die nach Aussage seines Fußspezialisten die größten waren, die er je gesehen hatte. Nachdem er einige Monate lang 26.000 IE D_3 täglich eingenommen habe, seien sie verschwunden. Siehe E-Mail im Schlussteil.

66. **schwere Hypoglykämie / schwerer Hypogonadismus**: Die bisher bemerkenswerteste Leser-Mail stammte von einem Mann, der seit seiner Kindheit sehr stark an einer schweren, nicht behandelbaren Hypoglykämie gelitten hatte – und binnen einem Monat davon geheilt war. Durch die dafür verantwortliche Behandlung mit hochdosiertem D_3 stieg sein Testosteronspiegel zudem so an, dass ihm im Alter von 25 Jahren erstmals ein Bart zu wachsen begann. Auch seine E-Mail finden Sie im Schlussteil dieses Buches.

67. **dicke Hornschwielen und häßliche trockene, rissige Haut an den Füßen**: Nach der monatelangen Einnahme von D_3 fiel mir auch auf, dass meine schwieligen Füße mit ihrer rissigen Haut nunmehr völlig glatt waren – und ich hatte nichts dazu getan als D_3-Tabletten einzuwerfen.

Einige Leser, die Rezensionen bei Amazon veröffentlicht haben (in vielen Fällen Leute, die dort häufig Rezensionen schreiben), geben nach Durchsicht der obigen langen Liste Kommentare wie diesen ab: „Wenn etwas zu schön ist, um wahr zu sein, dann ist es meistens auch nicht wahr." Oder: „Die gesundheitlichen Vorteile sind stark übertrieben." Darauf kann ich nur entgegnen: Informieren Sie sich, bevor Sie solche Meldungen loslassen. Wenn Sie sämtliche der 52.000 Studien auf Pub Med (mittlerweile sind es 55.000) durchforsten wollen, kostet Sie das nur zwei

Monate – und dann liegt Ihren Ansichten wenigstens Wissen zugrunde statt nur ungeprüfter Glaube.

Manche Leute haben halt einfach das Bedürfnis, einfach draufloszuschwatzen und jeden mit ihren Ansichten zu beglücken. Diese Rezensenten haben mir nur gezeigt, dass der sogenannte gesunde Menschenverstand anscheinend gar nicht so weit verbreitet ist. Haben sie etwa überlesen, dass ich mehr als 52.000 Studien über Vitamin D durchgesehen habe? Oder haben sie einfach nicht begriffen, was das bedeutet? Ich fände es jedenfalls schade, wenn jemand das eine oder andere Leiden nicht loswerden kann, nur weil solche obergescheiten Kommentatoren sich bemüßigt fühlen, die gängige Meinung – die nur auf den ersten Blick logisch erscheint – zum x-ten Mal durchzukauen. Die obige Liste der Krankheiten und Leiden, die in Zusammenhang mit einem Vitamin-D_3-Mangel stehen, ist absolut korrekt.

Jeder kann in einem Monat oder weniger jede Krankheit heilen!

Sie könnten sich auch noch etwas weiterbilden, indem Sie „season of birth“ (Geburtsjahreszeit) oder „month of birth“ (Geburtsmonat) als Suchbefehl in die Pub-Med-Datenbank eingeben und dann die Titel aller 3.600 zu diesen Stichworten gefundenen Artikel aus wissenschaftlichen Zeitschriften überfliegen – das habe ich selbst bisher noch nicht getan. Wahrscheinlich haben Sie bereits erraten, dass viele der darin getätigten Feststellungen mit dem Vitamin-D_3-Spiegel von Müttern während der Schwangerschaft zu tun haben.

Wie steht es zum Beispiel mit Osteoporose? Angesichts der Tatsache, dass D_3 gut für die Knochen ist, würde man annehmen, dass ein Vitamin-D_3-Mangel Osteoporose hervorruft. Ich bin jedoch der Ansicht, dass das nicht stimmt. Also durchsuchte ich die Pub-Med-Datenbank, die wissenschaftliche Artikel bis zurück ins Jahr 1967 und noch früher enthält.

Die Eingabe der Suchbegriffe „D_3-Mangel verursacht Osteoporose" brachte nur 79 Treffer. Wenn ein Vitamin-D_3-Mangel tatsächlich Osteoporose hervorriefe, wären es mindestens 1.000 Treffer gewesen. Das sagt mir meine Erfahrung – nach 25 Jahren Arbeit mit dieser Datenbank.

Ich habe zwar auch die Studien gesehen, die den Schluss nahelegen, ein niedriger Vitamin-D_3-Spiegel führe zu häufigeren Knochenbrüchen; ich glaube jedoch nicht, dass dafür Osteoporose verantwortlich ist, sondern ein schlechter Erhalt des Knochenniveaus. Osteoporotische Knochen sehen so aus, als hätten Termiten Tausende kleine Löcher hineingebohrt. Ich würde sehr viel darauf verwetten, dass die Artikelzusammenfassungen, die Sie selbst bei einer schnellen Pub-Med-Suche finden, nicht darauf hinweisen, dass ein D_3-Mangel Osteoporose verursacht.

Ich erwähne die Suchmethoden und dieses spezifische Ergebnis hier nur, damit Sie in der Lage sind, selbst in Pub Med zu suchen und dort Antworten zu finden. Sie brauchen kein medizinisches Fachwissen dazu, sondern müssen sich nur eine Hypothese ausdenken – und wenn sie stimmt, wird Ihnen die Datenbank eine Menge Ergebnisse auswerfen, die Ihre Hypothese bestätigt. Sie müssen nicht einmal die ganze Artikelzusammenfassung lesen, die zum Großteil ohnehin nur aus Zahlenmaterial zum behandelten Experiment besteht. Jede dieser Zusammenfassungen hat nämlich auch einen Titel, eine Einleitung und ein Fazit. Wenn Sie sich auf diese drei Punkte konzentrieren, werden Sie bald auch ohne jedes Vorwissen ein Muster erkennen. Muster bedeuten meist etwas – und führen zu weiteren Theorien und Fragen. Ich bin fest davon überzeugt, dass auch ein Laie innerhalb eines Monats mittels Datenbankrecherche in Pub Med jeder Krankheit ein Heilmittel zuordnen kann. Und das meine ich ernst. Es ist wie ein Puzzlespiel.

Die Wissenschaftler tun meist nichts anderes, als in ihrem jeweiligen Fachbereich kleine Puzzleteile zu produzieren; es gibt fast niemanden, der am Gesamtbild arbeitet. Wenn man sich die Fachzeitschriften ansieht, so bemerkt man, dass sich zirka 99 Prozent davon ausschließlich mit Versuchsergebnissen und klinischen Beobachtungen befassen. Ich kenne nur eine einzige medizinische Fachzeitschrift, die der Theorie gewidmet ist, den medizinischen Hypothesen, dem Zusammensetzen der Puzzleteile zu einem Ganzen, also der Lösung des Rätsels. Schon daran erkennt man, wie funktionsgestört wissenschaftliche Kreise heutzutage sind. Meiner Ansicht nach sind die meisten Wissenschaftler Borderline-Autisten, die Wiederholung und Gleichförmigkeit lieben, im Allgemeinen kleinlich sind, die andere gern kritisieren und die – wie autistische Kinder – durchdrehen, wenn man die Möbel in ihrem Zimmer umstellt. Die meisten kreativen Menschen befassen sich anscheinend lieber mit Kunst, Film oder Literatur, statt sich in der Wissenschaft zu betätigen. Und genau aus diesem Grund bleibt die Pub-Med-Datenbank, die das Wissen zur Heilung sämtlicher Krankheiten enthält, im Wesentlichen ungenutzt und unentdeckt. Es findet sich kein kreativer Mensch, der sich 30 Minuten oder auch 30 Tage lang dieses Wissens bedient und die richtigen Fragen zu einer Erkrankung stellt …

Sie können die Pub-Med-Datenbank jederzeit kostenlos benutzen und dort Ihre eigenen Gedankenexperimente durchführen – unter der Internet-Adresse **www.ncbi.nlm.nih.gov/pubmed**.

Da seit 1967 so viele medizinische Experimente durchgeführt und an Pub Med gemeldet wurden, brauchen Sie nur eine Theorie zu formulieren und diese ins Suchfeld einzugeben. Ist Ihre Theorie falsch, dann werden Sie wesentlich weniger Ergebnisse erhalten als bei einer richtigen, und der Großteil dieser Treffer wird wahrscheinlich nur peripher mit der Theorie zu tun haben. Die Treffer, die ich zu meiner in der Suchanfrage „D_3-Mangel verursacht Osteoporose" formulierten Theorie erhalte, weisen – wie wir noch sehen werden – deutlich darauf hin, dass D_3-Mangel eben *keine* Osteoporose verursacht. (Wenn man einmal begriffen hat, wie Datenbanken mit riesigen Datenmengen funktionieren, weiß man auch, warum dem so ist.) Seit mehr als 25 Jahren arbeite ich hauptsächlich mit dieser Recherchemethode – also können Sie mir ruhig glauben, dass man aus den Daten ohne größere Probleme Muster herausfiltern kann, die die richtigen Antworten liefern; man braucht nur einige Zeit, um dahinterzukommen. Wenn Sie gern Rätsel lösen, wird Ihnen diese Art der Recherche garantiert Spaß machen.

■ ***Später hinzugefügte Notiz***: Vor nicht allzulanger Zeit wurde eine Studie veröffentlicht, aus der hervorging, dass Vitaminpräparate mit (einer sehr geringen Dosis) D_3 und Calzium bei Frauen mit Osteoporose keine positiven Veränderungen hervorrufen – das bestätigt meine Theorie. Andererseits wurde nicht hoch dosiert, vielleicht liegt das negative Ergebnis also daran. Solange es keine Studien mit hochdosiertem D_3 gibt, bleibe ich bei meiner Ansicht, dass ein niedriger D_3-Spiegel keine Osteoporose verursacht, sondern eher Osteomalazie (Knochenerweichung). Die Studie deutet auch darauf hin, dass Calziumgaben wegen der damit einhergehenden Verkalkung die Häufigkeit von Herzerkrankungen steigern. Ich bin mir sicher, dass die verantwortlichen Forscher den Frauen kein Vitamin K_2 verabreicht haben, um das Calzium in ihren Knochen zu halten und nicht in den Blutkreislauf, die Blutgefäße und das Weichteilgewebe gelangen zu lassen. Das Fazit der Studie war der grob fahrlässige Satz: „Nehmen Sie gegen Osteoporose kein Vitamin D_3 ein." Dieser Rat verriet eine völlig Ignoranz gegenüber den vielen positiven Auswirkungen, die Vitamin D_3 auf sämtliche anderen Krankheiten und Leiden hat. Im Internet hat jemand diese Studie mit ihren Fehlinformationen als ersten Schritt der Pharmakonzerne in deren Bemühen interpretiert, Vitamin D_3 zu verbieten.

Entscheidend ist, dass die 79 Treffer bei Pub Med mit meinen bereits veröffentlichten Arbeiten übereinstimmen, in denen ich darauf hingewiesen habe, dass Osteoporose nicht durch einen Hormonmangel, sondern durch den starken Anstieg des luteinisierenden Hormons (LH) bei Männern und Frauen über 40 verursacht wird. LH greift die Knochen (Osteoporose), das Gehirn (Alzheimer) und viele andere Bereiche im Körper an.

Generell scheint es so zu sein, dass alle dem Menschen bekannten Krankheiten – mit Ausnahme einiger altersbedingter – mit einem D_3-Mangel zusammenhängen und unter den Begriffen „Menschliches-Winterschlaf-Syndrom“ sowie dem untergeordneten „Unvollständige-Reparatur-Syndrom“ (Incomplete Repair Syndrome; IRS) zusammengefasst werden können. (Komischerweise ist IRS auch die Abkürzung für den *Internal Revenue Service*, die gefürchtete US-Steuerbehörde. Wenn Ihnen also ein Amerikaner erzählt, dass er vom IRS angegriffen worden sei, klingt das jetzt vielleicht nicht mehr so unheilverkündend wie bisher …)

Als ich vor zirka acht Jahren herausfand, dass die meisten Menschen, die an Gelenkschmerzen und -beschwerden leiden, ein Vitamin-D_3-Defizit aufweisen, wurden mir die Vorteile von D_3 langsam bewusst. Damals steigerte ich meine tägliche Dosis von den üblichen 400 IE erst auf 1.000 IE und dann auf 4.000 IE und glaubte, das würde positive Auswirkungen haben – und die hatte es auch. Ein Großteil der arthritischen Probleme, unter denen ich von meinem 30. bis zum 39. Lebensjahr litt, verflüchtigte sich. Ich konnte wieder trainieren wie damals mit 30, ohne dabei meine Schultern und Handgelenke zu beschädigen.

Einen wichtigen Anhaltspunkt erhielt ich eines schönen Tages, als mein Vater, ein Urologe, der in Stanford studiert hatte, auf meine Empfehlung hin mehrere Jahre lang eine D_3-Tagesdosis von 2.000 IE eingenommen hatte und dann einen Vitamin-D_3-Bluttest machte, der – wie er immer wieder betont – 380 Dollar kostete und von der staatlichen Krankenversicherung bezahlt wurde. (Erstaunlich, wenn man bedenkt, dass das Material für einen solchen Test, den man selbst durchführen kann, nur 60 Dollar kostet; später erfuhr ich dann, dass es bei www.lef.org für 44 Dollar erhältlich ist.)

Als mein Vater sein Testergebnis bekam, war ich schockiert. Er befand sich mit seinen 79 Jahren immer noch am untersten Ende der Vitamin-D_3-

Skala, mit einem Wert von 30 ng/ml. Der ideale Wert liegt bei über 70 ng/ml, und manche Experten sind der Meinung, dass auch Werte von bis zu 150 ng/ml noch nicht gesundheitsgefährdend sind. (Ich hege meine Zweifel daran, daß 150 ng/ml über einen längeren Zeitraum hinweg ungefährlich sind und würde eine so hohe Dosis nur empfehlen, wenn man bestimmte gesundheitliche Probleme beseitigen will; danach sollte man den Vitamin-D_3-Spiegel zwischen 90 und 100 ng/ml stabil halten.) Die Tagesdosis meines Vaters von 2.000 IE betrug zu dieser Zeit das Fünffache der ärztlich empfohlenen Vitamin-D_3-Dosis von 400 IE. Damals wurde mir klar, dass ich wahrscheinlich einer Familie mit einem genetisch bedingt niedrigen Vitamin-D_3-Spiegel entstamme. Wie sonst wäre es zu erklären, dass mein Vater mit seiner fünfmal so hoch wie empfohlenen Tagesdosis immer noch einen so niedrigen Wert hatte? (Und wie sonst wäre es zu erklären, dass die gesamte Ärzteschaft seit so vielen Jahren völlig danebenliegt, was unseren täglichen Vitamin-D_3-Bedarf oder die notwendige Menge Sonnenlicht angeht?)

Billige Blutuntersuchungen in den USA

Die einfachste und billigste Methode, in den Vereinigten Staaten sein Blut untersuchen zu lassen, ist das Bluttest-Angebot von **www.lef.org**.[4] Die Angelegenheit verläuft problemlos: Man bestellt auf der Life-Extension-Website den Vitamin-D-Bluttest, bezahlt dafür nur 44 US-Dollar und bekommt ein im voraus bezahltes Formular zur Blutuntersuchung gemailt. Das druckt man sich aus, geht damit bei Gelegenheit zum nächstgelegenen Testlabor (auf dem Formular sind sogar die jeweiligen Adres-

4 [Anm. d. Verlags: Die deutsche Vertretung von LEF findet man unter www.lefeurope.com/de/] Ein Angebot für ein Vitamin-D3-Testkit, beispielsweise von Cerascreen, fanden wir im Netz für € 34.

sen angegeben), lässt sich dort schmerzlos Blut abnehmen und wartet ab. Das Labor schickt die Blutprobe per Eilboten zu LEF, und von dort kriegt man binnen zwei oder drei Tagen eine Mail mit dem Befund. In Gegenden, wo dieser Service nicht erhältlich ist, bietet LEF für etwa 60 Dollar Testsets für zu Hause an.

Die Empfehlung eines Arztes lautet, den Vitamin-D-Bluttest im Winter machen zu lassen, da die Werte dann erwartungsgemäß am niedrigsten sind. Selbst wenn man im Sommer normale Werte hat, sind es seiner Ansicht nach die Abweichungen nach unten, die einen erkranken lassen.

Weitere Erkenntnisse aus meinem Selbstversuch

Als ich mit der Einnahme von 20.000 IE täglich begonnen hatte, verfiel ich eine Zeit lang in eine Art manische Phase, in der ich energiegeladen und zornig war. Das ist insofern nicht überraschend, da Vitamin D_3 ein Steroidhormon ist – genauer gesagt, ein Secosteroidhormon, das dieselbe Form wie ein Steroidhormon mit seinen vier geschlossenen, im Kreis angeordneten Ringstrukturen hat. Allerdings ist darin ein Ring offen.

Gleichzeitig verspürte ich zunehmenden Schmerz in all den Gelenken, die ich mir je verletzt hatte. Ich führte diesen Schmerz darauf zurück, dass diese nie richtig verheilten Verletzungen nun aufgelöst und Knochen wie Gelenke auf korrekte Art neu gestaltet würden. Ich erinnerte mich an einen Tierversuch, bei dem man Ratten die Beine gebrochen und dann beobachtet hatte, wie gut der Bruch wieder zusammen heilte. Bei Ratten ohne Vitamin-D_3-Ergänzungsmittel in der Nahrung hinterließ die Knochenreparatur eine große Knochenschwiele an der Bruchstelle, während die mit Vitamin D_3 gefütterten Tiere perfekt zusammen gewachsene Knochen ohne Schwielen aufwiesen.

Ich machte also in der Annahme, dass meine Knochen-und-Gelenks-Neugestaltungs-Theorie richtig sei, mit den 20.000 IE täglich weiter, musste aber während dieser Zeit immer wieder Schmerzmittel einnehmen und meine Gelenke mit schmerzstillender Salbe eincremen. Zudem humpelte ich einige Wochen lang, weil mir die Knie so wehtaten, und fühlte mich, als hätte jemand meine Schultern mit einem Hammer bearbeitet. Der Schmerz in meinen Schultern rührte von alten Rugby- und neueren Paintball-Verletzungen her. Die Knie schmerzten wegen des Skiunfalls, die schnappende Hüfte tat sowieso dauernd weh, und das Überbein am Handgelenk quälte mich bereits seit fünf Jahren.

Nach ungefähr zwei Monaten hatten sich die Schmerzen großteils verflüchtigt, und ich bemerkte, dass mein Überbein sich verhärtet hatte und geschrumpft war. Die Behandlung schien erfolgreich zu sein. Meine Knochen und Gelenkte wurden neu gestaltet. Der Körper vergisst ihre richtige Anordnung offenbar nie, sondern wird lediglich davon abgehalten, gewisse Schäden vollständig zu reparieren, um im Winter keine wertvollen Ressourcen zu verschwenden.

Meine Schultern schmerzten jedoch weiter und tun das bis heute, sechs Monate danach (diese Zeilen habe ich vor etwa drei Monaten geschrieben). Der Schmerz beschränkt sich aber in erster Linie auf meine linke Schulter, wo ich im Alter von 21 Jahren die Rugby-Verletzung erlitten hatte, die gleich darauf operativ korrigiert wurde. Die rechte Schulter ist fast schmerzfrei, und die schnappende Hüfte ist absolut kein Problem mehr. Anscheinend konzentriert sich die Reparaturtätigkeit nun auf meine linke Schulter, die operativ behandelt wurde, aber nie gut verheilt ist – sie ist der letzte Problembereich, der noch neu gestaltet werden muss. (Neun Monate nach Beginn meines Selbstversuchs, nachdem ich die Dosis auf 100.000 IE täglich erhöht und dann wegen der Schmerzen das D_3 ganz abgesetzt habe, bevor ich mit 25.000 IE weitermachte, ist auch meine linke Schulter beinahe völlig schmerzfrei.) Beim Bankdrücken mit höheren Gewichten fühle ich meine linke Schulter hin- und hergleiten, als wäre sie elastisch und geleeartig und kein steif-verhärtetes knöchernes Gelenk. Ich rechne damit, dass auch meine derzeit elastischen Gelenke nach einer D_3-Dosisreduktion wieder verhärten werden – und zwar hoffentlich in genau der richtigen Anordnung, eben so, wie sie in meinen jungen Jahren waren.

Ich weiß genau, dass meine rechte Schulter sich drastisch verändert hat, seit ich im High-School-Baseball als Werfer aktiv war und Dinge sehr weit und stark werfen konnte. Als ich mein dreißigstes Lebensjahr hinter mir hatte, konnte ich einen Baseball nur mehr ein paar Meter weit werfen. Heute, wenn ich meinen Hund apportieren lasse, kann ich den Ball wieder viermal so weit weg befördern. Jetzt habe ich wieder eine reelle Chance, als Profisportler zu reüssieren – o.k., kleiner Scherz.

Eine Zeit lang hatte ich meine Dosis auf 100.000 IE täglich gesteigert, aber dann wurde ich nervös, als ich mir einbildete, dass meine Nieren schmerzten. (Ich ließ mich damals tatsächlich auf Nierenschäden untersuchen, aber darauf werde ich später noch zurückkommen …) Ich nahm daher vier Wochen überhaupt kein D_3 und fing dann wieder mit 50.000 IE an, die ich bis heute einnehme.

■ ***Später hinzugefügte Notiz:*** Die 50.000 IE führten nach einiger Zeit zu Gelenkschmerzen, also reduzierte ich wieder auf null und bin seit Monaten auf 25.000 IE täglich, ohne irgendwelche Nebenwirkungen zu verzeichnen.

■ ***Noch später hinzugefügte Notiz:*** Da die 25.000 IE sich positiv auszuwirken schienen, steigerte ich die Dosis auf 30.000 täglich und behielt das bis heute bei. Nach etwa zwei Monaten mit dieser Dosis hat sich der Schmerz in meiner linken Schulter leicht erhöht, und ich spüre auch an der rechten Hüfte – die früher meine schnappende Hüfte war – wieder etwas. Ich schätze, mein Körper will seinen Korrekturen noch den letzten Schliff geben …

■ ***Und noch später:*** Vor etwa zwei Monaten habe ich endlich beschlossen, meine Dosis auf 50.000 bis 60.000 IE zu erhöhen, um all meine Beschwerden loszuwerden. Die rechte Schulter tat eine Zeit lang weh, ist aber nunmehr völlig geheilt; die schnappende Hüfte rechts ist seit langem kein Thema mehr, obwohl ich in der Hüfte immer noch gelegentlich – aber immer seltener – leichte Schmerzen verspüre; und meine linke Schulter bessert sich ebenfalls, ist aber noch nicht ganz schmerzfrei. Und ich nehme ab, ohne gezielt auf einen Gewichtsverlust hinzuarbeiten; heute wiege ich 81 Kilo, und habe mehr als elf Kilo verloren.

Nach meiner D_3-Pause und der Einnahme einer etwa einmonatigen Dosis von 50.000 IE täglich begann wieder diese manische Phase, die an die Folgen von zuviel Testosteron erinnert. In dieser Zeit versetzten mich gewisse politische Ereignisse so in Wut, dass ich einen Blog schrieb und es Tag für Tag an alle meine Bekannten verschickte. Nach weiteren zwei Monaten war aber auch diese Wut wieder verschwunden.

Die Verbindung zwischen D_3 und dem Schilddrüsenhormon

Als ich im Internet nachprüfte, ob auch andere auf die Idee mit dem „Menschlichen-Winterschlaf-Syndrom" gekommen waren, stieß ich auf etwas Interessantes: Jemand hatte sich den therapeutischen Einsatz von T_3, der aktiven Form des Schilddrüsenhormons, patentieren lassen. Wie bei Vitamin D und seinen Untergruppen D_1, D_2 und D_3 gibt es auch für das Schilddrüsenhormon T_2, T_3 und T_4 – wobei nur T_3 eine aktive Form ist, die anderen müssen erst in T_3 umgewandelt werden. Im Patent wurde angeführt, dass man T_3 gegen etwas verschreiben könne, das auch hier so ähnlich wie „Menschliches-Winterschlaf-Syndrom" genannt wurde. Ich war verblüfft, als ich entdeckte, dass T_3 gegen all die Krankheiten wirken sollte, bei denen ich die Behandlung mit D_3 vorgeschlagen hatte. Es schien, als wäre ich auf eine wichtige Spur gestoßen.

Als ich mir T_3 im Vergleich zu D_3 näher ansah, stellte ich fest, dass die beiden Hormone und Hormonrezeptoren häufig miteinander konkurrieren, dass sich manchmal ein D_3-Rezeptor und ein T_3-Rezeptor in ihrer Funktion zusammentun, und dass eine höhere Konzentration des einen Hormons im Körper dazu führt, dass die des anderen niedriger wird. Außerdem ähneln sich die Hormone T_3 und D_3 in ihrem Aufbau sehr.

Das brachte mich auf den Gedanken, dass T_3 eventuell die „Winter-Version" von D_3 sein und die Winterschlaf-Reaktion sowie das „Unvollständige-Reparatur-Syndrom" mäßigen könnte, ohne aber so wirksam zu sein wie D_3. Tatsächlich scheint das auch der Fall zu sein. Energielosen, depressiven und fettleibigen Menschen wird T_3 verabreicht, um sie auf Touren zu bringen – und das dürfte auch in vielen Fällen funktionieren. Dasselbe Ergebnis ist aber auch durch die Verabreichung von D_3 zu erzielen, wobei hier (im Gegensatz zu T_3) auch noch ein Reparatureffekt eintritt.

Ich informierte mich auch über die hormonellen Veränderungen bei Bären in der Zeit des Winterschlafs und merkte, dass die meisten Publikationen zu diesem Thema sich mit dem Schilddrüsenhormon und seinen Veränderungen befassten. Der Grundtenor lautet, dass die Konzentration des Schilddrüsenhormons beim Bären während des Winterschlafs ein wenig abnimmt, aber nicht sonderlich viel. Meine Suche nach den Stichworten „Bär", „Winterschlaf" und „Vitamin D_3" brachte nur einen eher unbedeutenden Artikel zutage, in dem stand, dass der Vitamin-D_3-Spiegel der Bären von 22 im Sommer auf 8 während des Winterschlafs fällt. Offenbar waren die Winterschlafforscher also die ganze Zeit auf dem Holzweg: Das Anti-Winterschlaf-Hormon heißt nicht T_3, sondern D_3!

Ich habe einen Handwerker in meiner Bekanntschaft, der mittlerweile D_3 einnimmt. Im Jahr 2001 hat man bei ihm auch einen zu geringen Schilddrüsenhormonspiegel diagnostiziert. Seither nimmt er T_4 (nicht T_3); sein Körper muss das T_4 zwar immer noch selbst in das aktive Hormon

T_3 umwandeln, doch die Behandlung hat geholfen. Eines Tages kam er mit einer Augenentzündung zur Arbeit, und ich schlug ihm vor, eine hohe Dosis D_3 einzunehmen, um auszuprobieren, ob sein Immunsystem dadurch die Infektion besiegen könnte. Er fing also an, 20.000 IE täglich zu nehmen – und schon nach drei Tagen hatte das D_3 sein Augenproblem beseitigt (vielleicht war das aber auch nur Zufall, und es wäre sowieso von selbst geheilt). Die Antibiotika, die ihm ein Arzt zuvor verschrieben hatte, hatten übrigens keinerlei Wirkung gezeigt.

Der Mann nahm die Dosis auch danach noch eine Zeit lang ein. Als Nebenwirkung des hochdosierten D_3 ging es ihm besser als in den 20 Jahren davor. Er fühlte sich unglaublich energiegeladen, und ich konnte beobachten, wie sein gewaltiger, bärenhafter Körper an Umfang abnahm. Heute hat er nur mehr ein kleines Bäuchlein bei ansonsten relativ normaler Statur. Vorher hatte er ausgesehen wie ein riesiges Wollhaarmammut, da er sehr stark behaart und zudem langhaarig war und einen langen Bart trug. Die meisten Leute nannten ihn in seiner Abwesenheit sogar „Wollhaarmammut" – ich hoffe, er liest dieses Buch nicht! Mittlerweile schwört er auf D_3, obwohl seine Dosis meiner Ansicht nach immer noch zu gering ist. Vielleicht hat er mittlerweie auch ganz aufgehört, es zu nehmen; schließlich wiegt er immer noch fast 110 Kilo. Möglicherweise kann ich ihn zu einem weiteren Versuch überreden, bevor ich die Arbeit an diesem Buch abgeschlossen haben werde – davon werde ich Ihnen in einer späteren Auflage Bericht erstatten.

D_3-Mangel – die US-Regierung ist ahnungslos!

Im Folgenden möchte ich mich etwas näher mit dem öffentlichen Gesundheitswesen in den USA auseinandersetzen.

Unsere First Lady Michelle Obama hat in den öffentlichen Schulen des Landes der Adipositas den Krieg erklärt. Sie hat vor, dick machende Kalorienbomben aus den Schulkantinen zu entfernen und die Kinder zu mehr Bewegung zu motivieren. (Die Regierung Obama hat vor kurzem übrigens auch eine zehnprozentige Steuer auf Bräunungssitzungen im Solarium erlassen, da sie angeblich schädlich sein sollen. Dabei können manche Solarien – vor allem die mit UVB- statt UVA-Licht – den D_3-Spiegel drastisch erhöhen.)

Jeder, der so wie ich vor den 1980er Jahren in Amerika die Grundschule besucht hat, kann sich mit etwas Mühe noch an seine damaligen Schulkameraden erinnern. Ich wette, dass niemand in den Siebzigern fette Kinder in der Klasse hatte, abgesehen vielleicht von ein oder zwei Ausnahmen – stimmt's? Sollte ich damit danebenliegen, dann ist auch meine Theorie falsch, aber ich bin davon überzeugt, dass fast alle Kinder damals so dünn wie die in meiner Klasse waren. Dabei aßen wir alle so viel dick machendes Junkfood, wie wir wollten. Trotzdem gab es bei 25 Schülern höchstens zwei oder drei, die Dickerchen waren, zum Beispiel Mimi J**** oder Scott B****, der Rest war schlank. Ich weiß auch noch, dass Mimi und Scott auffallend blasse Kinder waren (ein Anzeichen für zu wenig D_3?); wir hatten damals übrigens fast nur weiße Kinder in der Schule.

Als ich 2003 mit meiner Freundin eine Feier der sechsten Klasse ihrer Tochter besuchte, war ich schockiert. Das Mädchen war eines der wenigen dünnen Kinder, neben vielleicht vier oder fünf anderen. Der Rest der Klasse war fett, auch die Jungen, insgesamt etwa 80 Prozent der Schüler. Viele ihrer Mitschüler waren Latinos, die (oder deren Eltern) erst vor kurzem in die USA eingewandert waren. Das deckt sich genau mit den

Warnungen bezüglich eines zu niedrigen Vitamin-D_3-Spiegels bei dunkelhäutigen Menschen: Menschen mit dunkler Haut, die erst vor kurzem in nördlichere Regionen übergesiedelt sind, sind in Sachen Vitamin-D_3-Mangel besonders gefährdet. Das ist auch der Grund, warum bei Neueinwanderern, die aus äquatornahen Gegenden mit starker Sonneneinstrahlung in die USA kommen, eine sehr hohe Adipositasrate festzustellen ist. Dunklere Haut braucht viel mehr Sonne als helle Haut, um dieselbe Menge an Vitamin D_3 zu erzeugen. Wie ich erfahren habe, schmieren viele schwarze Mütter ihre Kinder heutzutage dick mit Sonnencreme ein – was ich persönlich für unerhört dumm halte.

Vielleicht ziehe ich aus dieser kleinen Stichprobe ja auch voreilige Schlüsse, doch im Statistikunterricht lernt man, dass eine Zufallsstichprobe von 30 Fällen im Allgemeinen recht genau ist; in der Schulklasse, die ich besucht habe, waren mehr als 30 Kinder. Wo liegt der Unterschied zwischen damals und heute? Vielleicht haben die Kinder jetzt wirklich weniger Turnstunden und sitzen daheim zu lange vor dem Fernseher und am Computer … ich kann mich aber noch genau erinnern, dass meine Schulfreunde damals auch ewig vor dem Fernseher saßen und praktisch nur Junkfood zu sich nahmen – und wir wurden trotzdem nicht dick. Das liegt vermutlich daran, dass wir auch viel im Freien spielten und keine Sonnenschutzmittel verwendeten, weil es die damals glücklicherweise nicht gab.

Weder ernährt man sich heutzutage auffällig anders noch bewegt man sich wesentlich weniger als vor 30 oder 40 Jahren. Es muss also etwas anderes geben, dass den Unterschied im kindlichen Durchschnittsgewicht erklärt. Was hat sich seit den frühen 1980er Jahren verändert? Spekulieren wir einmal: Schuld könnte der 1980 erteilte Rat sein, die Sonne zu meiden und Sonnenschutzmittel zu verwenden. Seit damals sind ja auch Autismus und Asthma zu wahren Volksseuchen geworden …

Es dürfte die Ärzteschaft gewesen sein, die uns die böse Krankheit namens „weißer Hautkrebs“ ersparen wollte und es dabei etwas zu gut gemeint hat. Damit haben die Doktoren nämlich eine iatrogene („vom Arzt erzeugte") Adipositas-, Autismus- und Asthma-Epidemie ins Leben gerufen und auch etliche andere Krankheiten begünstigt. Wie wir heute wissen, ist weißer Hautkrebs relativ gutartig. Die gefährlichere Hautkrebsvariante ist das maligne Melanom („schwarzer Hautkrebs"), gegen das Vitamin D_3 und Sonnenbestrahlung nachweislich vorbeugend wirken.

Die Ärzte haben also eventuell einige von uns vor einer gutartigen, ungefährlichen Hautkrebsform bewahrt, damit jedoch eine gigantische Epidemie all der Krankheiten losgetreten, die ich bisher angeführt habe (und vielleicht noch einiger mehr, von denen später noch die Rede sein wird). Sie haben uns krank gemacht, indem sie uns geraten haben, die Sonne zu meiden und uns mit Sonnencreme zuzupflastern, wenn wir uns auch nur für ein paar Minuten ins tödliche Tageslicht hinauswagen sollten. Man braucht sich ja nur die Nachrichten anzusehen: Wenn der Wetteransager einen sonnigen Tag ankündigt, folgt immer gleich der gute Rat, einen Hut zu tragen und das Sonnenschutzmittel nicht zu vergessen. Im Hinblick auf die Menschheitsgeschichte und unsere Entwicklung aus Vorfahren, die fast durchwegs in äquatornahen Regionen mit viel Sonne gelebt haben, ist das natürlich grober Unfug.

Was mein lebenslanger Vitamin-D_3-Mangel alles angerichtet hat

Ich werde Ihnen nun aus meinem Leben berichten – oder genauer darüber, wie mein lebenslanger Vitamin-D_3-Mangel mich mutmaßlich beeinträchtigt hat.

Als ich zur Welt kam, war Sonnencreme noch nicht in Mode, wir hatten nur Bräunungsmittel oder Kakaobutter. In den USA gab es damals ein Bräunungsmittel namens *Coppertone* – und ein berühmtes Inserat, auf dem ein kleines blondes Mädchen zu sehen war, dem ein Hund das Badehöschen herunterzog und damit seine Bräunungsstreifen am Hintern sichtbar machte. Ich kann mich noch gut daran erinnern, weil mir dieses Bild im Alter von zehn Jahren meine erste, schüchterne Erektion bescherte. Jedenfalls: In dieser Atmosphäre von Strand und Sonne als etwas Erstrebenswertem wuchs ich auf. Ich spielte viel im Freien, ließ mich zusammen mit meinen Eltern zu Hause oder am Strand bräunen und war im Sommer immer recht gesund. Meine Eltern legten viel Wert auf Sonnenbräune und legten sich deswegen so oft wie möglich in die Sonne. Damals war es modern, sonnengebräunt zu sein; es sah gut und gesund aus (und wahrscheinlich fühlte man sich so auch gesünder).

Mit vier Jahren hatte ich im Winter plötzlich meinen ersten Asthma-Anfall. Ich weiß noch heute, dass ich das Gefühl hatte, ertrinken zu müssen und keine Luft zu bekommen. Meine Mutter und meine Schwester eilten mir zu Hilfe, konnten aber nichts tun – es war eine schreckliche Tortur. Mir tun Asthma-Kranke bis heute leid, obwohl ich selbst seit meinem sechsten Lebensjahr keinen Anfall mehr hatte. Dass ich mich jetzt noch daran erinnere, ist ein Zeichen dafür, wie schlimm es gewesen sein muss; so fühlt sich wahrscheinlich *Waterboarding* an.

Die Ärzte „heilten" mich, indem sie mir eine Allergie gegen Daunenkissen attestierten und zu einer operativen Entfernung meiner Mandeln und Polypen rieten. Man schnitt dieses Gewebe hinter der Nase und im Rachen also heraus, gab mir kunststoffgefüllte Kissen – und die Behandlung schien Erfolg zu haben. In Anbetracht der Tatsache, dass ein niedriger Vitamin-D_3-Spiegel stark mit Allergien und Asthma assoziiert wird, glaube ich allerdings, dass Vitamin-D_3-Präparate oder ein Urlaub in Florida dasselbe erreicht hätten.

Mit 23 Jahren zog ich aus St. Louis nach Chicago, wo ich plötzlich an jahreszeitlich bedingten Allergien zu leiden begann, die ich zuvor nie gehabt hatte. Sobald die Pollen von Bäumen und Sträuchern durch die

Luft flogen, bekam ich heftige Niesanfälle sowie juckende und tränende Augen. Dann musste ich immer vier Wochen lang Antiallergika einnehmen. Später schluckte ich Claritin [dt. Handelsname: Lisino], versuchte die Anzahl der Tabletten aber möglichst gering zu halten. Die Allergien wurde ich seit damals nicht mehr los – doch im ersten Jahr meines D_3-Selbstversuchs merkte ich, dass die Anfälle immer seltener wurden und ich insgesamt nur fünf Tabletten Claritin brauchte. Nun, im zweiten Jahr meines gefährlichen D_3-Experiments, kam ich ohne eine einzige Tablette durch die Allergiesaison. Ich bin also fast geheilt, abgesehen von ein paar Niesanfällen beim Pollenflug; Medikamente brauche ich jedenfalls keine mehr. Daher nehme ich an, dass hochdosiertes D_3 über einen längeren Zeitraum hinweg auch Allergien vollständig heilt. Anscheinend dauert es ein wenig länger, das Immunsystem neu zu gestalten, als das bei einem Knochensporn oder einer schnappenden Hüfte der Fall ist.

Als ich etwa zehn Jahre alt war, bildete sich auf meinem Kopf eine peinliche kahle Stelle. Das sah so aus, als hätte mir jemand mit einem Säbel die Haare von meinem Haarwirbel bis herunter zum Gesicht abrasiert. Die ärztliche Untersuchung ergab, dass ich eine nicht-tödliche Sklerodermie hatte – das ist die Krankheit, bei der das Kollagen sich falsch verhält und in bestimmten Körperbereichen falsche Gewebearten erzeugt. Seltsame Sache. … Bei Menschen, die an der tödlichen Version erkranken, beginnt die Sklerodermie irgendwo am Körper und befällt sodann den gesamten Rumpf, bis sie zum Herzen gelangt und den Patienten umbringt. Glücklicherweise war es bei mir nur eine zirkumskripte Sklerodermie, auch Morphea genannt, die sich auf die Haut beschränkt; in meinem Fall eben auf die Kopfhaut. Die kahle Stelle begleitete mich mein ganzes Leben, obwohl ein Schönheitschirurg sie immerhin verkleinerte, indem er ein paar Stücke herausschnitt und meine Kopfhaut enger zusammennähte. Meine Suche nach dem Stichwort „Sklerodermie" in der Pub-Med-Datenbank ergab – natürlich – das Vorhandensein eines Vitamin-D_3-Mangels in allen Menschen, die an dieser Krankheit leiden. Schade, dass ich das nicht schon in jungen Jahren gewusst hatte! Die Ärzte taten damals ihr Möglichstes und spritzten mir eine Unmenge Cortison in den Kopf. (Dieses Medikament ist auch so ein roter Faden, der sich durch mein ganzes Leben zieht.)

Manche der mir bekannten Studien deuten darauf hin, dass es bei der Suche nach dem optimalen Vitamin-D3-Spiegel eine U-Kurve gibt: zu wenig D_3 macht krank, aber zu viel ist auch nicht gut. Ich nehme an, dass es einen Idealspiegel zur Erhaltung der Gesundheit gibt; will man aber mehrere nie verheilte gesundheitliche Probleme lösen, die sich im Lauf der Zeit angesammelt haben, dann sollte man es durchaus riskieren, mit der Dosis für eine gewisse Zeit die Kurve hinaufzuwandern. Dies tut man so lange, bis die gesundheitlichen Probleme überwunden sind und nähert sich dann wieder dem niedrigsten Punkt des U an. Dabei darf man nie vergessen, dass eine Behandlung mit dem Skalpell oder gefährlichen Medikamenten auch immer riskant ist. Ich würde also nicht davor zurückscheuen, ein paar Risiken einzugehen, wenn sich dadurch medizinische Probleme lösen ließen, denen die Ärzteschaft hilflos gegenübersteht. Meinen persönlichen Erfahrungen zufolge liegt die angemessene Dosis, um den Vitamin-D_3-Spiegel zu halten, in meinem Fall bei 25.000 bis 30.000 IE täglich. Viele Vitamin-D_3-Experten geben eine Tagesdosis von 10.000 IE als gerade noch sicher an, doch ich schätze, dass sie hier – wie so oft – übervorsichtig sind. (Wenn man auf irgendwelche 08 / 15-Ärzte hört, die dem aktuellen Wissensstand ihrer Disziplin 10 bis 20 Jahre hinterherhinken, erfährt man ohnehin, dass die vermeinlich sichere Obergrenze bei 2.000 IE täglich liegt.) Doch mit der Zeit wird diese empfohlene Dosis von 2.000 oder 10.000 IE täglich garantiert ansteigen, und das sollte sie auch. Wenn Sie also zirka 90 Kilo wiegen und meine Variante einer Vitamin-D_3-Therapie ausprobieren wollen, dann fangen Sie am besten mit 10.000 IE täglich an, steigern diese Dosis zur Heilung alter Verletzungen und Krankheiten nach einer gewissen Zeit auf 25.000 IE, aber hören wieder auf, wenn der Schmerz zu groß wird. Versuchen Sie es dann ein paar Wochen lang mit 50.000 IE täglich und reduzieren schließlich auf eine Erhaltungsdosis von 10.000 IE täglich. Achten Sie nur darauf, dass Sie Ihre D_3-Dosis an Ihr Körpergewicht anpassen. Sollten Sie also 180 Kilo wiegen, dann nehmen Sie eine doppelt so hohe Dosis wie ich, bis Sie auf 90 Kilo herunter sind – dann halbieren Sie die Dosis. (Später habe ich herausgefunden, dass nicht alle Menschen in gleicher Weise auf Vitamin D reagieren. Bei manchen Leuten reicht es schon, wenn sie eine Tagesdosis von 10.000 IE einnehmen, um ihren Vitamin-D_3-Spiegel in die Höhe schießen zu lassen; andere bleiben auch bei 30.000 IE täglich auf relativ niedrigen Werten. Empfehlenswert ist also eine Blutuntersuchung vor Beginn des Experiments, gefolgt von weiteren Tests alle paar Monate, bis Sie den gewünschten Vitamin-D_3-Spiegel erreicht haben.) Sie werden sich freuen zu hören, dass sogar ich irgendwann nachgegeben habe und mein Blut auf D_3 untersuchen ließ – was dabei herausgekommen ist, lesen Sie später.

Vor kurzem habe ich auch Dr. Holicks hervorragendes und jetzt kostenloses E-Book gelesen, in dem er ein Interview über Vitamin D_3 gibt. Er sagt darin, dass es für stark übergewichtige Menschen nicht einfach ist, ihren Vitamin-D_3-Spiegel zu erhöhen, weil die Fettzellen das D_3 für sich beanspruchen, wodurch es kein im Organismus zirkulierendes Hormon werden kann. Wenn Sie übergewichtig sind, müssen Sie also eventuell viel mehr D_3 einnehmen als ein schlanker Mensch, um auf denselben D_3-Spiegel zu kommen. Soll heißen: Es weiß niemand so genau, wieviel D_3 man als Übergewichtiger benötigt. Sollten Sie also zur Fettleibigkeit neigen, lassen Sie Ihr Blut unbedingt in angemessenen Abständen untersuchen und stellen Sie sicher, dass sich Ihr Vitamin-D_3-Spiegel irgendwann zwischen 90 und 100 ng/ml einpendelt; ansonsten beruht jeder Selbstversuch auf reiner Spekulation und ist möglicherweise sogar gefährlich. (Anmerkung: Dr. Hollicks Buch ist derzeit vergriffen, kann aber gratis heruntergeladen werden: **www.naturalnews.com/SpecialReports/Sunlight.pdf)**

Vielleicht sollte ich Ihnen auch etwas über das Leben meiner Mutter erzählen. Sie mochte keinen Fisch, der ja bekanntlich eine gute Quelle für Vitamin D_3 ist. Kein Wunder also, dass sie im fortgeschrittenen Alter viele Krankheiten bekam, von denen man heute weiß, dass sie mit einem niedrigen Vitamin-D_3-Spiegel zu tun haben. Aufgrund einer rheumatoiden Arthritis musste sie beide Kniegelenke gegen Prothesen austauschen lassen. Sie litt häufig an Depressionen und nimmt nach wie vor stark zu. Sie hatte Krampfadern und erlitt zwei Fehlgeburten. (Und sie hatte ein Kind mit ADHS – nämlich mich.) Ich habe sie schon so oft ermahnt, ihren D_3-Spiegel zu erhöhen, aber leider hört sie nur selten auf mich.

Sieht man sich die Kulturgeschichte des Lebertrans an, so entdeckt man, dass dieses Fischöl häufig zur Behandlung von Arthritis und zur Vorbeugung von Geburtskomplikationen eingesetzt wurde. Viele Mütter zwangen ihre Kinder dazu, täglich Lebertran zu schlucken, damit sie gesund blieben. Neben der Heilwirkung dieses Fischöls hatten Ärzte auch schon früh erkannt, dass es gesundheitliche Vorteile hat, in einem sonnigen Klima zu leben. Sie wussten zwar nicht immer, wie ein bestimmter Patient zu behandeln war, aber sie rieten ihm dann wenigstens, in den Süden zu ziehen – und das führte tatsächlich oft zur Genesung. Was ich damit sagen will: Auch wenn die Ärzte der fernen Vergangenheit keine Vorstellung davon hatten, was da auf biochemischer Ebene los war, war ihnen klar, dass Lebertran und das Leben in südlichen Breiten sich positiv auf die Gesundheit auswirken. Heute wissen wir, dass diese Wirkung auf eine Erhöhung des Vitamin-D_3-Spiegels zurückzuführen ist … oder vielleicht doch nicht? Angesichts der seit einiger Zeit in der etablierten Medizin vorherrschenden Hysterie zum Thema Sonne und Hautkrebs könnte man wirklich daran zweifeln. Nach wie vor raten Ärzte dazu, die Sonne zu meiden und Sonnenschutzmittel zu verwenden, obwohl sie wissen müssten, dass die alten Behandlungsmethoden durchaus wirksam sind. Dazu zählt etwa auch ein Kuraufenthalt am Toten Meer. Die Leute glauben zwar, dass das stark salzhaltige Meerwasser für die Besserung ihres Gesundheitszustands verantwortlich ist, doch in Wahrheit ist es natürlich die Sonne, die ihren D_3-Spiegel in die Höhe schießen lässt.

So sehr ich auch oft über Ärzte lästere – ich habe größte Hochachtung vor den Doktoren von früher, die ihren Patienten Sonne und Lebertran verschrieben, weil sie ihrer Zeit weit voraus waren. (Als ich gerade an der aktuellen Auflage dieses Buches arbeitete, hörte ich im Radio von einer Studie, der zufolge Menschen, die in weniger sonnigen [also nördlichen] Breiten leben, ein doppelt so hohes Schlaganfallrisiko haben wie Menschen aus sonnigen Regionen.)

Um das klarzustellen: Ich bin ein Weißer, 1,80 Meter groß und 86 Kilo schwer (früher: 90 Kilo; zum Zeitpunkt, als ich die neue Auflage vorbereite: 81 Kilo). Die für mich geeigneten Vitamin-D_3-Dosierungen beliefen sich die meiste Zeit auf 25.000 IE täglich, eine Zeit lang auf 50.000 IE und für kurze Zeit auf 100.000 IE. Bei jeder Dosiserhöhung verspürte ich Gelenkschmerzen an den Stellen, wo sich meine alten Verletzungen befanden, doch die stärksten Schmerzen hatte ich wenige Monate lang bei einer Dosis von 25.000 IE. Als die Schmerzen weniger wurden, steigerte ich die Dosis auf 50.000 IE, woraufhin sie wieder zunahmen. Ich machte trotzdem weiter und beschloss, die Dosis auf 100.000 IE zu erhöhen – wenn die erwähnten Schwangeren das 1966 ausgehalten hatten, dann würde ich es wohl auch heute überstehen (auch wenn die Damen vielleicht das schwächere D_2 konsumiert hatten). Die 100.000 IE führten kaum zu Gelenkschmerzen, doch ich bildete mir ein, Schmerzen in den Nieren zu verspüren, also hörte ich wieder auf, wartete eine Zeit lang ab und kehrte dann wieder bis auf weiteres zu den 25.000 IE täglich (heute: 30.000 IE) zurück. Manchmal war der Schmerz, der mit der Reparatur meiner Gelenke einherging, fast unerträglich, doch heute bin ich froh, dass ich durchgehalten habe. Die ideale Dosis zur Erhaltung meiner Gesundheit dürfte derzeit bei 25.000 bis 30.000 IE liegen. Und die beste Dosis zum Abnehmen waren für mich 60.000 IE täglich. (Drei Monate, nachdem ich diesen Satz geschrieben hatte, beendete ich mein bisher letztes dreimonatiges Experiment mit 60.000 IE täglich und ließ dann mein Blut untersuchen. Mein D_3-Spiegel lag bei 168 ng / ml. Die Experten, die uns ewiges Leben verheißen, halten einen solchen Wert für gefährlich, weil er das Risiko für Vorhofflimmern erhöht – von 5 Prozent bei normalen Menschen über 65 auf 12,5 Prozent bei Menschen, die hochdosiertes D_3 einnehmen und deren Blutwerte höher als 100 sind. Ich reduzierte meine D_3-Einnahme daraufhin für einen Monat auf 5.000 bis 10.000 IE täglich und machte dann noch einen Bluttest; diesmal lag der D_3-Spiegel bei 115 ng / ml, und ich werde bald wieder einen Test machen.)

■ ***Zusatzinformation***: Die drei Monate mit 60.000 IE täglich dürften weitere Reparaturen an meiner linken Schulter und rechten Hüfte bewirkt haben. Andere Gelenke waren anscheinend nicht betroffen, da nur diese beiden während des Versuchszeitraums und bis etwa zwei Monate danach schmerzten. Nach diesen zwei Monaten ohne die 60.000 IE täglich ist der Schmerz verschwunden, die Gelenke verhärten sich wieder, und ich werde bald wieder etwas Schweres heben können.

Eine Begleiterscheinung, die mir vor allem in der Zeit mit 50.000 IE und mehr täglich aufgefallen ist: Ich konnte schlafen wie ein Murmeltier, bis zu 14 Stunden lang. Das Gefühl war ähnlich wie nach einem sehr langen Aufenthalt in der Sonne, wenn man total erschöpft ist. Viele Leute, die zeit ihres Lebens Sonnenschutzmittel verwendet haben, wissen wahrscheinlich gar nicht, wie das ist. Ältere Menschen, die als Kinder ihre Ferien im Süden verbrachten und dort völlig ungeschützt bis zu acht Stunden lang am Strand und in der Sonne spielten, werden es jedoch gut verstehen. Rechnen Sie also mit langen Schlafperioden, wenn Sie hohe D_3-Dosen einnehmen!

Später entdeckte ich, dass die abendliche Einnahme hoher Melatonindosen dem erhöhten Schlafbedürfnis ziemlich genau entgegen wirkt. Auf den ersten Blick schien mir das ein wenig seltsam, da ich schon früher einmal mit hochdosiertem Melatonin experimentiert hatte und dieses Hormon allein ebenfalls dazu führte, dass ich 14 Stunden Schlaf brauchte.

Aber Melatonin wird im Körper nachts produziert und bei einem Aufenthalt in der Sonne zerstört. Bei Tieren, die kurz davor stehen, ihren Winterschlaf anzutreten, erhöht sich der Melatoninwert übrigens sehr stark – man könnte es also als Winterschlaf-Gesundheitshormon bezeichnen. Wenn man Melatonin und D_3 gemeinsam einnimmt, könnte das den heilenden Kräften von ausschließlich konsumiertem Vitamin D_3 entgegenwirken. Das ist zwar nur eine Mutmaßung, scheint mir aber logisch. Trotzdem: Sowohl D_3 als auch Melatonin haben sehr positive gesundheitliche Auswirkungen. Wenn Sie also mit D_3 einen Heilungseffekt erzielt haben, könnten Sie zusätzlich Melatonin einnehmen, sofern Sie Ihr gesundheitliches Wohlbefinden maximieren wollen. Die dazu am besten geeignete Melatonindosis für Frauen dürfte 75 mg betragen – eine Dosis, die in Europa zur Verhütung eingesetzt wird. Männer können diese Dosis je nach Gewicht erhöhen. Wenn ich Melatonin nehme, dann 120 mg; aber das wäre schon wieder Stoff für ein anderes Buch. Bei mir hat es ganze vier Monate gedauert, in denen ich bis zu 14 Stunden täglich schlief, bis ich mich an das hochdosierte Melatonin gewöhnt hatte und wieder zu 7 Stunden Schlaf pro Nacht zurückkehren konnte.

Interessanterweise steigt der Melatoninwert in Phasen der Kalorienrestriktion stark an; es dürfte sich bei Melatonin um jenes Hormon handeln, das während einer solchen Diät die weibliche Fortpflanzungsfähigkeit reduziert. Eine Kalorienrestriktion ist gesund, weil sie den Alterungsprozess so weit wie möglich stoppt. Man hat gezeigt, dass sich dadurch beispielsweise die Lebenserwartung von Mäusen um 20 bis 40 Prozent erhöht. Ein weiteres Hormon, dessen Werte sich während einer Kalorienrestriktion erhöhen, ist DHEA (Dehydroepiandrosteron), das ich jetzt schon seit geraumer Zeit nehme und nur empfehlen kann. Aber darüber informieren Sie sich am besten selbst, zum Beispiel bei LEF. Geben Sie dort einfach „DHEA“ in die Suchmaske ein, dann erfahren Sie alles Wissenswerte darüber. (Um es noch einmal zu erwähnen: Ich bin nur ein Kunde von LEF und stehe in keiner wie auch immer gearteten geschäftlichen oder sonstigen Beziehung zu diesem Unternehmen, dessen Website, Vitaminpräparate und Bluttests ich aber sehr bewundere. Es gibt sicher andere Firmen, die genauso gut sind, aber ich habe keine Zeit, nach ihnen zu suchen …)

Eine interessante Anmerkung

Ich erhalte immer wieder Mails von anderen Menschen, die derzeit ebenfalls höhere Dosen Vitamin D_3 einnehmen. Zwei Personen haben mir von einer tollen Nebenwirkung berichtet: sie haben jetzt sehr lebhafte, detaillierte und lange Träume. Das Beste an diesen Träumen ist, dass sie darin alten, verloren geglaubten Freunden oder verstorbenen Lieblingshaustieren usw. wiederbegegnen. Im Traum sehen diese Menschen oder Tiere genauso aus wie zu dem Zeitpunkt, als sie sie zum letzten Mal gesehen haben – auch wenn das 20 oder 30 Jahre her ist. Und fast alle diese Träume sind angenehm. Was sagt man dazu?! Genau dasselbe erlebe auch ich seit einem Jahr: angenehme Träume, in denen ich alte Freunde oder frühere Haustiere wiedertreffe. Ich habe sogar von der Katze aus meinen Kindheitstagen geträumt, an deren Aussehen ich mich bewusst gar nicht mehr erinnern kann, weil es mehr als 30 Jahre her ist, dass ich sie zuletzt gesehen habe. Im Traum jedoch war mir, als hätte ich sie erst gestern gesehen – so vertraut kam sie mir vor. Schreiben Sie mir bitte, ob auch Sie solche Erfahrungen gemacht haben. Ich frage mich wirklich, welchen evolutionären Zweck solche Träume erfüllen, vor allem, da sie sich von Individuum zu Individuum so sehr gleichen?

Aber weiter im Text …

Wie man seinen Vitamin-D_3-Spiegel selbst testet

Wenn Sie sorgfältiger vorgehen wollen, als ich es getan habe, bestellen Sie sich am besten Vitamin-D_3-Testsets, mit denen Sie zu Hause selbst Ihre Blutuntersuchung starten können. Dazu brauchen Sie sich nur in die Fingerkuppe zu stechen, einen Tropfen Blut abzunehmen und den in ein Labor zu schicken – oder Sie nutzen das bereits erwähnte Bluttest-Angebot von LEF. Der Vitamin-D_3-Spiegel der meisten Menschen liegt zwischen 20 und 30 ng / ml, der Optimalwert beträgt laut Schulmedizin zwischen 70 und 90 ng / ml. Eine Vitamin-D_3-Toxizität soll angeblich erst bei etwa 150 ng / ml und darüber eintreten. Wenn es Sie also sehr nervös macht, mit Ihrem Vitamin-D_3-Spiegel herumzuexperimentieren, dann verlassen Sie sich anfangs doch auf solche Selbsttests. Ich selbst vertraue seit jeher meinem eigenen Empfinden, wenn ich irgendwelche Substanzen einnehme; sobald ich etwas Unerwartetes spüre, reduziere ich die Dosis. Ich habe jedoch vor, bald eine Blutuntersuchung zu machen – über das Ergebnis informiere ich Sie in einer der kommenden Auflagen dieses Buches.

■ ***Später hinzugefügte Anmerkung***: Es ist auf jeden Fall sinnvoll, Ihren D_3-Spiegel in jedem Stadium ihrer Selbsttherapie zu testen – und darauf zu achten, dass er zwischen 80 und 100 liegt.

GUTE NACHRICHT! ICH HABE SOEBEN DIE ERGEBNISSE MEINER BLUTUNTERSUCHUNG ERHALTEN – UND …

Vor kurzem habe ich den Befund über den Vitamin-D_3-Spiegel in meinem Blut zugesandt bekommen. Er liegt bei 120 ng / ml – demselben Wert, wie ihn Rettungsschwimmer in Florida haben, die kein Sonnenschutzmittel verwenden. Das Testergebnis stammt aus der Zeit nach meinem einjährigen Selbstversuch und der Festlegung meiner Erhaltungsdosis von 30.000 IE, die ich nun seit einigen Monaten täglich einnehme. Aus dem Test geht auch hervor, dass ich meine Nieren nicht geschädigt habe, da mein Cystatin-C-Wert im Normalbereich lag. (Erst zu einem späteren Zeitpunkt erhöhte er sich und ging bis 168.)

Warum Sonnenlicht allein nicht genügt

Wie lange und intensiv würde man sich dem Sonnenlicht aussetzen müssen, um das Äquivalent von hochdosiertem Vitamin D_3 zu erhalten? Die Antwort auf diese Frage sollte Ihnen Mut machen, es auch selbst mit einer höheren Dosis zu versuchen.

Hat die Evolution wirklich vorgesehen, dass wir mit zehn Minuten Sonnenschein am Tag auskommen? Dürfen wir uns davon optimale Gesundheit erwarten? Sie haben recht – das wäre lächerlich. Entwicklungsgeschichtlich ist es noch gar nicht lange her, dass der Mensch in Äquatornähe lebte und dort viel Sonne abbekam. Und wahrscheinlich waren unsere Vorfahren auch noch fast nackt! Wenn Sonneneinstrahlung tatsächlich ein gesundheitsförderndes Hormon in unserem Körper erzeugt, dann hätte die Evolution doch sicher vorgesehen, dass man mindestens eine Stunde Sonnenlicht täglich abbekommt, vor allem in äquatorialen Regionen. Wenn man aber vom Äquator weg und Richtung Norden zieht, dann müsste sich die Evolution einiges an Anpassungen einfallen lassen, um den dadurch entstehenden Mangel an Sonnenlicht zu kompensieren – vielleicht D_3? Wahrscheinlich ist diese Kompensation noch nicht abgeschlossen, und viele Menschen werden bis heute wegen zu wenig Sonne krank.

Wie man die richtige Dosis festlegt

Würden wir alle unseren Vitamin-D_3-Mangel ignorieren, keine Vitaminpräparate einnehmen und die Evolution ihren Lauf nehmen lassen, dann hätten sich in 10.000 Jahren vielleicht alle Probleme von selbst gelöst und zukünftige Generationen, die in nördlichen Breiten leben, würden ganz ohne Nahrungsergänzungen auskommen. Ich ziehe es aber vor, den Evolutionsprozess für mich selbst kurzzuschließen und so zu tun, als wohnte ich irgendwo am Äquator, indem ich täglich 25.000 bis 30.000 IE D_3 zu mir nehme – das ist ungefähr soviel, wie ein halbstündiger Aufenthalt in der Äquatorsonne bringen würde. Klingt doch gar nicht so schlimm und verrückt, oder?

Im Lauf der Zeit werde ich diese Dosis vielleicht erhöhen, wenn ich das Gefühl und das Wissen darüber habe, dass sie ungefährlich ist; eventuell reduziere ich sie aber auch, je nach Wirkung. Momentan kenne ich meine Optimaldosis nicht und vermute, dass sie für jeden Menschen anders ist, abhängig von Hautfarbe, Körpergröße, Gewicht und Gesundheitszustand. Die beste Methode, Ihre Dosis festzulegen, sind regelmäßige Bluttests und der Vorsatz, einen bestimmten Wert zu erreichen. 120 ng/ml scheinen mir ideal zu sein.

■ ***Später hinzugefügte Notiz***: Gerüchten zufolge soll ein (innovativer) Forscher dazu geraten haben, den D_3-Spiegel im Blut bei 100 ng/ml oder darunter zu halten, um der Gefahr von Herzrhythmusstörungen (bei denen es zu Herzrasen oder einem kurzzeitigen Aussetzen des Herzschlags kommt) vorzubeugen. Die Wahrscheinlichkeit, dass ein Erwachsener über 65 während seines verbleibenden Lebens an Herzrhythmusstörungen erkrankt, beträgt etwa 5 Prozent; laut der Studie des erwähnten Forschers kann sie bei Personen, deren Vitamin-D_3-Spiegel höher als 100 ng/ml liegt, auf 12 Prozent ansteigen. Ich fürchte mich trotzdem nicht (berühmte letzte Worte?). Ein Bekannter von mir, der ein großes Labor für Blutuntersuchungen leitet, hat sich alle verfügbaren Daten genau angesehen und konnte keinen Zusammenhang mit Herzrhythmusstörungen erkennen. Ich will nur, dass Sie alle Fakten kennen …

■ Nachdem ich den vorangegangenen Absatz geschrieben hatte, las ich in einem Bericht im LEF-Magazin Folgendes: Menschen, die täglich Fischölpräparate einnehmen, verringern das Risiko von Herzrhythmusstörungen um 90 Prozent. ***Wenn Sie sich also dazu entschließen, hochdosiertes D_3 anzuwenden und dazu Ihre tägliche Vitamin-K_2-Dosis beträchtlich zu erhöhen, sollten Sie zusätzlich auch Fischöl-Nahrungsergänzungen einnehmen.*** Ich nehme acht Mega-EPA / DHA-Softgel-Kapseln täglich – EPA und DHA sind Omega-3-Fettsäuren –, die ich von www.lef.org beziehe. 120 Stück kosten 8 Dollar.

■ Die Tatsache, dass es bei Menschen mit einem D_3-Spiegel über 100 bis 120 ng / ml häufiger zu Vorhofflimmern kommen soll, weckte meine Besorgnis, also ging ich dem nach. Ich entdeckte, dass es sich bei Warfarin um einen Wirkstoff handelt, der die Blutgerinnung hemmt (und der übrigens auch als Rattengift erfolgreich zum Einsatz gelangt). Warfarin beugt der Bildung von Blutgerinnseln vor, indem es die gerinnungsfördernde Wirkung von Vitamin K_1 blockiert – und gleichzeitig auch die von K_2, das meines Wissens nach Vorhofflimmern verhindert. Wie sich herausgestellt hat, kommt bei Menschen, die mit Warfarin behandelt werden, häufiger ein Vorhofflimmern vor, weil bei ihnen die K_2-Wirkung blockiert ist. Das ist darum so bemerkenswert, weil Warfarin ein Wirkstoff ist, der die Auswirkungen eines dem Vorhofflimmern sehr ähnlichen Schlaganfalls verhindern soll, in dem es die Blutgerinnung durch Vitamin K_1 hemmt. Für mich deutet das alles darauf hin, dass sowohl Warfarin als auch ein hoher D_3-Spiegel ein Vorhofflimmern auslösen können, indem sie den Vitamin-K_2-Spiegel senken. Bei einem Selbstversuch sollten sie also unbedingt auch darauf achten, Vitamin K_2 einzunehmen!

Vitamin-D_3-Mangel und Krebs

Es ist interessant, dass im Zusammenhang mit den verschiedensten Krebsarten ein Vitamin-D_3-Mangel festgestellt wurde.

Ich finde das keineswegs erstaunlich, weil ich schon oft gelesen habe, dass es sich bei Krebs nicht per se um eine krankhafte Mutation handelt, sondern dass im Körper jedes Menschen stets und ständig eine Menge Zellen zu Krebszellen werden. Normalerweise werden diese krankhaften Zellen jedoch durch das Immunsystem zerstört. Daraus kann man schließen, dass Krebs einfach nur eine Erkrankung des Immunsystems ist; es ist dann so beschädigt, dass es eine Krebszelle nicht mehr als solche erkennt und glaubt, diese Zelle gehöre zum Körper. Vielleicht liegt das daran, dass der Körper bei einem niedrigen Vitamin-D_3-Spiegel im Hungersnot-Modus ist und daher keine Zellen abtöten will, die er vielleicht nicht mehr ersetzen kann. In Anbetracht der Tatsache, dass Vitamin D_3 das Immunsystem extrem auf Touren bringt, liegt die Annahme durchaus nahe, dass viele – wenn nicht alle – Krebsarten durch einen niedrigen Vitamin-D_3-Spiegel ausgelöst werden.

Autophagie

Um obiger These Nachdruck zu verleihen: Ich bin auf einen Artikel gestoßen, in dem die Rede davon ist, dass Vitamin D_3 den Autophagie-Prozess fördert – also im Wesentlichen den Vorgang, bei dem sich der Körper „selbst verzehrt". Das könnte die Erklärung dafür liefern, warum Vitamin D_3 eine derart vorbeugende Wirkung gegen Krebs hat: Es steigert die Fähigkeit des Körpers, defekte Zellen und Gewebe zu zerstören, und hilft beim Neuaufbau.

Neue Erkenntnisse zur Theorie vom „Menschlichen-Winterschlaf-Syndrom“

Der evolutionäre Zweck von Diabetes, dem metabolischen Syndrom und den damit zusammenhängenden Symptomen – wie erhöhter Blutzuckerspiegel, Insulinresistenz, Bluthochdruck und zu hohen Cholesterinwerten:

Diabetes

Als ich die Rohfassung des vorliegenden Buches fertiggestellt hatte, wurde ich das Gefühl nicht los, etwas Wichtiges ausgelassen zu haben: Wie passen Diabetes und das metabolische Syndrom wirklich in das Gesamtbild – und in meine Theorie? Schließlich treten Fettleibigkeit, Typ-2-Diabetes und das metabolische Syndrom auffallend häufig gemeinsam auf. Wenn Fettleibigkeit die evolutionär bedingte Vorbereitung auf eine winterliche Hungersnot ist, auf welche zukünftige Bedrohung sollen uns dann Diabetes und das metabolische Syndrom vorbereiten?

Natürlich darf man auch Typ-1-Diabetes nicht vergessen, der üblicherweise bei Kindern vorkommt, deren Immunsystem die insulinproduzierenden Zellen in der Bauchspeicheldrüse zerstört. Laut einem Artikel im *Scientific American* (Feb. 2012) ist weltweit ein drastischer Anstieg von Typ-1-Diabetes zu verzeichnen; die Kurve weist ebenso steil nach oben wie bei Adipositas und anderen modernen Epidemien. Der Grund für diesen Anstieg ist der Wissenschaft ein Rätsel, manche Forscher vermuten, dass ein Virus oder eine Infektion dafür verantwortlich sein könnte. (Wahrscheinlich ist es aber der Mangel an Sonne …) Das Merkmal beider Diabetes-Typen ist dasselbe: ein erhöhter Blutzuckerspiegel.

Ich begann mir also Gedanken über den Blutzucker zu machen. Vor welchem Ereignis könnte ein erhöhter Blutzuckerspiegel wohl schützen? Dann kam mir der Geistesblitz: Ich erinnerte mich an einige Experimente, bei denen man einen Beagle in einen scheintoten Zustand ohne messbare Vitalfunktionen versetzt hatte und dann versuchte, ihn wiederzubeleben. Dazu wurde die Körpertemperatur des armen Tiers so weit reduziert, dass es praktisch einfror. Um Gefrierschäden am Gewebe zu verhindern, reicherte man das Blut des Beagles mit einer großen Menge Glycerin an. Dadurch wurde der Gefrierpunkt des Blutes so weit gesenkt, dass die Versuchsleiter die Körpertemperatur des Tiers drastisch reduzieren konnten, ohne dass es zu Schäden durch Eiskristallbildung in den Blutgefäßen kam. Dieselbe Methode wird bei Menschen angewandt, die sich nach ihrem Tod einfrieren lassen, weil sie hoffen, dass der technische Fortschritt es irgendwann in der Zukunft möglich machen wird, sie wiederzubeleben (na, viel Glück!).

Aha! Möglicherweise schützt ein hoher Blutzuckerspiegel den Körper während des Winterschlafs ja vor Gewebeschäden durch niedrige Temperaturen! Durch eine Erhöhung des Blutzuckerspiegels sinkt – wie wir gesehen haben – der Gefrierpunkt des Blutes, wodurch sich auch die Gefahr der Eiskristallbildung vermindert.

Mit diesem Gedanken im Hinterkopf informierte ich mich über die physiologischen Vorgänge bei Tieren im Winterschlaf. Und siehe da – Frösche, Amphibien und Insekten reichern ihre Körper mit Glucose und anderen zuckerbasierten Frostschutzverbindungen an! Auf diese Art können sie die kalte Jahreszeit eingefroren überstehen und beim ersten Tauwetter wieder zum Leben erwachen. Nun fiel mir auch wieder ein, dass das Frostschutzmittel für Autos (Ethylenglycol) für Katzen und Hunde gefährlich ist, weil sie die Flüssigkeit trotz ihrer Toxizität wegen ihres süßen Geschmacks gern trinken. In Fernsehkrimis und „wahren Kriminalgeschichten" sieht man auch immer wieder, wie mörderische Ehepartner und Krankenschwestern ihre Opfer mit Frostschutzmittel in der Limonade vergiften …

Ich befasste mich also wieder einmal mit dem Winterschlaf haltenden Bären. Die Tatsache, dass sein Blutzuckerspiegel im Winter nicht besonders erhöht ist, schien meiner Theorie zu widersprechen. Doch dann stieß ich auf eine interessante Studie, in der nachgewiesen wurde, dass ein Winterschlaf haltender Bär auch bei nur geringer Nahrungsaufnahme einen starken Anstieg des Blutzuckerwerts aufweist, der dann zudem etwa viermal so lang erhöht bleibt wie bei einem normalen Bären. Anscheinend war ich auf der richtigen Spur.

Doch das Tolle daran kommt erst noch: Ich machte mir Gedanken darüber, welche Teile des Körpers am meisten vom Diabetes geschädigt werden. Da sind zum einen die Füße (oft sind Amputationen nötig), dann die Augen (die Krankheit führt in vielen Fällen zur Erblindung) und schließlich die Nieren (häufig kommt es zu Nierenversagen). Da fragte ich mich, ob diese Organe und Gewebe bei eisigen Temperaturen auch zuerst geschädigt werden. Bei den Füßen ist es klar – dort kommt es als erstes zu Erfrierungen. Die Augen sind mit Kammerwasser gefüllt, das nur sehr langsam vom Körper ersetzt wird; somit ist klar, dass relativ wenig wärmende Durchblutung zu den Augen gelangt. Auch die Nieren schienen mir gefährdet, da sich dort Urin ansammelt und das wärmende Blut diese Organe daher nicht so gut versorgen kann wie andere. Da drängt sich doch der Gedanke auf, ob die Evolution nicht einen Weg gefunden hat, gerade die Füße, die Augen und die Nieren besonders gut mit Glucose zu versorgen, um sie bei einem schweren Kälteeinbruch vor Gefrierschäden zu bewahren.

Als ich über andere Körperteile nachdachte, die unverhältnismäßig stark von frostigen Temperaturen betroffen sein könnten, kam ich natürlich sofort auf Finger und Ohren. Ich recherchierte also weiter über Diabetes und fand heraus, dass es bei vielen Betroffenen auch zur Amputation der durch die Zuckerkrankheit geschädigten Finger kommt. Bei den Ohren gab es weniger Hinweise, doch ich stieß immerhin auf eine Website für Eltern diabetischer Kinder; dort wurde erwähnt, dass die Ohren der betroffenen Kinder aus unbekannter Ursache oft gerötet sind und anschwellen.

Nun überprüfte ich, welche Teile des Körpers am ehesten Schäden durch Frost erleiden könnten. Natürlich sind das die Füße, Hände, Ohren sowie die Hornhäute der Augen; nur zum Thema Nieren war nicht viel zu finden. Nach intensiverer Suche entdeckte ich jedoch den Fall eines Mannes, der eine schwere Unterkühlung erlitten hatte, als er einige Zeit im eiskalten Wasser eines Teichs herumgeschwommen war, um seinen Hund zu retten. Die Ärzte glaubten schon, der Mann hätte diese Tortur unbeschadet überstanden, doch drei Tage nach dem Vorfall trat bei dem Patienten ein akutes Nierenversagen ein.

Langsam wurde die Sache richtig interessant. Wenn meine Theorie stimmte, müssten die im Polargebiet lebenden Eskimos eigentlich besonders viel Schutz vor der Kälte benötigen und daher besonders anfällig für Typ-2-Diabetes und das metabolische Syndrom sein. Und genau das ist – wie meine Recherchen bestätigt haben – auch der Fall!

Nach ein paar Tagen des Studiums und der Geistesblitze bin ich nunmehr davon überzeugt, dass Typ-2-Diabetes (höchstwahrscheinlich auch Typ 1) und das metabolische Syndrom sich entwickelt haben, weil die Evolution eine Methode suchte, Menschen während des Winters vor Frostschäden an den gefährdetsten Organen und Geweben zu schützen. Diese Methode mag zwar zeitweilig wirklich Schutz bieten, auf lange Sicht jedoch wird der überschüssige Zucker in den frostgefährdeten Geweben abgelagert. Dieser schädigt sie schließlich durch diverse Vernetzungsreaktionen.

(Was den erhöhten Cholesterinwert angeht, so verweise ich auf die Forschungsergebnisse, denen zufolge Bären während des Winterschlafs doppelt soviel Cholesterin und Triglyceride im Blut aufweisen wie Bären, die keinen Winterschlaf halten. Das liegt daran, dass sie von dem in ihrem Körper gespeicherten Fett leben statt von Kohlenhydraten und Proteinen. Friert möglicherweise auch Blut mit einem hohen Cholesterinanteil langsamer ein?)

Bringt uns diese Erkenntnis einer erfolgversprechenderen Therapie von Typ-2-Diabetes und dem metabolischen Syndrom näher? Vielleicht. Möglicherweise kann man den Körper, indem man in sauniert oder heiße Bäder nimmt, davon überzeugen, dass eine Kältephase nicht mehr unmittelbar bevorsteht und er den Blutzuckerspiegel senken kann. Am sichersten ist es aber immer noch, den Körper von seinem Winterschlafprogramm abzubringen, indem man Übergewicht loswird und sodann Vitamin-D_3-Präparate einnimmt beziehungsweise in der Sonne badet oder ins Solarium geht. Auch durch tägliche körperliche Betätigung könnte der Körper den Winterschlaf für beendet halten. Aber das ist nichts Neues – die Ärzteschaft empfiehlt schon seit langem Gewichtsabnahme und Bewegung als Mittel gegen Typ-2-Diabetes und metabolisches Syndrom. Vitamin D_3 dämpft den Appetit, also wird das Abnehmen dadurch einfacher. Vor kurzem habe ich zudem eine Studie entdeckt, die besagt, dass schon ein erhöhter Vitamin-D_3-Spiegel ausreicht, um Typ-2-Diabetes und das metabolische Syndrom bis zu einem gewissen Grad einzudämmen.

Augenblick! Was ist mit erhöhtem Blutdruck – wie passt der in die Theorie? Ich habe nachgelesen, was mit Flüssigkeiten passiert, die einem erhöhten Druck ausgesetzt sind. Leider fand ich nirgends etwas darüber, dass ein höherer Druck zu einem niedrigeren Gefrierpunkt führt. Im Gegenteil: Die Flüssigkeitsmoleküle werden dadurch enger zusammengepresst, sodass es sogar bei HÖHEREN Temperaturen zum Gefrieren kommt. Ich stand kurz davor, meine Theorie noch einmal zu überdenken, als ich eine kleine Einschränkung bemerkte: „Nur Wasser bildet hier eine Ausnahme. Da Wasser ein größeres Volumen hat, wenn es zu Eis wird, bewirkt eine Erhöhung des Drucks zwar nicht seine Ausdehnung, aber einen NIEDRIGEREN Gefrierpunkt." So lässt sich also auch der Bluthochdruck erklären, unter dem heute viele Menschen leiden, weil unsere

Vorfahren dieses Symptom als Schutz vor dem Erfrieren evolutionär entwickelt haben.

Das wär's, damit wäre die Beweisführung wohl abgeschlossen – jedenfalls für mich.

NEUE INFORMATIONEN, AUF DIE ICH NACH DER ERSTEN FASSUNG DIESES BUCHES GESTOSSEN BIN

Kann man den Testosteronspiegel mittels Vitamin D_3 erhöhen? Vor einiger Zeit sah ich eine Anzeige für Dr. John Cannells neues Buch mit dem Titel **„Athlete's Edge: Faster, Quicker, Stronger with Vitamin D“**. Der Verfasser warb mit den folgenden Worten: „Dieses Buch beschreitet neue Wege. Nach umfangreicher Recherche und der Übersetzung vieler wissenschaftlicher Berichte ins Englische enthüllt Dr. John Cannell ein lange gehütetes Geheimnis, das einst nur osteuropäische Sportmediziner kannten. In den 1960er und 70er Jahren war es im ehemaligen Ostblock unter dem Namen ‚Höhensonnentherapie' bekannt – und verlieh den damaligen Athleten, vor allem den Hallen- und Wintersportlern, einen eindeutigen Wettbewerbsvorteil gegenüber ihren Konkurrenten. Die westliche Medizin hat erst vor relativ kurzer Zeit erkannt, dass Vitamin D – das Sonnenlicht-Vitamin – Muskeltonus und -stärke, Gleichgewichtssinn, Reaktionsgeschwindigkeit und körperliche Ausdauer verbessert sowie das Immunsystem und den allgemeinen Gesundheitszustand stärkt. Mit dieser Methode lässt sich die Leistungsfähigkeit eines stehenden Heers im Einsatz ebenso verbessern wie die von olympischen und Amateur-Sportlern sowie Senioren, die Stürze vermeiden und dem altersbedingten Verlust von Muskelmasse und -tonus entgegenwirken wollen. Cannells bahnbrechendes Werk ist eine willkommene Ergänzung unseres aktuellen Wissensstands über Ernährung und Gesundheit. Lesen Sie es von der ersten bis zur letzten Seite!"

In einem Inserat für Dr. Cannells Vitamin-D_3-Rezeptur heißt es: „Die Liste der nachgewiesenen gesundheitlichen Vorteile durch Vitamin D wächst so schnell, dass die Wissenschaft kaum noch Schritt halten kann. Seit kurzem steht fest, dass Vitamin D auch die Testosteronproduktion unterstützt. Eine wegweisende Studie zeigte, dass tägliche Vitamin-D-Gaben von 3.332 IE über ein Jahr hinweg den Testosteronspiegel bei Männern mit Vitamin-D-Mangel erhöhen."

Sollte Vitamin D_3 tatsächlich den Testosteronspiegel erhöhen, dann wird mir auch klar, woher die „Steroid-Wut" rührte, die ich nach meiner Vitamin-D_3-Dosissteigerung auf 20.000 IE täglich empfand. Und es wäre auch eine Erklärung dafür, warum manche Leser meines Buches in ihren Rezensionen auf Amazon.com berichteten, dass höhere Vitamin-D_3-Dosierungen wie ein Aphrodisiakum à la Viagra auf sie wirkten …

Das erinnert auch wieder an den Bericht des 26-jährigen Mannes, der zeit seines Lebens an schwerer Hypoglykämie und schwerem Hypogonadismus (Testosteronmangel) litt und nach nur einmonatiger, extrem hochdosierter Vitamin-D_3-Therapie einen drastischen Anstieg seines Testosteronspiegels feststellte. Seine E-Mail finden Sie im Schlussteil dieses Buches.

Die Unterschiede zwischen Vitamin K_1 und Vitamin K_2

Der zweite interessante neue Aspekt zum Thema Vitamin D_3, den ich in letzter Zeit erkundet habe, betrifft die Unterschiede zwischen Vitamin K_1 und Vitamin K_2. Ein Artikel auf **www.lef.org** unter dem Titel „Avoiding the Catastrophic Event" [„Wie man das katastrophale Ereignis abwendet"] fasst die dazu bekannten Fakten sehr gut zusammen. In dem Artikel geht es um die Frage, wie Jack Lalane – der alles richtig machte – mit 95 Jahren an einer Aortenklappenstenose sterben konnte, obwohl alle damit rechneten, dass er 300 Jahre alt werden würde. Wie sich herausstellte, hatte Jack nicht über Vitamin K_2 Bescheid gewusst; sonst wäre auch sein 95. Geburtstag nur eine unbedeutende Station auf der Autobahn zur Unsterblichkeit gewesen.

Vitamin K_1 ist für unsere Blutgerinnung wichtig. Man nimmt es über grünes Blattgemüse auf, und es verwandelt sich zu einem sehr kleinen Teil – und gar nicht so mühelos – in Vitamin K_2. (Eigentlich sind die Unterschiede zwischen Vitamin K_1 und K_2 so groß, dass man sich schon überlegt hat, sie anders zu benennen, um Missverständnisse zu vermeiden.)

Vitamin K_2 ist in Käse, Eidotter, Butter, Hühnerfleisch, Salami, Rinderhackfleisch und Natto (einem angeblich recht ekelhaften, fermentierten Lebensmittel aus Japan) enthalten. Es ist ungesund, von diesen Dingen zuviel zu konsumieren, also sollte man sich das benötigte K_2 lieber aus Nahrungsergänzungen holen.

Auf den vorangegangenen Seiten habe ich meinen Lesern empfohlen, zu einer Kur mit hochdosiertem Vitamin D_3 unbedingt auch hohe Dosen Vitamin K einzunehmen. Ich hatte diesen Rat aus einer wissenschaftlichen Fachzeitschrift, in der erläutert wurde, dass die Symptome bei Vitamin-D_3-Toxizität und Vitamin-K-Mangel dieselben sind. Leider unterschied der Verfasser in der Zusammenfassung seines Artikels aber nicht zwischen Vitamin K_1 und Vitamin K_2. Erst später habe ich herausgefunden, dass es Vitamin K_2 ist, das man zusätzlich zu hochdosiertem D_3 einnehmen sollte. Warum? Weil hochdosiertes D_3 offenbar sofort darangeht, die Knochen und Gelenke zu reparieren. Dazu braucht es aber die Hilfe eines Proteins namens Matrix-Gla (im Folgenden kurz MGP genannt), das den Calziumgehalt im Blut reguliert. MGP hemmt oder fördert die Kalzifizierung, je nach seinem Karboxylierungszustand. Bei zu geringer Karboxylierung führt MGP zu einer Verkalkung der Blutgefäße. Das dazu benötigte Calzium entzieht es den Knochen, die dann zu wenig Calzium enthalten und nicht mehr vollständig repariert werden können. Ist MGP aber ausreichend karboxyliert, hemmt es in den Blutgefäßen die Verkalkung, und entzieht ihnen Calzium, das dann für die Reparatur der Knochen verwendet wird. K_2 ist also etwas wirklich Wunderbares, das Ihr Körper unbedingt in ausreichender Menge haben sollte. Wenn Sie genau wissen wollen, wie es funktioniert und wie wichtig es ist, lesen Sie den erwähnten Artikel auf **www.lef.org**.

Wie sorgt man nun dafür, dass das MGP im Körper karboxyliert ist? Ganz einfach – man braucht nur Vitamin K_2 dazu, das ist alles. Wer nicht genug K_2 hat, verkalkt und stirbt. Vitamin D_3 konsumiert bei der Reparatur der Knochen und Gelenke derart viel MGP, dass dadurch ein Vitamin-K_2-Mangel mit allen damit einhergehenden Gefahren hervorgerufen werden kann. Um also die erstaunlichen Resultate einer Behandlung mit hochdosiertem D_3 zu erzielen, ohne dabei die verheerenden Folgen der D_3-Toxizität erleben zu müssen, brauchen Sie offenbar nur genügend zusätzliches Vitamin K_2 einzunehmen. Genau das habe ich getan – und bin immer noch am Leben. Pro 10.000 IE D_3 schluckte ich ein „Super K"-Vitamin von **www.lef.org**, das 1.000 µg K_1 sowie 1.000 µg K_2 der MK-4-Variante und 100 µg K_2 der MK-7-Variante enthält. (MK-4 wird aus Tierprodukten hergestellt und hat eine etwas kürzere Wirkungsdauer, während MK-7 aus Bakterien produziert wird und länger sowie stärker wirkt. Natto enthält beispielsweise MK-7.)

Adipositas

Suchen Sie doch mit Google einfach so zum Spaß einmal nach einer Landkarte der USA, auf der die Adopositas-Prozentzahlen nach Bundesstaaten ausgewiesen sind. Sie werden feststellen, dass die Menschen im Durchschnitt fettleibiger sind, je weiter nördlich sie wohnen. Es gibt da natürlich bemerkenswerte Ausnahmen, wie etwa im „Tiefen Süden“ der Südstaaten. Suchen Sie dann eine Karte, die anzeigt, wieviel Prozent der Bevölkerung der einzelnen US-Bundesstaaten Afroamerikaner sind. Plötzlich wird ersichtlich, dass die seltsamen Resultate, die eine hohe Adipositasrate in den sonnigen Südstaaten anzeigen, mit einem hohen Prozentsatz an Afroamerikanern korrelieren.

Warum das so ist? Weil die Haut der Afroamerikaner zwischen 6- und 30mal (da sind sich die Forscher nicht ganz einig) soviel Sonne benötigt wie weiße Haut, um die gleiche Menge Vitamin D_3 zu produzieren.

Qualitätsunterschiede bei Vitamin K_2?

ACHTUNG! ACHTUNG! In letzter Zeit habe ich aus den Rezensionen und Kommentaren zu diesem Buch auf Amazon.com erfahren, dass manche (sehr wenige) Menschen durch die Einnahme von Vitamin K_2 Herzrasen bekommen haben. Der Verfasser eines Kommentars merkte aber an, dass er im Internet gelesen habe, der Wechsel zu einer anderen K_2-Marke würde das Herzrasen wieder beseitigen. Er berichtete, dass seine Symptome nach dem Wechsel von Jarrow- zu LEF-K_2 wieder verschwanden. Ich schätze, dass das auf Probleme bei der Herstellung der Präparate zurückzuführen ist, die manche Anbieter noch nicht in den Griff bekommen haben. Ich würde daher dazu raten, fürs Erste bei den K_2-Produkten von LEF zu bleiben. Hier das wörtliche Zitat:

> „Ich litt unter grauenhaften Symptomen. Mein Herz machte, was es wollte, und ich hörte dauernd meinen Herzschlag im Ohr, was ziemlich beunruhigend war. Mein Arzt war sehr besorgt und empfahl mir, mit dem Joggen aufzuhören und einen Gefäßspezialisten aufzusuchen. Der fand aber auch nichts. Anfangs kam ich nicht auf die Idee, dass meine Vitamin-K-Ein-

nahme etwas mit den Problemen zu tun haben könnte. Erst nachdem ich eine Mitteilung auf dieser Website gepostet hatte, meldete sich eine Frau, die mir erzählte, dass sie an Herzrhythmusstörungen gelitten habe, die eine Woche nach dem Absetzen von Vitamin K wieder verschwunden seien.

Ich habe mich für die Einnahme von Vitamin K entschieden, weil ich gelesen hatte, dass Natto sowohl die Knochen als auch das kardiovaskuläre System stärkt. Ich nahm also das Vitamin K_2 in Form des aus Natto gewonnenen MK-7 von *Jarrow Formulas*. Ich schluckte eine Tablette (90 µg) täglich, litt aber bald darauf an schweren Rhythmusstörungen und pulsierendem Tinnitus. Also hörte ich mit der Vitamin-K-Einnahme auf, und binnen einer Woche waren die Symptome verschwunden. Die einzige MK-4-Variante von Vitamin K_2, die ich finden konnte, war das ‚Super K' mit erweitertem K_2-Komplex von Life Extension. Eine Gelkapsel dieses Präparats enthält 1.000 µg K_1 sowie 1.000 µg K_2 der MK-4-Variante und 100 µg K_2 der MK-7-Variante. Ich rechnete zwar damit, dass dadurch meine Symptome wiederkehren würden, erlebte aber eine Überraschung: Obwohl das neue Präparat sogar etwas mehr MK-7 enthält, sind die Rhythmusstörungen nicht mehr aufgetaucht, und auch der Tinnitus ist verschwunden.

Das alles ergibt überhaupt keinen Sinn! Ich bin gespannt, ob jemand hier ähnliche Erfahrungen gemacht hat. Ich lebe in England und musste mir das Vitamin K aus Amerika bestellen. Jetzt werde ich aber dem Rat von LynH folgen und es über Amazon ordern. Ich finde diese Website wunderbar, weil man hier so kompetenten Rat erhält. Die meisten der Leute hier wissen mehr als ein Großteil der Ärzte. Noch einmal vielen Dank an alle!"

■ ***Anmerkung von mir***: Lesen Sie dazu auch den folgenden Artikel über die Symptome des Calziummangels. Offenbar führt die Einnahme von zu viel oder zu starkem K_2 bei einigen wenigen Menschen zu einem starken Abbau von Calzium im Blut und den Weichteilgeweben, wobei das Calzium dann den Knochen zugeführt wird. Dadurch kommt es (aber nur selten) zu Calziummangel-Symptomen, die jedoch einfach wieder rückgängig zu machen sind.

Calziummangel: Symptome bei Frauen

28. März 2011 | von **Lori Newell**

Calzium ist unerlässlich für kräftige Zähne und trägt zu einem regelmäßigen Herzschlag, der Muskelkontraktion, der Erweiterung und Entspannung der Blutgefäße sowie vielen anderen Körperfunktionen bei. Bei Frauen sorgt ausreichende Calziumzufuhr für eine Stärkung der Knochen und verhindert so Osteoporose. Da Calzium in vielen Lebensmitteln enthalten ist, sollte eine ausgewogene Ernährung für den Tagesbedarf von 1.000 bis 1.200 mg ausreichen. Sinkt der Calziumspiegel aber, kann es zu Mangelerscheinungen kommen. Dann sollte man unbedingt einen Arzt aufsuchen, der zu einer Ernährungsumstellung oder gegebenenfalls zu Nahrungsergänzungen raten wird.

Knochenschwund

Ein zu niedriger Calziumspiegel – auch Hypokalzämie genannt – lässt sich laut *Office of Dietary Supplements* [ODS; Büro für Nahrungsergänzungen, ein Institut der US-Gesundheitsbehörde NIH] nur schwer diagnostizieren, da er in der Frühphase häufig keine Symptome zeitigt. Ohne ausreichende Calziumzufuhr können die Knochen jedoch schwach und anfälliger für Brüche werden; wird der Mangel nicht behandelt, kann sich eine Osteoporose entwickeln. In manchen Fällen ist ein Bruch das einzig erkennbare Warnzeichen für schwache Knochen. Da sowohl Calziummangel als auch Knochenschwund und Osteoporose symptomlos verlaufen können, sollten Frauen ab 40 (beim Vorliegen von Risikofaktoren auch schon früher) regelmäßig ihre Knochendichte untersuchen lassen. Zusätzlich sollte man bei Routineuntersuchungen auch Bluttests vornehmen lassen, bei denen der Calziumspiegel ermittelt wird.

Taubheitsgefühle und Muskelkrämpfe

Bleibt ein Calziummangel unbehandelt, kann er irgendwann auch die Signalübertragungsfunktion der Nerven beeinträchtigen. Als Folge davon, so die *Cleveland Clinic*, treten möglicherweise Taubheitsgefühle und ein Kribbeln auf, vor allem in den Fingern und Zehen sowie im Gesicht. Manche Patienten haben in diesen Körperzonen sogar Muskelkrämpfe oder Lähmungserscheinungen; weiterhin können unkontrollierte Bewegungen wie bei der Parkinson-Krankheit vorkommen. Im Lauf der Zeit kommt es eventuell auch zu steifen, schmerzenden Muskeln.

Unregelmässiger Herzschlag

Als Ursachen für Calziummangel kommen Schilddrüsen- und Nierenerkrankungen in Frage, aber auch Darmerkrankungen, die die Aufnahme von Calzium oder Vitamin D stören, sowie Alkoholismus und eine calzium- und Vitamin-D-arme Ernährung. Wie die *American Academy of Family Physicians* [US-Akademie für Familienmedizin] informiert, kann ein niedriger Calziumspiegel bei schweren Mangelerscheinungen Herzklopfen und einen unregelmäßigen Herzschlag hervorrufen, die möglicherweise auch mit Ohnmacht oder Schwindelanfällen einhergehen. Blutdruckmessungen können zu hohe oder zu niedrige Werte anzeigen. Manche Patienten leiden sogar unter Atemnot oder Kurzatmigkeit.

Krampfanfälle und Koma

Auch das Gehirn braucht Calzium, um seine Funktionsfähigkeit zu erhalten. Bei einem Calziummangel kann es zu Verwirrung, Abgeschlagenheit oder Psychosen kommen. In manchen Fällen führt unbehandelte Hypokalzämie sogar zum Tod; dem gehen Krampfanfälle, Zuckungen oder ein Koma voraus. Bei einem derart schweren Krankheitsverlauf sollte der Patient stationär aufgenommen werden, damit ihm das Calzium intravenös verabreicht werden kann.

■ Was lernen wir daraus? Es kommt zwar nur selten vor, dass K_2 einen vorübergehenden Calziummangel im Blut und den Weichteilgeweben verursacht – aber es schadet nichts, die Symptome zu kennen, wenn man das Pech haben sollte, einer dieser seltenen Fälle zu sein.

Arthritisbedingte Schmerzen

Bevor ich es vergesse: Allen Lesern, die an arthritisbedingten Schmerzen leiden, emfehle ich eine Zusatztherapie mit Superoxid-Dismutase (SOD) – einem natürlichen, im Körper vorhandenen Antioxidationsmittel, das erwiesenermaßen die Schmerzen einer Arthritis deutlich lindern kann. Laut einer Kurzmeldung bei LEF konnten einige Patienten, die wegen ihrer Arthritis am Stock gehen mussten, nach zweiwöchiger Einnahme von SODzyme (das es natürlich bei **www.lef.org** gibt) ihre Stöcke wegwerfen und sich normal bewegen. Ich weiß, dass diese Behandlung auch bei einem Freund von mir gewirkt hat, der bereits einen Termin für seine

Kniegelenkersatzoperation hatte. Ich empfahl ihm die Einnahme von 400 mg SODzyme und einer kleinen Dosis Vitamin D_3 – und binnen einem Monat kam auch er ohne Gehstock zurecht und hüpfte fröhlich meine Treppe hinauf und hinunter. Sein Chirurg musste den Termin auf unbestimmte Zeit verlegen. Die Therapie hat übrigens auch bei einem meiner Hunde, der an Arthritis litt, bestens gewirkt.

Noch ein Geheimnis gelüftet!

Vor vielen Jahren habe ich einmal gelesen, dass man von Magermilch angeblich Prostatakrebs kriegen kann. Diese Idee leuchtete mir nie ein und ging mir außerdem gegen den Strich, da ich Magermilch immer mochte – und sie auch weiterhin trank, da ich der Studie ohnehin keinen Glauben schenkte. Als ich jedoch Dr. Kate Bleaus Buch über Vitamin K_2 und das Calzium-Paradoxon gelesen hatte, wurde mir klar, dass die Studienergebnisse zwar richtig waren, aber falsch interpretiert wurden. Prostatakrebs wird nicht von Magermilch verursacht, sondern kann durch Milchfett, das in der Magermilch eben fehlt, vermieden werden. Warum? Weil Milchfett Vitamin K_2 enthält, das vorbeugend gegen Prostatakrebs wirkt.

Dadurch wird ein weiteres Geheimnis gelüftet: Auf diversen Websites, zum Beispiel der von Dr. Mercola (die ich sehr empfehlen kann), steht, dass ein zu hoher Vitamin-D_3-Spiegel Prostatakrebs verursachen kann. Wir wissen jetzt, warum das so ist: Ein sehr hoher D_3-Spiegel ohne zusätzliche K_2-Supplementierung braucht die K_2-Reserven im Körper auf, und genau dieser K_2-Mangel verursacht anscheinend Prostatakrebs. Herrlich – wie ich es liebe, wenn sich all diese seltsamen Puzzleteile plötzlich zusammenfügen!

Langlebigkeit und Vitamin D_3

Soeben hat mir ein Leser aus Schottland einen Artikel zugesandt, der meinen Verstand wieder einmal aufwühlte. In dem Artikel war von einer Studie die Rede, die an Senioren durchgeführt wurde, die 90 oder älter waren. Sie hatte ergeben, dass die langlebigsten der untersuchten Personen einen bedeutend NIEDRIGEREN D_3-Spiegel im Blut hatten als andere Menschen! Die Forscher hatten bei der „Leiden-Langlebigkeitsstudie" 380 Familien ausgesucht, die mindestens einen Angehörigen über 90 hatten. Zu ihrer Überraschung mussten sie feststellen, dass ein natürlicher niedriger Vitamin-D-Spiegel stark mit einer genetisch bedingten Resistenz gegen den Alterungsprozess korreliert!

Was zum Teufel …? war mein erster Gedanke. Aber derart rätselhafte Puzzleteile enthalten offenbar immer eine wertvolle Information. Bald dämmerte mir, dass die Studie höchstwahrscheinlich an Menschen aus einer nördlichen Klimazone durchgeführt worden war. Und ebenso wahrscheinlich hatte man darin eine wichtige Variable außer acht gelassen: die Fähigkeit, in der Sonne braun zu werden, statt einen Sonnenbrand zu bekommen. Ich schätze, dass all die erwähnten Langlebigen mit niedrigem D_3-Spiegel evolutionär weit fortgeschritten sind, was die Verbindung zwischen Vitamin-D_3-Mangel und Erkrankungen angeht.

Und mit einem Schlag wurde mir alles klar: Vitamin D_3 ist keine Substanz, die von Natur aus positive Auswirkungen auf die Gesundheit hat, sondern einfach nur eine Information, die der Körper dazu benutzt, bestimmte Gene ein- und auszuschalten, je nach Jahreszeit und Stärke der Sonneneinstrahlung in der Umgebung. Wenn Menschen aus südlichen Gegenden in kältere Breiten mit weniger Sonnenstrahlen ziehen, dann werden die ersten Siedler dort von den vielen durch Sonnen- bzw. D_3-Mangel verursachten Krankheiten befallen. Viele von ihnen sterben und können ihre Gene nicht weitergeben. Die Körper der Überlebenden haben jedoch Methoden entwickelt, mit weniger Sonne mehr Vitamin D_3 herzustellen und werden vielleicht irgendwann gar kein D_3 mehr brauchen. Wie das möglich ist? Ganz einfach – indem die Evolution für einen Mechanismus sorgt, der die Vitamin-D_3-Rezeptoren dieser Menschen stimuliert, ohne dass sie dazu Vitamin D_3 oder Sonnenlicht benötigen. Wahrscheinlich spielt sich dieser Evolutionsprozess gerade in vielen von uns ab – die erwähnten langlebigen Menschen mit niedrigen D_3-Spiegeln sind bloß die ersten, die sich über den D_3-Bedarf hinaus entwickelt haben. Wahrscheinlich handelt es sich bei ihnen um sehr blasse Menschen, die nicht braun werden können und stets das Sonnenlicht zu meiden versuchen. Daraus ergibt sich wiederum eine interessante Frage: Zeigt die Fähigkeit, keinen Sonnenbrand zu kriegen beziehungsweise sich bräunen lassen zu können, den Grad an, bis zu dem eine Vitamin-D_3-Nahrungsergänzung zur Vorbeugung und Behandlung von Krankheiten beitragen kann? Die erwähnte Studie sollte jedenfalls nicht gleich so gedeutet werden, dass D_3 sich schädlich auswirkt. Vielleicht hätten diese langlebigen Menschen noch länger gelebt, wenn sie ihre D_3-Spiegel erhöht hätten …

Gibt es irgendwelche Tiere, die ohne D_3 existieren können? Ich weiß nur von einem: dem Nacktmull, der sein ganzes Leben unter der Erde verbringt und etwa so groß ist wie eine Ratte. Er kommt gänzlich ohne D_3 aus und kann bis zu acht Jahre alt werden, während oberirdische Ratten im Allgemeinen höchstens ein Alter von drei Jahren erreichen. Möglicherweise werden sich also Menschen, die in nördlichen Regionen leben, irgendwann – wie die Nacktmulle – zu langlebigen Albinos entwickeln, die für einen guten Gesundheitszustand weder Sonnenlicht noch Vitamin D_3 brauchen.

Vitamin D und Magnesium

Ich finde es sehr interessant, dass einige meiner Leser gesagt haben, dass ihnen Vitamin D_3 nicht geholfen und erst die zusätzliche Einnahme von Magnesium zu den erhofften Resultaten geführt habe. Wenn sich der gewünschte Erfolg also nicht einstellt, dann versuchen Sie es doch auch mal mit Magnesium. Meine Recherchen habe gezeigt, dass hochdosiertes Vitamin D_3 nicht nur zu einer Senkung des Vitamin-K_2-Spiegels, sondern auch zu einem Magnesiummangel führen kann.

Erfahrungsberichte von Lesern, die hochdosiertes Vitamin D_3 eingenommen haben

Da viele Leser dieses Buches mir in E-Mails von ihren Erfahrungen berichten, bin ich zu einer Art Dokumentationsstelle für eine groß angelegte, von meinen Lesern durchgeführte Studie über die Therapie mit hochdosiertem Vitamin D_3 geworden. Wenn Sie auf der amerikanischen Seite Amazon.com mein Buch suchen und dort die mehr als 160 Rezensionen studieren, finden Sie noch sehr viel mehr wahre D_3-Geschichten.

Im Folgenden lesen Sie zuerst echte E-Mail-Erfahrungsberichte einiger Leser (mit freundlicher Genehmigung der jeweiligen Verfasser) und anschließend ein paar Rezensionen zum vorliegenden Buch.

■ Beginnen wir mit einer Mail aus dem Oktober 2012 – von einer Dame, die chronische Probleme mit ihrer Wundheilung hatte, durch hochdosiertes D_3 aber davon geheilt sein dürfte:

Von: **Janell**

> Ich bin eine 69 Jahre alte Frau und habe die vergangenen 12 bis 14 Jahre an Rückenschmerzen, Übergewicht usw. gelitten. Ich habe mir in den vergangenen Jahren ein Magenband einsetzen lassen (2006), eine Spondylodese von L_2 und L_3 sowie eine Rekonstruktion von L_1 mit einem anschließendem Reha-Aufenthalt von 34 Tagen Dauer gehabt (2008), eine Blasenschlinge entfernen lassen (2010) und eine neue Blasenschlinge aus Eigengewebe eingesetzt bekommen (Jan. 2011). Der letztgenannte Eingriff führte zu einer Infektion, die eine nichthei-

lende Wunde hervorrief. Im Oktober 2011 empfahl man mir, eine Wundheilungsklinik aufzusuchen; ich war dann einmal pro Woche beim Arzt und dem Klinikpersonal, um die Wunde ausschaben und den Vakuumverband austauschen zu lassen. Als die Wunde auch im Mai 2012 noch nicht geheilt war, schickte man mich zu meinem ursprünglichen Operateur zurück, der mich an einen Experten für Plastische und Rekonstruktive Chirurgie verwies – eventuell könnte der meine Wunde reparieren, sodass sie endlich heilen würde.

Im Juni dieses Jahres kaufte ich mir einen Kindle. Eines der ersten E-Books, die ich dafür erwarb, war Ihr „Hochdosiert. Die wundersamen Auswirkungen extrem hoher Dosen von Vitamin D_3". Dieses Buch hat mir buchstäblich das Leben gerettet, und dafür kann ich Ihnen gar nicht genug danken!

Doch meine Geschichte geht weiter. Heute nehme ich 75.000 IE D_3 und 7 µg K_2 täglich ein. Ist das auch genug K_2?

Heute, am 22. 10. 2012, geht es mir besser als irgendwann in den Jahren zuvor. Meine Rückenschmerzen sind fast verschwunden, und ich kann ein paar Stunden ohne Entzündungsschmerz stehen. Eine 8 oder 9 Jahre alte Knieverletzung ist geheilt, meine Kniescheibe ist wieder dort, wo sie hingehört. Mein linkes Bein erholt sich langsam von seinem halbgelähmten Zustand – ich hatte lange Zeit kein Gefühl darin, von der Hüfte bis zu den Zehen; jetzt muss ich halt manchmal ein Naproxen nehmen, wenn sich die Nervenenden wieder verbinden und ich dieses „Schockgefühl" kriege. Die Operation zur Wundheilung habe ich übrigens am 26. Juli 2012 über mich ergehen lassen, mit Erfolg. Ich hatte nach der OP zwei Drainagen, die eine blieb zwei Wochen drin und ist jetzt völlig ausgeheilt. Die auf der linken Seite wurde nach 7 Wochen entfernt, jetzt reicht es, wenn ich ein Pflaster auf die Stelle klebe, damit es nicht zu einer Reizung durch meine Unterwäsche kommt.

Ich werde meiner Hausärztin Ihren Namen und Ihre Mail-Adresse schicken. Sie ist davon überzeugt, dass ich zuviel D_3 und Calzium nehme. Bei einem Bluttest am 2. Oktober lag mein D_3-Wert bei 80 und der für Calzium bei 112 ng / ml. Zu dieser Zeit habe ich auch begonnen, mehr K_2 zu schlucken. Meine Ärztin übt ihren Beruf noch nicht lange aus und muss wahrscheinlich noch viel lernen. In den Befunden hieß es, dass mein D_3-Wert zwischen 30 und 50 ng / ml liegen sollte und dass der Calziumwert nur ein bisschen erhöht ist. Ich habe ihr gesagt, dass ich mich sehr in meine medizinische Vorsorge einbringe – wir werden ja sehen, wie sie darauf reagiert.

Noch einmal vielen Dank also dafür, dass Sie andere an Ihrem Wissen teilhaben lassen. Ich fühle mich zum ersten Mal seit Jahren wieder wie ein Mensch und möchte dieses Gefühl noch viele Jahre genießen.

Ach ja, ich nehme auch ab! Wenn Sie wollen, können Sie mir gern schreiben.

Janell

Meine Antwort:

TOLL, liebe Janell!

Ich freue mich so für Sie … und Ihr Schreiben macht mich sehr glücklich. Ich kriege ja immer wieder Berichte über Heilerfolge, aber Ihrer liest sich besonders toll.

Ich habe mein Buch mittlerweile neu betitelt und mehrmals aktualisiert, sodass es eine Menge neue Informationen enthält – Sie sollten sich also wirklich die neue Auflage besorgen.

Jedenfalls: Es ist wichtig, dass Sie K_2 einnehmen. Wie wirkt K_2? Es aktiviert das Hormon Osteocalcin, das Calzium aus Ihrem Blut und den Weichteilgeweben in die Knochen befördert. Ohne K_2 kehrt sich die Wirkung des Osteocalcins um und es holt das Calzium aus den Knochen ins Blut und die Weichteilgewebe. Sie sollten also VIEL K_2 zusammen mit Ihrer D_3-Dosis einnehmen! D_3 löst nämlich alles und baut es neu auf. Wenn dabei der körpereigene K_2-Vorrat aufgebraucht wird, dann kann das Calzium ins Blut und die Weichteilgewebe gelangen und so Probleme verursachen. Das ist genau der Grund, warum die Ärzte D_3 so fürchten – weil sie keine Ahnung von K_2 haben.

Ich habe pro 10.000 IE D_3 täglich ein Super K von LEF eingenommen, bei 100.000 IE also 10 Super K. Jede Super-K-Tablette enthält 1.000 µg K_1, 1.000 µg K_2 der MK-4-Variante sowie 100 µg K_2 der MK-7-Variante. (1.000 µg sind übrigens 1 mg.) MK-4 besteht aus Tierprodukten und ist weniger stark; MK-7 wird aus Bakterien gewonnen und ist viel wirksamer.

Passen Sie aber auf: Manche Leute haben durch die Einnahme einer zu hohen K_2-Dosis Herzrasen, Kopfschmerzen und Bluthochdruck bekommen! Wie ich vor kurzem herausgefunden habe, sind das Symptome, die durch einen zu niedrigen Calziumspiegel im Blut (Hypokalzämie) hervorgerufen werden. Sie müssen die für Sie richtige Dosis einfach selbst finden … nehmen Sie immer mehr K_2, bis Sie Herzrasen kriegen, dann reduzieren Sie die Dosis wieder. So finden Sie irgendwann heraus, wieviel K_2 Sie benötigen, um das Calzium aus Ihren Weichteilgeweben zu entfernen. Die meisten Leute haben mit der K_2-Dosis, die ich einnehme, keine Probleme; auf **www.lef.org** wird sogar die doppelte Dosis empfohlen. Bei Ihren 75.000 IE D_3 täglich würde ich also 8 Super K oder mehr empfehlen, wenn Sie kein Verkalkungsrisiko eingehen wollen.

Ach ja – Ihrer Ärztin würde ich raten, sich so schnell wie möglich über D_3 zu informieren, und ihr sagen, dass es nichts ausmacht, wenn Ihr Wert bei ungefähr 80 ng / ml liegt … vielleicht sogar eine Zeit lang bei 125. Die einzige Gefahr bei einem D_3-Blutwert zwischen 100 und 200 ng / ml ist ein leicht erhöhtes Risiko für Vorhofflimmern bei Menschen über 65. Es erhöht sich von den üblichen 5 Prozent auf 12,5 Prozent. Ich vermute aber, dass K_2 dieses Risiko wieder vermindert. Lesen Sie dazu die Rezension von Millard Ferguson: Er schreibt, dass sein Vorhofflimmern selbst nach zwei Operationen nicht verschwunden war und ihn erst hochdosiertes D_3 und K_2 davon geheilt haben – der Mann ist 91!

Danke für Ihre Mail. Ich hoffe, das aktualisierte Buch gefällt Ihnen. Schreiben Sie bitte eine Rezension auf **Amazon.com** und berichten Sie dort von Ihren Erfahrungen, damit andere auch etwas davon haben! Und halten Sie mich auf dem Laufenden; ich habe Ihren Bericht in meiner Datenbank abgespeichert.

Mit freundlichen Grüßen
Jeff

Und hier eine E-Mail von **Suse**:

Bei einer Blutuntersuchung vor kurzem hat sich herausgestellt, dass ich einen Vitamin-D_3-Mangel habe. Ich habe also 60 Tage lang eine Dosis von 2.000 IE täglich eingenommen. Meine

Knie, die laut Hausarzt und Orthopäden beide ausgetauscht gehören, fühlen sich schon viel besser an, schmerzen aber bei langem Stehen immer noch. Also habe ich die Dosis vor 2 Wochen auf 10.000 IE erhöht, und die Knie tun nicht mehr weh. Ebenso wie meine Finger, die ich nach einem Bruch vor 2 bis 3 Jahren nur noch eingeschränkt bewegen konnte. Ich fühle mich wie ein neuer Mensch und werde in einer Woche noch einen Bluttest machen, um meine aktuellen Werte zu erfahren. Unglaublich, wie einfach Ihre Methode ist!

Nach etwa 90 Tagen mit der hohen D_3-Dosis hatte ich soeben meinen Augenarzttermin – und ich sehe besser! Die Untersuchung hat bestätigt, dass sich meine Sehkraft im rechten Auge von +2,25 auf +0,75 und im linken Auge von +7,5 auf –0,25 gebessert hat; das Nahsehen hat sich von +2,75 auf +2,50 gebessert. Der Arzt glaubt nicht, dass das am D_3 liegt, aber sonst habe ich im vergangenen Jahr nichts an meinem Leben geändert – mein Gewicht ist gleich geblieben, ich nehme dieselben Medikamente usw. Das Personal, sowohl beim Augenarzt als auch beim Optiker, hat mich gefragt, ob ich in der Zwischenzeit eine Korrekturoperation hatte. Meinen Knien geht es weiterhin immer besser, mittlerweile kann ich sogar Treppen hinauf- und hinuntergehen und schmerzfrei stehen. Danke für Ihr Buch, lieber Jeff Bowles – darauf wäre ich nie alleine gekommen!

Kommenden Montag gehe ich wieder zum Arzt, der mir meinen aktuellen D_3-Spiegel aus dem zweiten Bluttest mitteilen wird. Ich werde ihm garantiert alles erzählen – der wird ganz schön überrascht sein.

Noch einmal vielen Dank für Ihr Buch,
Suse

Marks E-Mail:

Betr.: Aktinische Keratose

Ich wäre schon glücklich, wenn ich wieder schmerzfrei Golf spielen könnte. Mittels konsequenter D_3-Therapie könnte dieser Traum Wirklichkeit werden.

Ich habe mir Ihren Ratschlag zu Herzen genommen und zusätzlich zum D_3 brav K_2 geschluckt, um negative Auswirkungen auf meine Knochendichte zu verhindern. Derzeit nehme ich mehr als 80.000 IE D_3 täglich ein; was schätzen Sie, wieviel K_2 ich dazu brauche? Ich wiege um die 70 kg.

Vergangenen März erlitt ich eine Wirbelsäulenfraktur, als ich beim Bäume beschneiden von der Leiter gefallen bin. Die Kompressionsfraktur heilte dank einer Menge Nahrungszusätze ganz gut zusammen, aber die Stärke in den Bändern habe ich noch nicht wiedererlangt. Auch mein Knie ist ziemlich angeschlagen, doch das ist ein vergleichsweise kleines Problem; das Knie schmerzt und ist leicht angeschwollen. Meine Mobilität ist dadurch allerdings nicht beeinträchtigt, ich lege im Rahmen meines Trainingsprogramms sogar 100-Meter-Sprints problemlos zurück. Bisher habe ich mein Knie noch nicht durchleuchten lassen, aber ich vermute, dass ein Knochensplitter im Gewebe steckt, der mir beim Niederknien oder nach längerem Sitzen im Lehnstuhl Schmerzen bereitet. Ich bin gespannt, ob D_3 auch das Knie wiederherstellen wird.

Ich erinnere mich nicht, ob ich das im vorigen Mail schon erwähnt habe: D_3 hat meine aktinische Keratose geheilt. Dabei handelt es sich um eines jener lästigen Syndrome, die einen dazu zwingen, das Sonnenlicht zu meiden. Es zeigt sich durch einen erhabenen, rötlichen Ausschlag auf Hals, Oberarmen und

> Beinen. Durch die Sonne fangen die kleinen roten Beulen an zu jucken, als wäre man mit einer Brennessel in Berührung gekommen. Ich bin von Natur aus rothaarig und hellhäutig. Diesen Sommer konnte ich ins Freie gehen und ohne Schutzmittel ziemlich lange – also eineinhalb bis zwei Stunden – die Sonne genießen, ohne davon Sonnenbrand zu bekommen oder den Ausschlag zu verstärken. Vitamin D schützt also vor UVA-Strahlung. Und mein Ausschlag geht auch immer mehr zurück.

Nun ein frisch eingetroffener Erfahrungsbericht eines Lesers, der seine zeitlebens vorhandenen Knochensporne geheilt und ohne Absicht fast 14 kg abgenommen hat:

> Eines der besten Bücher der letzten Jahre! Ich lese viele Gesundheitsbücher und führe auch Selbstversuche durch, so wie Jeff. Dabei konnte ich auch einige Beobachtungen machen:
>
> - Ich hatte zwei Knochensporne an meinem Knöchel – die größten, die mein Fußspezialist angeblich je gesehen hat. Sie tauchten auf, als ich mit 16 (heute bin ich 40) von einem Dach gesprungen und dabei unglücklich auf dem Fuß gelandet bin. Er war nicht gebrochen, doch die Verstauchung brauchte mehrere Monate zum Heilen und hinterließ diese zwei häßlichen Sporne, die ich jetzt 24 Jahre mit mir herumgetragen hatte. Nachdem ich 9 Monate lang 26.000 IE D_3 täglich genommen habe, sind sie komplett verschwunden. Einfach unglaublich!
> - Ich habe auch fast 14 Kilo abgenommen, ohne Diät zu halten – von 104 auf knapp über 90 Kilo.

- Zusätzlich blieb mir dieses Jahr die Erkältung / Grippe erspart, die ich mir sonst jährlich eingefangen hatte.

Ich habe nun eine Reihe weiterer Gesundheits-Selbstversuche mit sogenanntem hochdosierten Vitamin D gestartet und werde diese Rezension aktualisieren, sobald ich neue Erkenntnisse habe.

Noch ein neuer Erfahrungsbericht – diesmal von jemandem, der sein Leben lang an Hypoglykämie gelitten hat:

(Anmerkung: Ich rate davon ab, die D_3-Dosis so radikal zu erhöhen. Ich selbst habe jahrelang 4.000 IE täglich eingenommen, bevor ich die Dosis für drei Monate auf 20.000 IE erhöhte – mit wunderbaren Ergebnissen. Der folgende Bericht ist jedoch ein Vorstoß ins Unbekannte.)

> Vor 6 Tagen lag ich im Sterben – und das ist kein Witz! Ich habe die letzten 18 Jahre furchtbar gelitten. Ich bin 25. In den Jahren 2012 und 2013 habe ich insgesamt 30 Tage in diversen Notaufnahmen verbracht und 35 unentgeltlich tätige kanadische Ärzte aufgesucht, von denen mir keiner helfen konnte (ja, 35!). Ich hatte bereits 75 Prozent meiner Muskelkraft, 30 Prozent meiner Muskelkoordination und 98 bis 99 Prozent meiner muskulären Ausdauer eingebüßt (richtig, vor 6 Tagen war ich noch total arbeitsunfähig). Ich zitterte die ganze Zeit, konnte mich nicht vorbeugen und schon gar keine Liegestütze machen, hatte schwere Depressionen, wurde während meiner hypoglykämischen Anfälle oft blind, litt an schwerer Hypoglykämie, Insulinresistenz, Vitiligo an meinem Penis und äußerst schmerzhaften Problemzonen: einem Knochensplitter in meinem Fuß, der sich beim Gehen anfühlte, als würde ich auf ei-

nen spitzen Stein treten; einem Schmerz im Rücken; schrecklichen Schmerzen im Handgelenk, seit ich vor 10 Jahren mit der Faust gegen eine Tür geschlagen hatte, um sie zu öffnen; ebenso schrecklichen Schmerzen in der rechten Fußsohle, seit ich vor über 10 Jahren einmal mit dem Fuß schlecht aufgekommen war; sagenhaften Kieferschmerzen, die nach Entfernung eines Weisheitszahns vor 7 Jahren bestehen blieben. Außerdem hörte ich schlecht (sehr peinlich, wenn man die Leute immer auffordern muss, etwas noch einmal zu sagen). Und ich hatte mein ganzes Leben lang Hunger und aß unentwegt, 4 bis 10 Mahlzeiten am Tag.

Am ersten Tag beschloss ich, 50.000 IE einzunehmen, am zweiten und dritten Tag waren es 150.000 IE, am vierten dann 400.000 IE, am fünften 714.000 IE (absolut irre Dosis), am sechsten Tag 200.000 IE. Plötzlich heilen alle Problemzonen in meinem Körper, der Knochensplitter im Fuß verschwindet über Nacht, ich wache rot am ganzen Körper auf, alles verheilt, ich spüre ein Brennen in den Schmerzzonen, auch auf den Ohren, ich schlafe länger und merke, dass ich doppelt so gut höre, mein Blutzuckerwert ist jetzt so stabil, dass ich ihn nicht mehr messen muss, ich fühle mich energiegeladen, habe keine Depressionen, die Hypoglykämie ist weg, ich hätte mein GANZES GELD dafür gegeben, diese grauenhafte Krankheit zu heilen. Ich werde nicht mehr phasenweise blind, meine Libido ist sagenhaft angestiegen, der Vitiligo beginnt zu heilen, die nachwachsenden Haare auf meinem Kopf sind braun statt grau, der Nachwuchs bei den Schamhaaren ist wieder schwarz. Dazu möchte ich erwähnen, dass nicht nur Vitamin D_3 für diesen Erfolg verantwortlich ist – ich habe auch noch Vitamin K_2, Calzium und Magnesium in sehr hohen Dosen genommen.

Das ist mehr als ein Wunder; ich überlege schon, die Ärzte zu verklagen, weil sie mir dieses Geheimnis vorenthalten haben. Vitamin D_3 ist das beste Nahrungsergänzungsmittel, das ich je ausprobiert habe. Ich habe meines bei Costco in Kanada gekauft: zwei Fläschchen mit 360 Tabletten zu je 1.000 IE für 6,82 Dollar plus Mehrwertsteuer.

Auch meine Muskelschwäche hat sich fast zur Gänze gegeben. Die Muskelkoordination ist viel besser; das Muskelzittern ist zwar noch da, nimmt aber stetig ab. Ein Wahnsinn, dabei bin ich erst am 6. Tag!

Im Folgenden lesen Sie ein paar bemerkenswerte Amazon-Rezensionen zum vorliegenden Buch

■ 5 von 5 Sternen **Kann wieder gehen** 27. April 2013

Von: **merola**

Ich habe MS und konnte 3 Jahre lang nicht mehr gehen. Nach einer Megadosis D_3 komme ich jetzt mit einer Gehhilfe immerhin 10 Meter weit.

■ 5 von 5 Sternen **Bin dem Rat des Autors gefolgt – mit super Ergebnissen** 14. Dezember 2012

Von: **otter 30**

Ich fand den Titel des Buches faszinierend, war aber durchaus skeptisch, was die darin aufgestellten Behauptungen angeht. Da das E-Book günstig ist, habe ich es dann doch gekauft.

Dieses Buch ähnelt dem Titel „Der 4-Stunden-Körper“. Der Autor stellt darin eine faszinierende Theorie darüber auf, wie wir von hochdosiertem

D_3 profitieren könnten. Er hat sogar einen Selbstversuch unternommen, um die Theorie teilweise zu verifizieren – und berichtet von außerordentlichen Behandlungserfolgen.

Ich bin seinem Rat gefolgt und nehme nun, nach 4 Monaten, 35.000 IE täglich ein und kann von ganzem Herzen sagen, dass mir der Rat des Autors sehr viel gebracht hat. Nicht nur meine allgemeine Mattigkeit und das Schmerzen / Knirschen in den Gelenken sind verschwunden, sondern ich konnte nach über 18 Jahren regelmäßiger Einnahme auch auf Prozac verzichten. Mit dem hochdosierten D_3 geht es mir viel besser als mit Prozac, das Depressionen nur verhindert – aber D_3 sorgt für echtes psychisches Wohlbefinden.

Obwohl sich das Buch etwas unzusammenhängend liest, muss ich ihm 5 Sterne geben, weil der Rat des Autors derart positive Auswirkungen hat. Zu dem Preis leistet er wirklich Wunderbares.

■ 5 von 5 Sternen **Positive Erfahrung** 28. November 2012

Von: **Katherine T. Briggs**

Ich habe mir dieses Buch im Januar 2012 gekauft und nehme seither 25.000 IE D_3 täglich, zusammen mit der empfohlenen Dosis K_2. Mein beschädigtes Knie, das mir seit Jahren immer wieder Probleme bereitet, hat ein paar Tage verrückt gespielt und schlimmer geschmerzt als sonst; danach ging der Schmerz einfach weg. Ein paar Monate danach ging es mir mit meinen Rückenschmerzen genauso. Ich hatte auch ein Genickproblem, das ich mit Hilfe chiropraktischer Behandlungen, zweimal monatlich in den letzten 25 Jahren, unter Kontrolle bekommen hatte. Jetzt ist es anscheinend verschwunden, ich musste seit Monaten nicht mehr zum Chiropraktiker. Da mein Appetit auch zurückging, konnte ich ein paar Kilo abnehmen. Nach zehnmonatiger Therapie sind keinerlei negative Auswirkungen festzustellen. Ich habe nie den Unsinn geglaubt, dass die Sonne schädlich sein soll. Danke für dieses Buch, Jeff!

■ 5 von 5 Sternen **TOLL! Eine (mögliche) Heilung für meine Hautkrankheiten** 16. November 2012

Von: **Jaime Vendera** (Ohio)

WAHNSINN – dieser Autor sollte ein Wissenschaftler sein! Ich finde es unglaublich, was er bei seiner Erforschung von D_3 alles auf sich genommen hat. Die Regierung sollte ihn dafür bezahlen.

Ich bin zufällig über dieses Buch gestolpert, als ich die Kindle-Angebote durchklickte. Normalerweise überspringe ich so lange Titel und unattraktive Covers ja, aber irgendwas brachte mich dann doch dazu, es mir näher anzusehen. Und darüber bin ich bis heute froh. Ich leide schon mein ganzes Leben lang an einer Hautkrankheit namens Stachelflechte (Pityriasis rubra pilaris), die mir seit fünf Jahren auch schwere Probleme bereitet – ausgetrocknete, entzündete Haut, Energieverlust, unscharfes Sehen, verminderte Libido usw. Es war in dieser Zeit viel schlimmer als in den mehr als 30 Jahren davor. Da ich von den dermatologischen Behandlungen genug hatte, suchte ich nach natürlichen Alternativen.

Bevor ich das Buch entdeckte, hatte ich nie an eine Vitamintherapie oder auch nur an D_3 gedacht. Aber ich folgte meinem Instinkt und zahlte die Kaufgebühr. Zuallererst sollte ich anmerken, dass sich dieses Buch liest wie ein Gespräch mit dem Autor – so, als würde er in irrwitzigem Tempo auf einen einreden. Das ist nicht unbedingt etwas Schlechtes, bedeutet aber, dass er schnell von einem Thema zum anderen springt und jede Einzelheit bis ins kleinste Detail erklärt. Anderseits: Würde er das nicht tun, dann hätte ich wohl nie von den positiven Auswirkungen und angeblichen Gefahren von D_3 erfahren. Ich hatte zum Beispiel keine Ahnung, dass D_3 gar kein Vitamin, sondern ein Secosteroid ist. Damit kenne ich mich aus, weil ich seit Jahren Prednison zur Beruhigung meiner entzündeten Haut nehme – aber auf Dauer wirkt sich das auf den Körper natürlich nicht gerade gut aus.

Ich besorgte mir also D_3 und K_2, wie vom Autor empfohlen, und startete mit einer täglichen Dosis von 30.000 IE. Das ist erst eine Woche her, aber ich konnte schon Veränderungen feststellen! Bestimmte Hautstellen kehren zum Normalzustand zurück, ich habe mehr Energie und mache endlich wieder Ausdauertraining (statt lange Nachmittagsschläfchen) und meiner Libido geht's auch wieder besser – also zur Sache, Schätzchen (haha)!

Im Großen und Ganzen bin ich also sehr dankbar für dieses Buch. Es ist zwar zeitaufwändig zu lesen, aber dafür sehr informativ, und es enthält ein paar Erkenntnisse über Diabetes, deren Lektüre ich auch Ärzten ans Herz legen würde. Wenn es mehr so wissbegierige Menschen gäbe, könnten wir auch das Welthungerproblem lösen, haha. Ich werde daher lieber mit dieser Rezension aufhören, ein paar andere Bücher des Autors erwerben und weiterhin mein D_3 nehmen, um daraus einen Nutzen zu ziehen.

■ 5 von 5 Sternen **Verblüfft** 1. August 2012

Von: **leskoeb**

Die Idee las sich gut, also probierte ich es selbst aus. Ich hatte bereits ein Jahr lang 5.000 IE Vitamin D täglich geschluckt, nach der Lektüre des Buches aber die Dosis erhöht. Binnen einer Woche waren meine Schulter- und Hüftschmerzen weg. Außerdem hatte sich mein Rückenschmerz um 45 Prozent verbessert – und das war ein Schmerz, den ich seit 25 Jahren mit mir herumschleppte. Ich bin begeistert und habe das Buch auch meiner Tochter empfohlen, die mit ähnlichen Schmerzen zu kämpfen hat. Danke, Jeff!

■ 5 von 5 Sternen **Wunderbares Buch** 3. August 2012

Von: **Timl**

Ich bin niedergelassener Arzt, daher habe ich etwas ungläubig den Kopf geschüttelt, als ich den Titel dieses Buches sah. Schließlich kommen viele

Patienten immer wieder mit irgendwelchen Behandlungen und Krankheitstheorien zu mir, die sich kaum aufrechterhalten lassen. Aber irgendwie faszinierte mich der Titel auch – und als Dermatologe fand ich, dass dieser nonkonformistische Standpunkt zumindest nähere Betrachtung verdiente.

Beim Lesen war ich verblüfft, wieviel Recherche und Denkarbeit sich im Buch verbergen. Mr. Bowles schreibt begeistert in gelegentlich alles andere als wissenschaftlicher Prosa (und das meine ich als Kompliment, weil zuviel Fachsprache oft das Verständnis erschwert), doch seine Hypothesen und Schlussfolgerungen sowie der Weg, auf dem er zu ihnen gelangt ist, sind stets klar und präzise.

Manche Leute haben kritisiert, dass es viele der hier enthaltenen Informationen gratis im Internet gäbe und man sich das Buch daher ersparen kann. Damit stellen sie wenigstens klar, wieviel ihnen ihre Zeit wert ist. Für den geringen Preis erspart man sich nämlich Dutzende, wenn nicht Hunderte Stunden des Suchens. Ich habe auch andere Bücher dieses Autors gekauft und werde noch weitere erwerben. Und Ihnen empfehle ich, das auch zu tun.

■ 5 von 5 Sternen **Na gut … jetzt bin ich also verrückt! Aber auch dankbar** 25. Juli 2012

Von: **T.A. „T.A."** (Mittlerer Westen)

Seufz. Na gut, ich bin verrückt … aber auf eine erkenntnissteigernde Art, die mir die Augen geöffnet hat. Ich schreibe ja nur selten Rezensionen, aber diesem Autor bin ich wohl meine Anerkennung schuldig, weil er der Welt diese Informationen zugänglich gemacht hat. Also:

Meine Kinder und ich waren heute beim Zahnarzt. Bei mir stellte er Karies und abgebrochene Zähne fest, trotz meiner Zahnpflege und Ernährungsweise, die besser sind als beim Durchschnitt der Bevölkerung. Auch meine Kinder hatten Karies – drei Zähne bei einem, einer beim anderen.

Das ist zwar alles andere als untypisch, aber langsam reichen mir die Erklärungen für die Häufigkeit schlechter Zähne nicht mehr aus.

Der Zahnarzt war „einverstanden" damit, dass ich bei 4 Zähnen eine Therapie mit hochdosiertem Fluorid ausprobieren wollte, aber 2 bis 3 andere mussten sofort behandelt werden. Ich habe mich zwar schon ein wenig mit Remineralisation befasst, aber heute abend wollte ich es genau wissen. Und natürlich findet man jede Menge Studien und Empfehlungen zu dem Thema. Jeder rät einem zu einer anderen Zahnputzmethode, jeder hat seine eigenen Ansichten dazu … aber keiner weiß wirklich, was richtig ist.

Dann erinnerte ich mich an etwas. Irgendwann hatte ich irgendwo gelesen, dass Vitamin D gut gegen Zahnkaries oder für Zahngesundheit im Allgemeinen sein soll. Ich stürzte mich in eine Google-Suche und stieß auf eine Rezension für dieses Buch, das ich auch gleich für meinen Kindle erwarb und in der nächsten halben Stunde überflog.

Ich bin mit dem Lesen noch nicht durch (vielbeschäftigte Mutter, nie genug Zeit …), möchte aber einiges zu Protokoll geben, das die Hypothese des Autors bestätigt. Reden wir also über uns: Wir haben braune Haut, halten uns nicht viel in der Sonne auf und leben oben im Norden. Genau – wir sind eine typische Risikogruppe, was Vitamin-D-Mangel angeht. Meine Tocher mit nur einem neuen Loch in den Zähnen ernährt sich am ungesundesten von uns allen – und „vergisst" oft, sich vor dem Schlafengehen die Zähne zu putzen. Ich finde auch immer wieder im ganzen Haus verstreut ihre Vitaminpräparate – die „vergisst" sie ebenfalls gern. Aber – und hier wäre ein Trommelwirbel fällig: Sie war in diesen Sommer viel draußen und hat jede Menge Sonne getankt. Ich würde sagen, sie ist das Familienmitglied, das in der warmen Jahreszeit die meiste Sonne abkriegt. Meine Theorie: Sie hat eine gestärkte Gesundheit, weil ihre Haut viel Vitamin D_3 produziert. Sie wird auch seltener krank und wirkt im Vergleich zu uns sonnenscheuen Familienmitgliedern relativ gesund.

Aber ich bin noch nicht fertig. Kommen wir wieder auf meine ganz und gar nicht optimale Zahngesundheit zu sprechen – und auf die vielen anderen gesundheitlichen Probleme, die ich mit keiner Methode (und ich habe wirklich viele Methoden ausprobiert) loswerden konnte. Beim Lesen dieses Buches erinnerte ich mich an etwas. 2009 hatte ich eine Blutuntersuchung gemacht, bei der unter anderem mein Vitamin-D-Spiegel gemesssen wurde. Und jetzt raten Sie einmal … Ich suchte mir die Befunde heraus und stellte fest, dass ich damals einen Wert von 17,9 ng / ml hatte. Donnerwetter! Das war sogar nach den Richtwerten des Labors (30–100) wenig.

Wenig? Ja, sogar sehr wenig!

Aber leider hatte mir das nie jemand gesagt. Ich musste lange auf die medizinisch-technischen Assistentinnen in dem Labor einreden, damit sie mich überhaupt auf Vitamin D untersuchten. Ich kann mich dunkel erinnern, dass ich nach dem Befund eine Zeit lang Vitamin D eingenommen hatte, aber nicht wusste, welche Dosis die richtige war. Also habe ich, wahrscheinlich aus Angst vor möglichen Folgen, bald wieder aufgehört …

Was ich daraus gelernt habe: Ich werde meine Ernährung mit Vitamin D ergänzen – und zwar ordentlich. Normalerweise bin ich bei solchen Dingen recht vorsichtig, aber jetzt denke ich mir: Was soll´s, ich will meine Zähne retten! Ich werde zusätzlich auch Vitamin K nehmen, von dem ich vorher noch nie gehört habe. Und irgendwann werde ich es auch schaffen, mir das ganze Buch durchzulesen. Ach ja, Vitamin C werde ich auch noch nehmen. Wie ich ja schon erwähnt habe, ernähre ich mich ohnehin schon ziemlich gesund und pflege auch meine Zähne, aber jetzt möchte ich etwas mehr Rohkost essen, um den Heilerfolg zu beschleunigen.

Ich habe das Gefühl, hier auf etwas gestoßen zu sein, das mein Leben (und unsere Zähne) verbessern wird. Und dafür bin ich wirklich dankbar.

■ 5 von 5 Sternen **Man sollte auf den Mann hören!** 17. Juli 2012

Von: **Fiona**

Wollen Sie Ihr Immunsystem verbessern? Dann sollten Sie dieses Buch lesen. Ich wohne in einer sonnigen Gegend und habe immer gedacht, dass meine Kinder mehr als genug D_3 von der Sonne kriegen würden. Immer, wenn der Winter anfing, begannen wir jedoch alle, permanent unter Erkältungen und Grippe zu leiden. Aber nicht letzten Winter! Seit wir begonnen haben, D_3 und K_2 zu nehmen, war kein einziges Schniefen mehr zu hören. Zuvor haben wir Unmengen Nahrungsergänzungsmittel und Probiotika ausprobiert, aber kein Mittel hat so gut funktioniert wie diese Kombination. Einer meiner Söhne geht in den Kindergarten, und alle Eltern wissen, wie schrecklich Kindergarten-Erkältungen sind. Doch jetzt gibt es dank D_3 und K_2 keine Erkältungen oder grippalen Infekte mehr bei uns. Danke für Ihr wunderbares Buch, Jeff – ich schätze Ihre Arbeit sehr!

■ 5 von 5 Sternen **Ich bin begeistert! Nach zwei Jahren mit einem Fersensporn wurde ich dank 25.000 IE täglich binnen zwei Wochen geheilt!** 15. Juli 2012

Von: **Fabian Laszlo**

Ich habe dieses Buch gelesen, weil ich ein Mittel gegen die Krebserkrankung meiner Mutter finden wollte. Was ich erfahren hatte, klang so gut, dass ich es selbst ausprobiert habe. Ich musste zwei Jahre lang hinken, da ich einen sehr schmerzhaften Fersensporn im Fuß hatte. Nach nur zwei Wochen mit 25.000 IE täglich ist er völlig verschwunden … und ich bin sehr glücklich darüber.

Einer meiner Freunde, der arthritische Schulterschmerzen hatte, nimmt D_3 nun auch schon seit zwei Wochen, und der Schmerz ist fast zur Gänze beseitigt. Ich lebe in Brasilien, wo man kein Vitamin K_2 kriegt, also kaufe ich den japanischen Restaurants hier ihr Natto ab, das extrem viel Vitamin K_2 enthält: 1103,4 µg / 100 g.

■ 5 von 5 Sternen **Unheilbare Psoriasis dank 50.000 IE täglich in 2 Monaten geheilt!!** 12. Juni 2012

Von: **Dr. Don Carroll** (Mossyrock, WA, USA)

Das nützlichste Buch des Jahrhunderts! Jeff ist ein genialer Denker, weil er die alten Muster hinter sich lassen und ein Meisterwerk wie dieses schreiben konnte. Er hatte Tausende D_3-Studien durchgearbeitet, um die positiven Auswirkungen des Vitamins zu ermitteln, das kaum Nebenwirkungen hat. Und dann machte er noch einen Selbstversuch, um die richtige Dosis festzustellen. Die Studien zeigen, dass man mit hochdosiertem D_3 fast jede Krankheit beseitigen kann, weil der Körper dieses Hormon bei Sonneneinstrahlung selbst produziert.

Ich habe gerade meine Blutbefunde zurückbekommen, nachdem ich nun zwei Monate lang 50.000 IE D_3 und Vitamin K_2 MenaQ7 (zur Instandhaltung des Stoffwechsels) täglich genommen hatte. Mein Wert liegt bei 150 ng/ml, das ist laut Schulmedizin im oberen Bereich des Zulässigen, aber ich will die Dosis nicht reduzieren. Vor vier Monaten hatte ich noch am ganzen Körper die schlimmste Psoriasis, die man sich vorstellen kann. Ich konnte nur noch auf dem Bauch schlafen und fühlte mich wie der biblische Hiob. Trotz intensiver Recherche fand ich nichts, was mir dagegen half. Ich begann, mich vegan und glutenfrei zu ernähren, beinahe nur mit Rohkost, Superfood und Superkräutern, ohne Zucker und nur mit Biogemüse. Dann startete ich mit der Einnahme von D_3. Heute geht es mir wieder richtig gut – nicht nur meine Psoriasis ist weg, sondern ich fühle mich auch sonst viel besser. Ich schlafe wie ein Baby, meine Überbeine sind verschwunden, mein seit einer Verletzung angeschlagener Daumen wird gerade neu aufgebaut, meine Haut ist nicht mehr so trocken, meine Prostata ist geheilt, das Restless-Legs-Syndrom hat aufgehört und so weiter und so fort. Ich fühle mich, als könnte ich Bäume ausreißen.

Sollten Sie irgendein Leiden haben, vor allem ein als unheilbar geltendes, dann lesen Sie dieses Buch. Übrigens: Ich mache gerade den Internet-

Kurs von Russell James (auf *TheRawChefAcademy.com*), bei man die beste zuckerfreie Rohkost zuzubereiten lernt, die es überhaupt gibt.

■5 von 5 Sternen **dankbar** 24. Mai 2012

Von: **marilyn**

Meine Tochter, die einen Doktortitel in Biochemie besitzt, hat mir dieses Buch empfohlen. Ich habe es mir gleich bei Amazon bestellt, für meinen Kindle, und gleich danach auch qualitativ hochwertiges Vitamin D gekauft. Seither sind erst DREI TAGE vergangen – und die Veränderungen sind bemerkenswert. Mein Gleichgewichtssinn hat sich stark gebessert. Früher war es sehr mühsam für mich, aus einem Stuhl oder dem Bett aufzustehen, jetzt geht beides viel leichter und fast schmerzfrei. Ich bin 72. Vielen Dank für diese wertvollen Informationen! Anfangs habe ich das Vitamin D von Carlson benutzt, das sehr gut gewirkt hat. Eine andere Marke, die ich später gekauft habe, musste ich zurückgeben, da der Schmerz wiederkam. Qualität ist hier sehr wichtig.

■5 von 5 Sternen **Bemerkenswerte Resultate** 24. Mai 2012

Von: **Mercedes** (Indiana)

In den letzten paar Jahren habe ich stets sehr lange in Innenräumen gearbeitet und bin nur selten in die Sonne gegangen; ganz abgesehen davon, dass ich auf den Rat der Medizin bezüglich Sonnenstrahlung und Hautkrebs gehört habe. An jedem einzelnen Tag in den vergangenen Monaten fiel es mir schwer, am Schreibtisch die Augen offenzuhalten. Ich war dauernd schläfrig, was ganz untypisch für mich ist, da ich sonst immer sehr energiegeladen bin.

Wie üblich, wenn ich mich vor ein Problem gestellt sehe, habe ich UNGLAUBLICH VIEL recherchiert. Dabei bin ich auch auf Informationen über Vitamin D gestoßen und habe dieses Buch erworben. Ich fing dann mit 10.000 IE an, steigerte bald auf 25.000 und dann auf 50.000. Innerhalb kurzer Zeit war meine Schläfrigkeit kein Thema mehr. Und meine Knöchel, die ich mir einmal bei einem Autounfall verletzt hatte, haben zu knacken und krachen aufgehört. Es ist lange her, dass ich mich so gut gefühlt habe.

Mr. Bowles hat hier ein sehr unterhaltsames Buch geschrieben, das vor allem auch eine Fülle an Information bietet, die zu weiteren Recherchen führen – die Links dazu finden sich in der Kindle-Version des Buches. Besonders zwingend finde ich die Frage, die sich aus der Lektüre ergibt: Wie viele Krankheiten und chronische Erkrankungen – vor allem autoimmune Störungen – sind sprunghaft angestiegen, seit die Mediziner uns rieten, die Sonne zu meiden? Es sind zu viele, wie ich finde. Was ist da passiert?

Denken Sie nur daran, wie verbreitet die Tuberkulose noch vor einigen Jahrzehnten war … und welche Behandlung man dagegen verschrieben hat: Man hat die Patienten in Sanatorien geschickt, wo sie IN DER SONNE SITZEN sollten! Und IHR GESUNDHEITSZUSTAND HAT SICH VERBESSERT!

Wenn man sich ansieht, wie unsere Nahrungsmittel heutzutage angebaut werden, welche medizinischen Ratschläge wir Tag für Tag kriegen und mit welcher Unmenge Pharmawerbung wir dauernd konfrontiert werden, kommt man unweigerlich zu der Erkenntnis: DAS ALLES HILFT NICHTS! ES GEHT NICHT UM HEILUNG, SONDERN NUR UM PROFIT!

Tun Sie sich selbst einen GROSSEN Gefallen: Kaufen Sie dieses Buch, lassen Sie Ihr Blut untersuchen und NEHMEN Sie Vitamin D.

■ 5 von 5 Sternen **Dieses Buch wird ein Klassiker für Vitamin-D-Befürworter werden** 26. April 2012

Von: **Millard Ferguson**

Ich habe dieses Buch mit großem Interesse gelesen, da ich seit mehr als fünf Jahren selbst hohe Vitamin-D-Dosen einnehme. Ich bin männlich und 91 1 / 2 Jahre alt. Vor fünf Jahren habe ich begonnen, 5.000 IE täglich zu schlucken; mein Calcidiol (25-Hydroxy-Vitamin-D)-Wert lag damals bei etwa 45 ng / ml. Ich habe die Dosis nach und nach auf 12.000 IE täglich erhöht und dazu Vitamin K_2 eingenommen. Der Wert liegt nun seit zwei Jahren zwischen 90 und 97 ng/ml. Ansonsten gab es in meinem Blutbefund während dieses Zeitraums keine nennenswerten Veränderungen. Dafür hat sich an meinem Gesundheitszustand einiges geändert, was – wie ich nach der Lektüre von Jeffs Buch vermute – auf meinen relativ hohen Vitamin-D-Spiegel zurückzuführen ist:

1. Mein Vorhofflimmern ist (nach drei Kardioversionsbehandlungen) verschwunden, und das seit etwa 8 Monaten, als mein D_3-Spiegel einen Wert von beinahe 100 ng / ml erreicht hatte. Die ersten zwei Versuche mit Kardioversion scheiterten; damals war mein Vitamin-D-Wert aber auch noch niedrig.
2. Nachdem ich die letzten 3 Jahre beim Tennis wegen eines Schulterproblems von unten aufschlagen musste, kann ich jetzt wieder völlig schmerzfrei normal aufschlagen.

■ 5 von 5 Sternen **Wahnsinn! Phantastische Fakten über Vitamin D_3 und Vitamin K_2** 20. April 2012

Von: **Joann E. Rogers** (Hutto, TX, United States)

Was soll ich sagen? Ich habe das Kindle-E-Book gekauft, gelesen, anderen davon erzählt und den Rat des Autors befolgt. In nur 3 Tagen waren meine dunklen Augenringe, die angeblich auf Allergien zurückzuführen waren, WEG! Seit einem Arbeitsunfall mit 32 hatte ich diverse Schmerzen und Beschwerden; ich bin jetzt Anfang 50, wie der Autor dieses Buches, und hatte absolut genug von den dauernden Schmerzen. Also nehme ich derzeit etwa 20.000 IE täglich ein (die Tabletten, die man unter der Zunge zergehen lässt), dazu noch Vitamin K. Mein Nacken und der Rücken fühlen sich schon viel besser an, auch meine Mattigkeit bessert sich zusehends. Und das alles nach nur einer Woche. DANKE für diese Informationen zu einem derart günstigen Preis!

■ 5 von 5 Sternen **Keine Schmerzen mehr, Asthma gelindert** 7. April 2012
Von: **alaskadancingbear**

Auf meiner Suche nach einem Mittel zur Beseitigung meiner Schmerzen und zur Besserung meines allgemeinen Gesundheitszustands bin ich auf dieses Buch gestoßen und habe es an einem Abend durchgelesen. Am nächsten Morgen habe ich bereits die Präparate bestellt. Es ist Jahre her, dass ich nachts ohne Beschwerden flach auf dem Rücken liegen konnte – doch nach nur einer Woche mit der neuen Therapie kann ich wieder auf dem Rücken schlafen. Der pochende Schmerz in meinem Bein, zwischen Knöchel und Hüfte, hielt mich nachts wach und konzentrierte sich tagsüber auf den Kniebereich. Als ich eine Dosis von 20.000 IE D_3 erreicht hatte, hörte er auf; sobald ich die Menge auf 10.000 IE reduzierte, war er wieder da. Jetzt nehme ich wieder 20.000 IE und bin schmerzfrei. Auch ein Hautproblem, das ich seit längerem habe, bessert sich gerade. Ich habe vor nicht ganz drei Wochen begonnen, die Behandlungserfolge schriftlich zu protokollieren – und bin begeistert. Wenn Sie mit dem Autor Kontakt aufnehmen wollen, lesen Sie sein Buch. Er hat nicht nur seine E-Mail-Adresse darin angegeben, sondern antwortet auch auf Leseranfragen …

Ich möchte meine Rezension nun auch aktualisieren, um zu berichten, wie sehr sich mein chronisches Asthma gebessert hat. Ich bin zwar zum vorgesehenen Geburtstermin zur Welt gekommen, lag aber als Baby wegen meiner Lunge trotzdem drei Tage lang im Brutkasten. Mein Leben lang hatte ich mit Lungenproblemen zu kämpfen – ich lief zwar immer gern, war aber danach stets außer Atem. Letztens infizierte ich mich mit einem Virus, der normalerweise starke Atemnot hervorrufen und mit Sicherheit zu einer Lungenentzündung führen würde. Meine Atmung blieb jedoch trotz der Infektion normal, ich bekam nur einen Husten. Nach einer Woche fühle ich mich wieder fast gesund – und nehme nach wie vor D_3, das meiner Ansicht nach sehr zu meiner verbesserten Lungenkapazität beigetragen hat. Ich muss meinen Notfall-Inhalator kaum mehr verwenden und habe auch meine tägliche Medikamenteneinnahme reduziert.

Heute beginne ich mit einer Tagesdosis von 30.000 IE … bin gespannt, wie sich die in den kommenden zwei Wochen auswirken wird. Ich werde jedenfalls berichten und wünsche allen eine gute Gesundheit …

■5 von 5 Sternen **Ausgezeichnetes Buch, das mein Wohlbefinden gesteigert hat** 23. Dezember 2011
Von: **Todd T**

Dieses Buch ist wirklich ausgezeichnet. Nach dem Lesen habe ich auch sofort angefangen, Vitamin D_3 zu nehmen; die ersten zwei Monate nahm ich 30.000 IE täglich. Ich hatte mir bei einem Kampfsportunfall den Hüftknochenmuskel geprellt, der daraufhin ein Jahr lang Schmerzen verursachte.Nach zwei Monaten der D_3-Therapie bin ich schmerzfrei! Beim Militär hatte ich mir vor 25 Jahren beide Schultern ausgekugelt; seither waren sie schwach und schmerzten immer wieder. Nach drei Monaten Therapie kann ich beim Bankdrücken nun wieder höhere Gewichte stemmen, nachdem das Gewicht jahrelang stagnierte. Seit mehr als zwei Monaten nehme ich nun 50.000 IE täglich ein. In meiner Familie gab es in dieser Zeit immer wieder Erkältungen und grippale Infekte, aber mich hat nichts erwischt. Ich fühle mich auch energiegeladener als zuvor und habe ein paar Kilo abgenommen, ohne dass ich meine Ernährung oder mein Fitnessprogramm geändert hätte. Ich habe an der *University of Illinois* meinen Magister in Ernährungswissenschaft gemacht und finde die Grundidee dieses Buches faszinierend. Ein wunderbares Buch, das ich nur empfehlen kann!

■5 von 5 Sternen **Erstaunlich, wie schnell das wirkt!** 7. Dezember 2011

Von: **Bruce**

Na gut, anfangs war ich wirklich skeptisch – aber was kann man denn schon falsch machen, wenn so ein Buch nicht mehr kostet als ein Latte macchiato? Seit zehn Jahren haben meine Knie und Knöchel immer nach dem Aufstehen geknackst. Da ich skandinavische (sprich: bleichgesichtige) Vorfahren habe, bin ich kein großer Sonnenanbeter; daher fand ich die Logik der hier aufgezählten Argumente auch nachvollziehbar: Ich gehe nicht in die Sonne, habe daher zu wenig natürlich produziertes D_3, und das verursacht gesundheitliche Probleme. Wie auch immer: Vor zirka zwei Wochen habe ich mit einer Dosis von 10.000 IE D_3 angefangen, und das Knacksen ist verschwunden! Ich hüpfe aus dem Bett und bin zu allem bereit. Wunderbar!!!

Index

Weitere Bücher aus dem Mobiwell Verlag

www.mobiwell.com

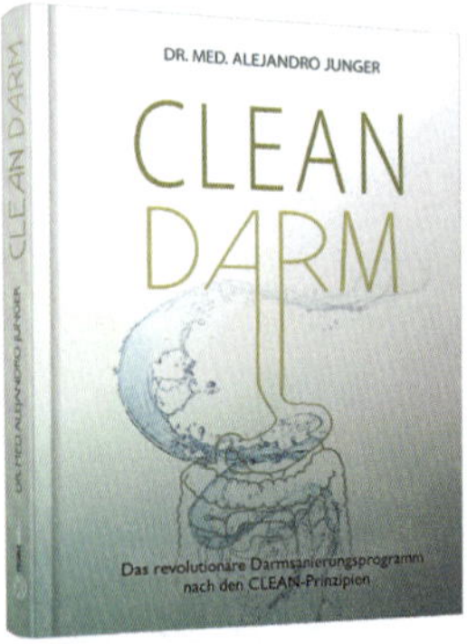

ISBN: 978-3-944887-15-9

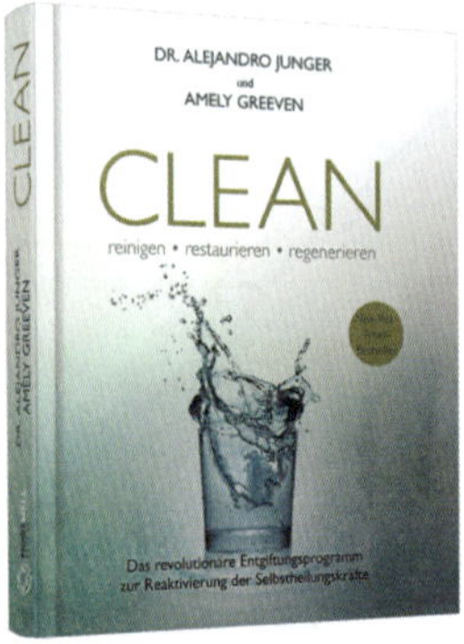

ISBN: 978-3-944887-16-6

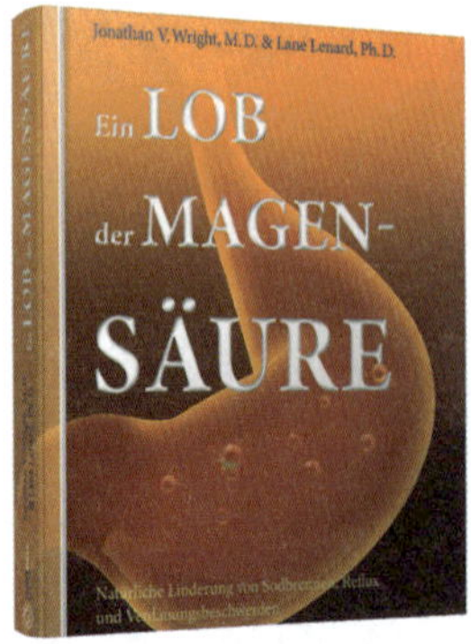

ISBN: 978-3-944887-29-6

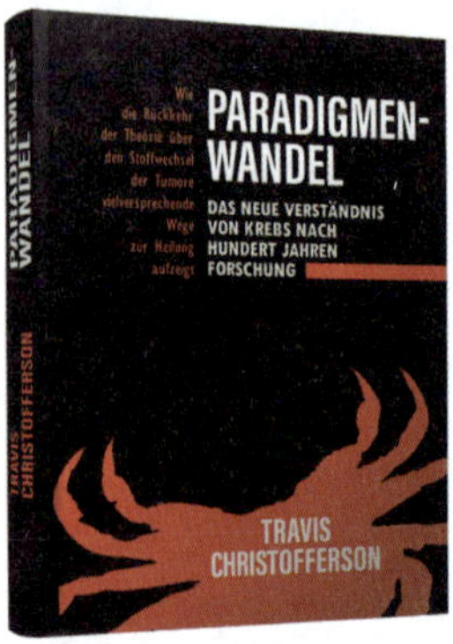

ISBN: 978-3-944887-31-9

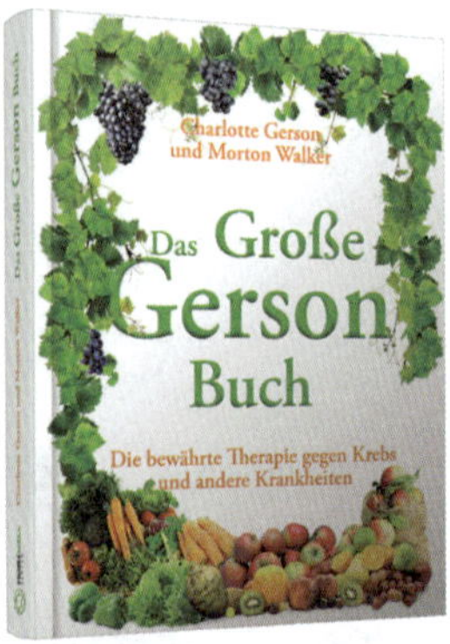

ISBN: 978-3-981409-84-0

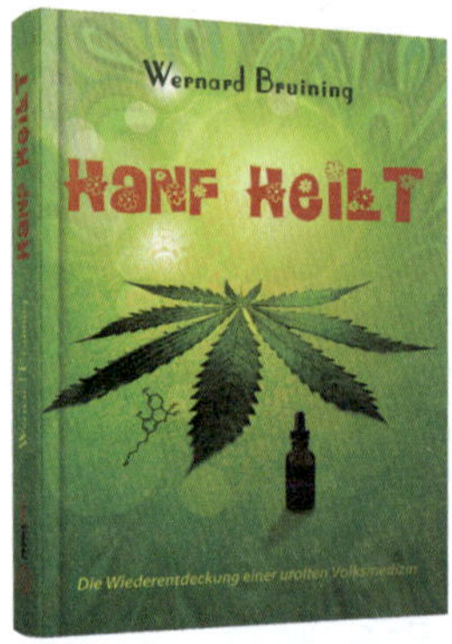

ISBN: 978-3-981409-88-8

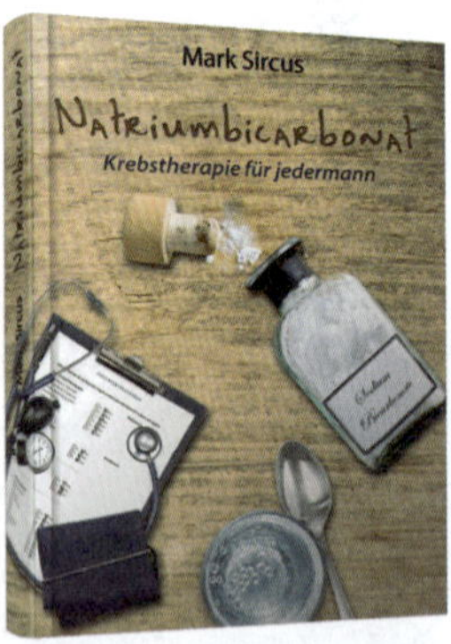

ISBN: 978-3-944887-04-3

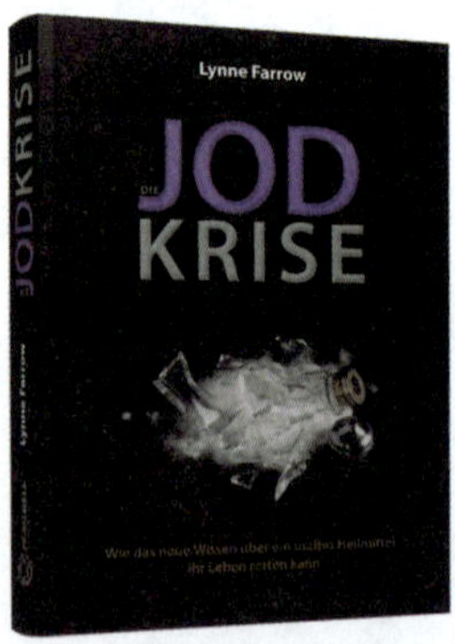

ISBN: 978-3-944887-18-0

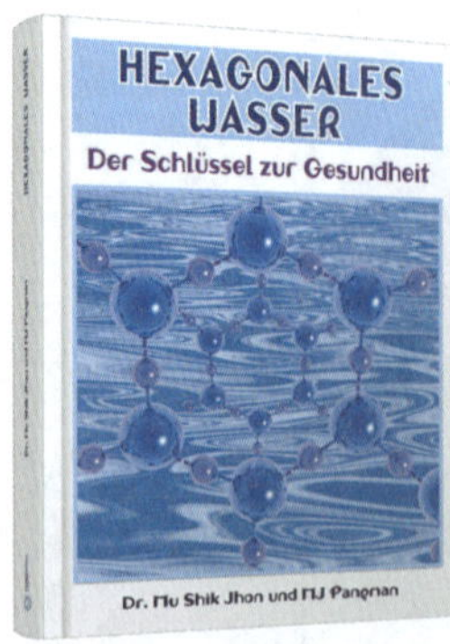

ISBN: 978-3-981031-81-2

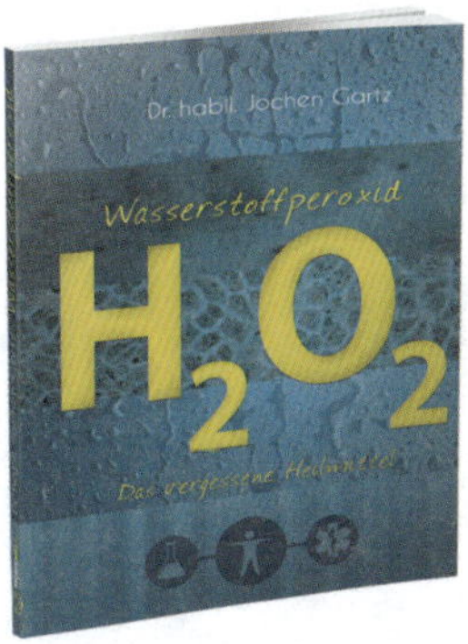

ISBN: 978-3-944887-07-4

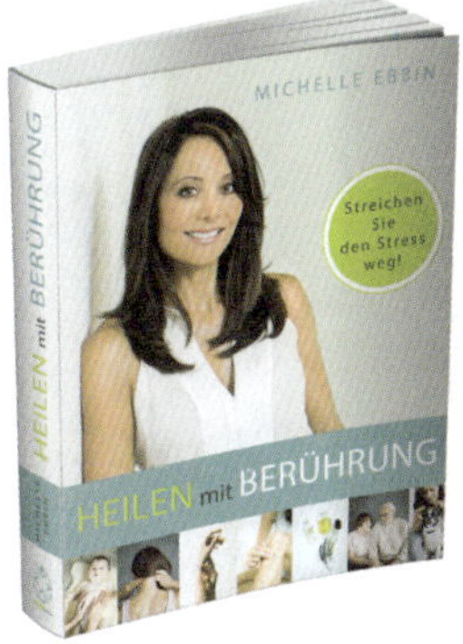

ISBN: 978-3-944887-24-1

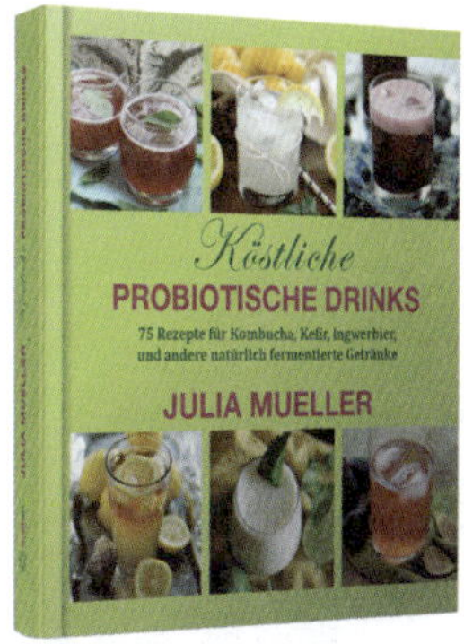

ISBN: 978-3-944887-27-2

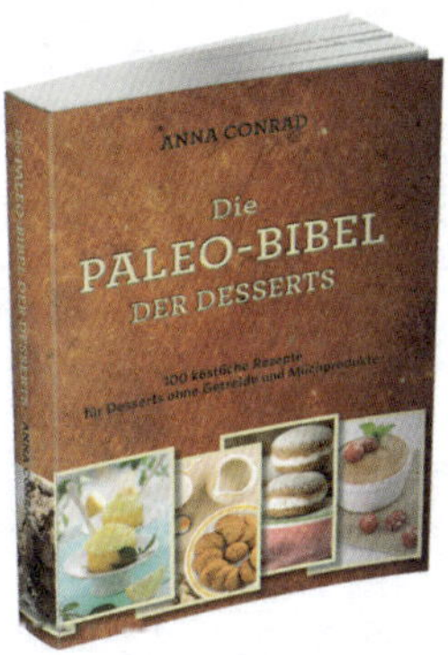

ISBN: 978-3-944887-45-6

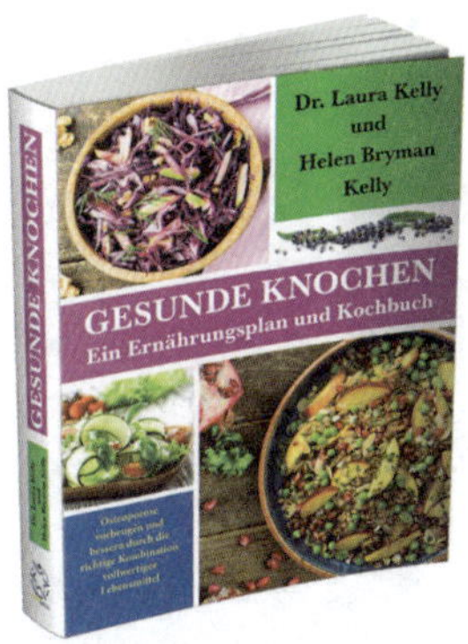

ISBN: 978-3-944887-43-2

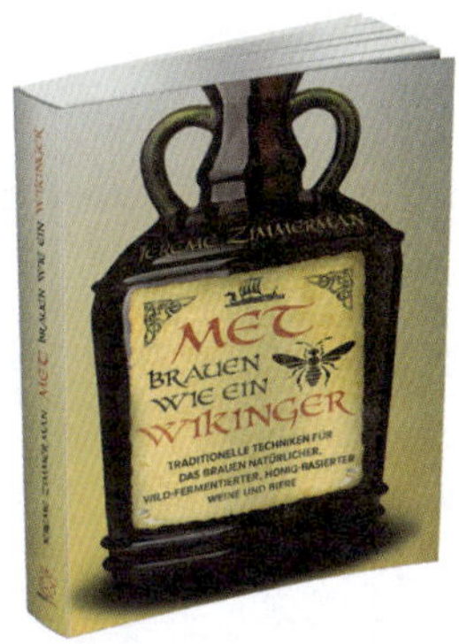

ISBN: 978-3-944887-33-3

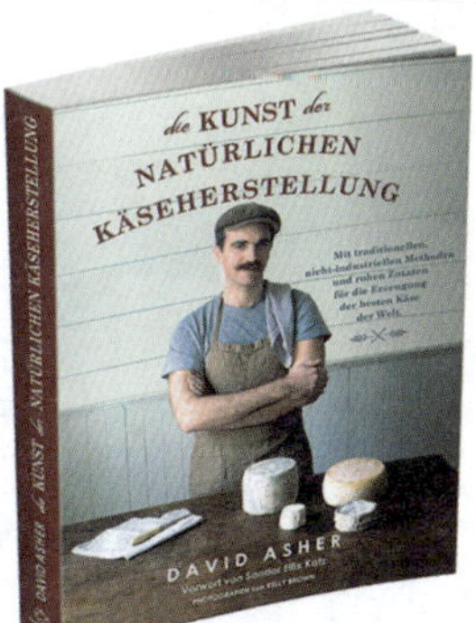

ISBN: 978-3-944887-41-8

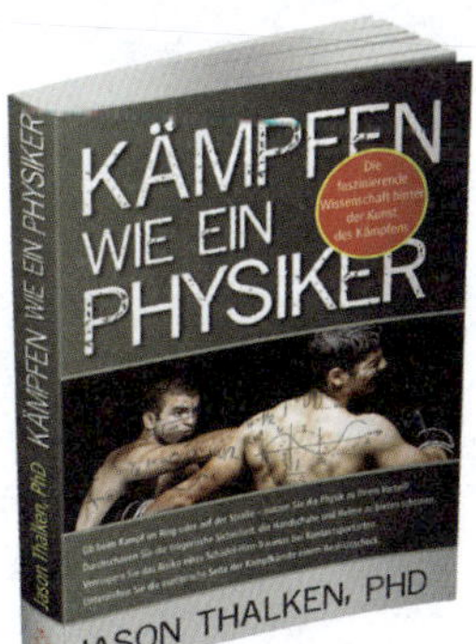

ISBN: 978-3-944887-36-4

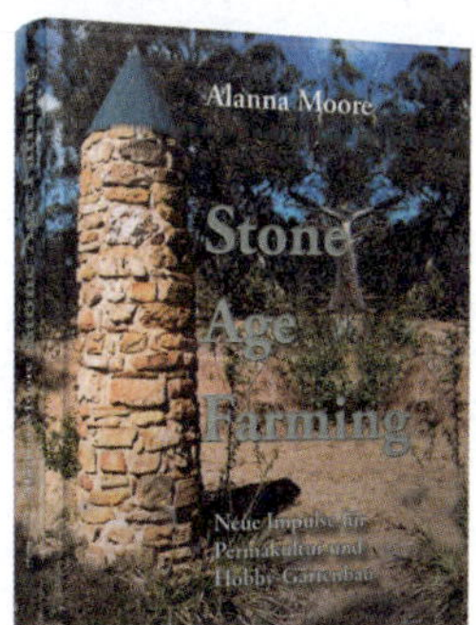

ISBN: 978-3-944887-22-7